国家卫生健康委员会"十三五"规划教材

全国中医住院医师规范化培训教材

临床常用方剂与中成药

主　编　翟华强　王燕平

副主编　杨毅恒　郑敏霞　吴剑坤　李立华　李　耿　史楠楠　邓德强

主　审　王永炎　金世元

编　委　(以姓氏笔画为序)

马　玲(武汉大学中南医院)

王　华(长春市中医院)

王　腾(武汉大学人民医院)

王红丽(甘肃中医药大学第一附属医院)

王宏顺(江西中医药大学附属医院)

王晓萍(陕西省中医医院)

王嘉麟(北京中医药大学东方医院)

王燕平(中国中医科学院)

孔祥文(北京中医药大学第三附属医院)

邓德强(新疆医科大学乌鲁木齐市中医医院)

田　杰(宁夏中医医院暨中医研究院)

史楠楠(中国中医科学院)

年　华(上海中医药大学附属岳阳中西医结合医院)

刘　力(上海中医药大学附属曙光医院)

刘　艺(新疆医科大学乌鲁木齐市中医医院)

刘　芳(天津中医药大学第一附属医院)

刘　丽(北京大学第三医院)

刘　欣(北京中医药大学)

刘　莉(成都中医药大学附属医院)

刘学伟(齐齐哈尔医学院)

安俊丽(首都医科大学附属北京儿童医院)

许保海(北京积水潭医院)

孙洪胜(山东中医药大学附属医院)

李　飞(中国药科大学)

李　耿(中日友好医院)

李立华(安徽中医药大学第一附属医院)

李拥军(东南大学附属中大医院)

杨响光(中国中医科学院广安门医院)

杨满琴(安徽中医药大学第二附属医院)

杨毅恒(北京大学第三医院)

吴剑坤(首都医科大学附属北京中医医院)

汪小惠(广州中医药大学第二附属医院)

张　颖(中国中医科学院眼科医院)

张　鑫(南方医科大学中西医结合医院)

张景洲(长春中医药大学附属医院)

张碧华(北京医院)

陈　瑞(华中科技大学同济医学院附属协和医院)

陈树和(湖北中医药大学附属医院)

武晓红(山西中医药大学附属医院)

林　丽(湖北中医药大学)

林晓兰(首都医科大学宣武医院)

郑敏霞(浙江中医药大学附属第一医院)

封宇飞(北京大学人民医院)

桂双英(安徽中医药大学)

原文鹏(南方科技大学第一附属医院)

谈瑄忠(南京中医药大学附属南京中医院)

曹红波(天津中医药大学)

韩永龙(上海交通大学附属第六人民医院)

覃　军(广州中医药大学第二附属医院)

曾蔚欣(首都医科大学附属北京世纪坛医院)

翟华强(北京中医药大学)

秘　书　朱元珅(清华大学第一附属医院)

王　菲(北京大学人民医院)

张　田(北京医院)

人民卫生出版社

图书在版编目（CIP）数据

临床常用方剂与中成药 / 翟华强，王燕平主编 . —
北京：人民卫生出版社，2020
全国中医住院医师规范化培训国家卫生健康委员会规
划教材
ISBN 978-7-117-29949-7

Ⅰ . ①临…　Ⅱ . ①翟…②王…　Ⅲ . ①方剂学 – 教材
②中成药 – 教材　Ⅳ . ①R289②R286

中国版本图书馆 CIP 数据核字（2020）第 068113 号

人卫智网	www.ipmph.com	医学教育、学术、考试、健康，购书智慧智能综合服务平台
人卫官网	www.pmph.com	人卫官方资讯发布平台

临床常用方剂与中成药

主　　编：翟华强　王燕平
出版发行：人民卫生出版社（中继线 010-59780011）
地　　址：北京市朝阳区潘家园南里 19 号
邮　　编：100021
E - mail：pmph @ pmph.com
购书热线：010-59787592　010-59787584　010-65264830
印　　刷：中农印务有限公司
经　　销：新华书店
开　　本：787×1092　1/16　印张：14
字　　数：314 千字
版　　次：2020 年 6 月第 1 版　2021 年 5 月第 1 版第 2 次印刷
标准书号：ISBN 978-7-117-29949-7
定　　价：52.00 元
打击盗版举报电话：010-59787491　E-mail：WQ @ pmph.com
质量问题联系电话：010-59787234　E-mail：zhiliang @ pmph.com

数字增值服务编委会

主　编　翟华强　王燕平　杨毅恒

副主编　郑敏霞　吴剑坤　李耿　朱元坤　张田　王菲　刘芳　谈瑄忠　陈树和

编　委　(以姓氏笔画为序)

马　玲(武汉大学中南医院)
王　华(长春市中医院)
王　菲(北京大学人民医院)
王　腾(武汉大学人民医院)
王红丽(甘肃中医药大学第一附属医院)
王宏顺(江西中医药大学附属医院)
王晓萍(陕西省中医医院)
王嘉麟(北京中医药大学东方医院)
王燕平(中国中医科学院)
孔祥文(北京中医药大学第三附属医院)
邓德强(新疆医科大学乌鲁木齐市中医医院)
田　杰(宁夏中医医院暨中医研究院)
史楠楠(中国中医科学院)
年　华(上海中医药大学附属岳阳中西医结合医院)
朱元坤(清华大学第一附属医院)
刘　力(上海中医药大学附属曙光医院)
刘　艺(新疆医科大学乌鲁木齐市中医医院)
刘　芳(天津中医药大学第一附属医院)
刘　丽(北京大学第三医院)
刘　欣(北京中医药大学)
刘　莉(成都中医药大学附属医院)
刘　颖(北京大学第三医院)
刘学伟(齐齐哈尔医学院)
安俊丽(首都医科大学附属北京儿童医院)
许保海(北京积水潭医院)
孙洪胜(山东中医药大学附属医院)
李　飞(中国药科大学)
李　耿(中日友好医院)

李立华(安徽中医药大学第一附属医院)
李拥军(东南大学附属中大医院)
杨响光(中国中医科学院广安门医院)
杨满琴(安徽中医药大学第二附属医院)
杨毅恒(北京大学第三医院)
吴剑坤(首都医科大学附属北京中医医院)
汪小惠(广州中医药大学第二附属医院)
张　田(北京医院)
张　颖(中国中医科学院眼科医院)
张　鑫(南方医科大学中西医结合医院)
张景洲(长春中医药大学附属医院)
张碧华(北京医院)
陈　瑞(华中科技大学同济医学院附属协和医院)
陈树和(湖北中医药大学附属医院)
武晓红(山西中医药大学附属医院)
林　丽(湖北中医药大学)
林晓兰(首都医科大学宣武医院)
郑敏霞(浙江中医药大学附属第一医院)
封宇飞(北京大学人民医院)
桂双英(安徽中医药大学)
原文鹏(南方科技大学第一附属医院)
谈瑄忠(南京中医药大学附属南京中医院)
黄正德(湖北中医药大学附属医院)
曹红波(天津中医药大学)
韩永龙(上海交通大学附属第六人民医院)
覃　军(广州中医药大学第二附属医院)
曾蔚欣(首都医科大学附属北京世纪坛医院)
翟华强(北京中医药大学)

3

修 订 说 明

为适应中医住院医师规范化培训快速发展和教材建设的需要,进一步贯彻落实《国务院关于建立全科医生制度的指导意见》《医药卫生中长期人才发展规划(2011—2020年)》和《国家卫生计生委等7部门关于建立住院医师规范化培训制度的指导意见》,按照《国务院关于扶持和促进中医药事业发展的若干意见》要求,规范中医住院医师规范化培训工作,培养合格的中医临床医师队伍,经过对首版教材使用情况的深入调研和充分论证,人民卫生出版社全面启动全国中医住院医师规范化培训第二轮规划教材(国家卫生健康委员会"十三五"规划教材)的修订编写工作。

为做好本套教材的出版工作,人民卫生出版社根据新时代国家对医疗卫生人才培养的要求,成立国家卫生健康委员会第二届全国中医住院医师规范化培训教材评审委员会,以指导和组织教材的修订编写和评审工作,确保教材质量;教材主编、副主编和编委的遴选按照公开、公平、公正的原则,在全国60余家医疗机构近1 000位专家和学者申报的基础上,经教材评审委员会审定批准,有500余位专家被聘任为主审、主编、副主编、编委。

本套教材始终贯彻"早临床、多临床、反复临床",处理好"与院校教育、专科医生培训、执业医师资格考试"的对接,实现了"基本理论转变为临床思维、基本知识转变为临床路径、基本技能转变为解决问题的能力"的转变,注重培养医学生解决问题、科研、传承和创新能力,造就医学生"职业素质、道德素质、人文素质",帮助医学生树立"医病、医身、医心"的理念,以适应"医学生"向"临床医生"的顺利转变。

根据该指导思想,本套教材在上版教材的基础上,汲取成果,改进不足,针对目前中医住院医师规范化培训教学工作实际需要,进一步更新知识,创新编写模式,将近几年中医住院医师规范化培训工作的成果充分融入,同时注重中医药特色优势,体现中医思维能力和临床技能的培养,体现医考结合,体现中医药新进展、新方法、新趋势等,并进一步精简教材内容,增加数字资源内容,使教材具有更好的思想性、实用性、新颖性。

本套教材具有以下特色:

1. **定位准确,科学规划** 本套教材共25种。在充分调研全国近200家医疗机构及规范化培训基地的基础上,先后召开多次会议深入调研首版教材的使用情况,并广泛听取了长期从事规培工作人员的意见和建议,围绕中医住院医师规范化培训的目标,分为临床学科(16种)、公共课程(9种)两类。本套教材结合中医临床实际情况,充分考虑各学科内亚专科的培训特点,能够满足不同地区、不同层次的培训要求。

2. 突出技能,注重实用 本套教材紧扣《中医住院医师规范化培训标准(试行)》要求,将培训标准规定掌握的以及编者认为在临床实践中应该掌握的技能与操作采用"传统"模式编写,重在实用,可操作性强,强调临床技术能力的训练和提高,重点体现中医住院医师规范化培训教育特色。

3. 问题导向,贴近临床 本套教材的编写模式不同于本科院校教材的传统模式,采用问题导向和案例分析模式,以案例提示各种临床情境,通过问题与思路逐层、逐步分解临床诊疗流程和临证辨治思维,并适时引入、扩展相关的知识点。教材编写注重情境教学方法,根据诊治流程和实际工作中的需要,将相关的医学知识运用到临床,转化为"胜任力",重在培养学员中医临床思维能力和独立的临证思辨能力,为下一阶段专科医师培训打下坚实的基础。

4. 诊疗导图,强化思维 本套教材设置各病种"诊疗流程图"以归纳总结临床诊疗流程及临证辨治思维,设置"临证要点"以提示学员临床实际工作中的关键点、注意事项等,强化中医临床思维,提高实践能力,体现中医住院医师规范化培训教育特色。

5. 纸数融合,创新形式 本套教材以纸质教材为载体,设置随文二维码,通过书内二维码融入数字内容,增加视频/微课资源、拓展资料及习题等,使读者阅读纸书时即可学习数字资源,充分发挥富媒体优势和数字化便捷优势,为读者提供优质适用的融合教材。教材编写与教学要求匹配、与岗位需求对接,与中医住院医师规范化培训考核及执业考试接轨,实现了纸数内容融合、服务融合。

6. 规范标准,打造精品 本套教材以《中医住院医师规范化培训实施办法(试行)》《中医住院医师规范化培训标准(试行)》为编写依据,强调"规范化"和"普适性",力争实现培训过程与内容的统一标准与规范化。其临床流程、思维与诊治均按照各学科临床诊疗指南、临床路径、专家共识及编写专家组一致认可的诊疗规范进行编写。在编写过程中,病种与案例的选择,紧扣标准,体现中医住院医师规范化培训期间分层螺旋、递进上升的培训模式。教材修订出版始终坚持质量控制体系,争取打造一流的、核心的、标准的中医住院医师规范化培训教材。

人民卫生出版社医药卫生规划教材经过长时间的实践和积累,其优良传统在本轮教材修订中得到了很好的传承。在国家卫生健康委员会第二届全国中医住院医师规范化培训教材评审委员会指导下,经过调研会议、论证会议、主编人会议、各专业教材编写会议和审定稿会议,编写人员认真履行编写职责,确保了教材的科学性、先进性和实用性。参编本套教材的各位专家从事中医临床教育工作多年,业务精纯,见解独到。谨此,向有关单位和个人表示衷心的感谢!希望各院校及培训基地在教材使用过程中,及时提出宝贵意见或建议,以便不断修订和完善,为下一轮教材的修订工作奠定坚实的基础。

人民卫生出版社有限公司
2020 年 3 月

国家卫生健康委员会"十三五"规划教材
全国中医住院医师规范化培训
第二轮规划教材书目

序号	教材名称	主编		
1	卫生法规(第2版)	周 嘉	信 彬	
2	全科医学(第2版)	顾 勤	梁永华	
3	医患沟通技巧(第2版)	张 捷	高祥福	
4	中医临床经典概要(第2版)	赵进喜		
5	中医临床思维(第2版)	顾军花		
6	中医内科学·呼吸分册	王玉光	史锁芳	
7	中医内科学·心血管分册	方祝元	吴 伟	
8	中医内科学·消化分册	高月求	黄穗平	
9	中医内科学·肾病与内分泌分册	倪 青	邓跃毅	
10	中医内科学·神经内科分册	高 颖	杨文明	
11	中医内科学·肿瘤分册	李和根	吴万垠	
12	中医内科学·风湿分册	刘 维	茅建春	
13	中医内科学·急诊分册	方邦江	张忠德	
14	中医外科学(第2版)	刘 胜		
15	中医皮肤科学	陈达灿	曲剑华	
16	中医妇科学(第2版)	梁雪芳	徐莲薇	刘雁峰
17	中医儿科学(第2版)	许 华	肖 臻	李新民
18	中医五官科学(第2版)	彭清华	忻耀杰	
19	中医骨伤科学(第2版)	詹红生	冷向阳	谭明生
20	针灸学	赵吉平	符文彬	
21	推拿学	房 敏		
22	传染病防治(第2版)	周 华	徐春军	
23	临床综合诊断技术(第2版)	王肖龙	赵 萍	
24	临床综合基本技能(第2版)	李 雁	潘 涛	
25	临床常用方剂与中成药	翟华强	王燕平	

国家卫生健康委员会
第二届全国中医住院医师规范化培训教材
评审委员会名单

前　言

　　为适应中医住院医师规范化培训的快速发展和教材建设需要,进一步贯彻落实《关于建立住院医师规范化培训制度的指导意见》《国务院关于建立全科医生制度的指导意见》和《医药卫生中长期人才发展规划(2011—2020 年)》,按照《国务院关于扶持和促进中医药事业发展的若干意见》要求,规范中医住院医师规范化培训工作,培养合格的中医临床医师队伍,人民卫生出版社全面启动全国中医住院医师规范化培训第二轮规划教材(国家卫生健康委员会"十三五"规划教材)的修订编写工作。

　　《临床常用方剂与中成药》由全国 40 余所医学院校、医疗机构和研究机构长期从事临床药学专业医、教、研一线工作的经验丰富的专家参与编写,旨在研究和阐明中药制方原理、方剂配伍规律及其临床运用。临床常用方剂与中成药不仅是辨证论治理论体系中的重要组成部分,而且是实现中医药基础理论与临床经验紧密结合,集中体现证、法、方、药有机统一的一门重要的中医药应用基础课程。本教材科学整合课程体系及编写体例,以临床为中心,突出中医辨证论治能力培养;注重院校教育、毕业后教育和继续教育三者有机衔接;建立贯穿始终的中医临床思维培养体系,体现全程培养的理念、路径和模式。教材在编写过程中,以传承经典、突出临床、注重实用为特色。尊重传统理论,传承经典知识,按照传统方剂学分类,采用"功效为主,科别为辅,病症为补充"的模式,系统介绍常用方剂与中成药的定义、概念、功效、临床鉴别应用等。以临床确有疗效的经典方剂为指引,涵盖目前有临床作用的主要中成药,以方为纲、以药为目,医药圆融,形成合力。既能体现临床常用中成药辨证施治的原则,又能体现中成药的现代研究成果和方向,可以让规培生更好地了解方剂学知识与常用中成药,掌握中成药和使用中成药。通过本教材的学习,力求使求学者掌握临床常用中成药的基本理论、知识及临床实践技能,为从事中医药临床工作奠定专业基础;掌握一定数量著名成方的制方原理和运用规律,为今后的临床提供必要的实践背景;理解鉴别用药的原理,使理论与实践相结合,在掌握相关知识和技能的基础上,努力做到合理用药,保证临床用药的疗效与安全。此外,本书组织开展了数字增值服务的编写,包含了各章内容 PPT、扫一扫测一测、复习思考题等,以利于信息化时代教学的高效实施和便捷使用。

　　本教材的编写得到了各参编院校领导的高度重视和支持。承蒙中央文史研究馆馆员、中国工程院院士、中国中医科学院名誉院长王永炎教授和我国中药学学科创始人之一、国医大师金世元教授的主审推荐,诸多专家学者参加了教材编写、校对、整理工作,谨此一并致谢! 由于本教材系首次编写,诸多方面尚有待求索,疏漏之处,敬请读者在使用过程中提出宝贵意见,以便日后加以修正。

《临床常用方剂与中成药》编委会
2019 年 7 月

目 录

第一章

概　述

 培训目标

1. 掌握方剂与中成药的概念、性质、地位、重要性及培训目标和方法。
2. 熟悉中成药的发展简史和学术脉络。

方剂与中成药是中医药学理、法、方、药体系中的一个重要组成部分,是中医在辨证审机,确定治法之后,选择适宜的药物,按照组方原则,酌定用法、用量,妥善配伍而成,是辨证论治的主要工具之一。

第一节　方剂与中成药的基本概念

一、方剂的概念

"方剂"一词连用最早见于史书,如《梁书·陆襄传》:"襄母常卒患心痛,医方须三升粟浆……忽有老人诣门货浆,量如方剂";最早见于医书的,如《圣济总录》:"然则裁制方剂者,固宜深思之熟计之也。"有关方剂含义的记述,多认为始于《汉书·艺文志》:"经方者,本草石之寒温,量疾病之浅深,假药味之滋,因气感之宜,辨五苦六辛,致水火之齐,以通闭解结,反之于平。"即根据药物的性味和病情,利用药物气味合化之性能,进行合理配伍,制成具有一定功用、用于解除疾病而使机体复常的药方。方剂最初可能来自临床医家有效案例记载。在长期临床实践中,人们逐渐认识到某些药物配伍使用对某种病证具有良好疗效,经反复验证,不断完善,而将其固定下来,这些有着特定适应病证的有效配方即是方剂,通常也被称为"成方"。

方剂学是研究和阐明方剂的制方原理及其临床运用规律的一门学科,方剂学的理论和知识是中医理论指导下运用中药防治疾病的经验总结。因此,方剂学课程是介于中医基础与中医临床的一门桥梁课程,也是中医学与中药学类专业必修的主要基础课。纵观历史,中医不同学术流派的学术经验主要集中在其所创制的方剂中。许多方剂反映了制方者在特定知识背景下,结合临床实际,对既有理论和经验的某种发

1

挥和创新。方剂源于不同的医学流派,出自历代不同医家之手,体现了不同制方者的学术风格及其独特的诊疗经验。因此,一首方剂是一个医家的学术精华,众多方剂则汇聚成了中医药学术经验的宝库。

二、中成药的概念

中成药是指在中医药理论指导下,以中药饮片为原料,遵循中医方剂的组成原则配伍,按照规定生产工艺和质量标准制成一定剂型,并获得国家药品监督管理部门的批准,可以在市场以商品形式出售的中药制成品,简称成药,又称为中药成方制剂。中成药是祖国中医药遗产的重要组成部分,有着悠久历史和丰富内容,是历代医家在长期临床实践中总结而成的方剂基础上,不断吸收制药技术发展的成果制备而成,以疗效显著,服用、保存、携带方便以及副作用小而著称。中成药可供临床辨证使用,或患者根据需要直接购用(限非处方药)。

中成药学是以中医药理论为指导,研究和阐述中成药的基本理论、组方原理、剂型工艺、功能主治、药理毒理及其临床运用的一门学科。中成药学的基本任务是研究分析中成药的处方组成、配伍理论及制备方法;探讨分析中成药的功能、主治与适应证,培养临证合理应用中成药的能力;并学会应用现代科技知识和方法改进工艺,研究和开发新剂型、新品种,提高产品质量与临床疗效。

三、学习方法及要求

学习方剂时,方剂组成、功效和主治是基本内容,应达到熟记组成、理解功效、掌握方证的基本要求。在学习方法上,应以基本方和常用方为重点,加强对其制方原理、配伍和运用要点的掌握。基本方是指一些起源早,组方简洁,临床适应性强,且为后世演化出多个方剂的主干方剂;常用方是由较多药味组成,功效较为确定,针对临床常见病证,且稍作加减即可通治同类病证的方剂。方歌背诵是帮助记忆和加强理解的一种有效手段,初学者应该在理解的基础上,熟记一定数量的方歌。然后在此基础上举一反三,拓展提高。

学习中成药时,应掌握中成药的组方原则、中成药与治法、中成药的用法用量与用药禁忌、中成药常用剂型及其与药效的关系等基本知识,并掌握中医临床不同治法的代表中成药,包括其出处、制法、性味、功用、主治、配伍、临床应用、药理研究、用法与用量等内容。随着现代科学技术的发展以及对中医药研究的不断深入,有关中成药的药理作用、临床应用等研究越来越丰富,拓展学习的内容很多。此外,随着制剂技术进步以及制药设备的发展,中成药的剂型也不断创新,同一方剂制成不同剂型的中成药在药效和临床应用上也有不同,在学习过程中需要将中药药剂学、生物药剂与药物动力学、中药化学等相关学科知识融会贯通。

第二节　方剂与中成药的发展简史

中成药与复方的起源历史悠久,历代医药典籍记载的方剂数以十万计,很多中医药典籍中记载了方剂的处方组成、临床应用及相应剂型。这些成方经过历代医家不断地应用、积累、演变和发展,以及制药理论与技术不断发展,形成了今天丰富多彩的中成药品种。现就以古今具有代表性的中成药为例,联系历代著名方书,依其时代先后排列,做一简单介绍。

一、先秦时期

中成药的起源可以追溯到夏商时期,早在殷墟的甲骨文里就有"鬯其酒"的记载。据汉代班固解释:"鬯者,以百草之香,郁金合而酿之为鬯",可见"鬯其酒"就是酿制芳香的药酒。这是最早关于酒剂的文字记载,可以看作是中成药的雏形。

春秋战国时期,我国现存最早的医学典籍《黄帝内经》中除详细阐述了医学理论外,还记载了13首方剂(被后世称为"内经十三方"),其中,除了汤剂以外,还涉及丸(如四乌鲗骨一芦茹丸)、散(如泽术麋衔散)、膏(如豕膏)、丹(如小金丹)、酒(如鸡矢醴)等多种剂型。同时,书中还阐述了君、臣、佐、使的组方原则。因此《黄帝内经》无论从理论还是从应用方面,均为中成药的发展做出了重大贡献。

长沙马王堆3号汉墓出土的《五十二病方》记载了当时用于治疗52种疾病的283个方子,其中已出现了丸、饼、曲、酒、油膏、丹、胶等许多剂型。战国帛书《养生方》和《杂疗方》中,记载了7个酿造药酒的方子。在这些药酒方中较为详细地记载了配方和酿制的具体工艺,其中一个比较完整的制酒方包括10道酿造工序。这是迄今所见最早的药酒酿造记录。

二、秦汉时期

在汉代,我国现存第一部药学专著《神农本草经》奠定了中药学的理论基础。该书对药物的四气、五味、配伍、剂型、服药时间与方法、采制、加工等已有明确的记载。这些理论与方法对中成药同样具有指导意义。

东汉末年,张仲景著《伤寒杂病论》,集两汉以前方剂之大成。其特点是辨证论治,有法有方,无论在方药品种还是剂型方面均有了长足发展,被称为方书之祖。后人加以整理,将其分为《伤寒论》和《金匮要略》。《伤寒论》载方113首,《金匮要略》载方262首,除去重复者共有方314首,基本上概括了临床各科的常用方剂。所载方药沿用至今,如《伤寒论》中的五苓散、乌梅丸、理中丸等,《金匮要略》中的肾气丸、大黄䗪虫丸、鳖甲煎丸、麻子仁丸、薯蓣丸等,均为千古名方。在剂型方面,张仲景记载了汤剂(十枣汤)、丸剂(薯蓣丸)、浓缩丸剂(鳖甲煎丸)、散剂(瓜蒂散)、酒剂(红蓝花酒)、饮剂(芦根汁饮方)、阴道栓剂(蛇床子散温阴中坐药方)、肛门栓剂(蜜煎导方)、洗剂(狼牙汤)、浴剂(矾石汤)、熏烟剂(雄黄熏方)、熏洗剂(苦参汤)、滴耳剂(捣薤汁灌耳方)、软膏剂(小儿疳虫蚀齿方)、灌肠剂(猪胆汁方)等10多种剂型,奠定了中成药制剂的基础,对中成药的发展做出了突出的贡献。

三、隋唐时期

唐代孙思邈著《备急千金要方》《千金翼方》,共收载成方约7 000首,其中成药如磁朱丸、孔圣枕中丹、定志丸等在后世广为流传。后有王焘所著《外台秘要》,也载有苏合香丸(原名吃力伽丸)、五加皮酒等名方。

四、宋金元时期

宋代方剂学有了很大的发展,当时的《太平圣惠方》《圣济总录》等都是规模宏大的方书巨制。宋代曾设立熟药所,后更名为惠民和剂局,是国家经办的专门从事中药生产、销售的机构。《太平惠民和剂局方》是根据其配制成药的处方,由陈师文等汇编而成的方书巨著。书中收载的许多中成药沿用至今,如二陈丸、牛黄清心丸、参苏丸、槐角丸、十全大补丸、参苓白术散、紫雪丹、至宝丹、小活络丹、逍遥散、平胃散、凉膈散、香连丸、肥儿丸、苏合香丸、藿香正气散等。这一时期,钱乙所著的《小儿药证直诀》中由金匮肾气丸衍化出的六味地黄丸,成为滋补肾阴的代表成药名方。后世在此基础上加减变化出很多成药,著名的有知柏地黄丸、杞菊地黄丸、归芍地黄丸、都气丸、左慈丸等。同期严用和著《济生方》中所载的济生肾气丸、归脾丸、橘核丸等均为知名的中成药。

金元时期,名医辈出,最著名的有刘河间、张子和、李东垣、朱丹溪,在医学理论和临床用药方面各有发挥,后世称为“金元四大家”。

刘河间认为六气皆从火化,所以临床治病,主用寒凉,后称“寒凉派”。著有《宣明论方》等著作,创制了表里双解法的防风通圣丸,其他如栀子金花丸、六一散、舟车丸等。

张从正认为治病重在攻邪,邪去则正安,善用汗、吐、下三法,后称“攻下派”。著有《儒门事亲》等著作,记载的著名中成药有木香槟榔丸、三圣散等。

李东垣认为“人以脾胃为本”,所以治病着重在脾胃,后称“补土派”。著有《脾胃论》等书,创制了三黄丸、补中益气丸、清暑益气丸、朱砂安神丸、中满分消丸、通幽润燥丸等知名中成药。

朱震亨认为“一水不能胜五火”,所以“阳常有余,阴常不足”,治病善用滋阴降火法,对甘寒滋阴一类药物的应用有独到之处,后称“滋阴派”。著有《丹溪心法》等书,创制了大补阴丸、二妙丸、左金丸、保和丸、越鞠丸等沿用至今的著名中成药。

五、明清时期

明清时期,中医方剂学又有了很大发展,不仅表现在著作庞大,方书众多,而且也表现为对理法方药的深入研究。

明代具有代表性的方书,如王肯堂著的《证治准绳》,特点是按证列方,其中所载的中成药有的沿用至今,如小儿羌活丸、小儿健脾丸、四神丸、五子衍宗丸、连翘败毒丸等。张介宾著的《景岳全书》以八阵分类,所载的一些中成药多为当今临床常用的有效品种。他在肾气丸、地黄丸的基础上,又化裁出补肾阳的右归丸、补肾阴的左归丸,其他如女金丹、全鹿丸、斑龙丸、天麻丸、河车大造丸、七制香附丸、人参健脾丸、八珍益母丸、当归龙荟丸等。陈实功为外科专家,著有《外科正宗》,创制了很多外科成药,如保安万灵丹、蟾酥丸、银粉散、生肌散、冰硼散、紫金锭、如意金黄散等。其他如龚信在《古今医鉴》中收载有二母宁嗽丸、启脾丸、混元丹等;龚云林在《寿世保元》中收载的五福化毒丹、乌鸡白凤丸、艾附暖宫丸、铁笛丸等,均为中成药中的精品。

清代知名的中成药层出不穷。如吴瑭在《温病条辨》创立的银翘散、桑菊饮,在万氏牛黄清心丸的基础上加味而成的安宫牛黄丸;再如《外科全生集》中的醒消丸、西黄丸;《医宗金鉴》的龙胆泻肝丸、一捻金;《重楼玉钥》的养阴清肺丸。此外,后世所著《清内廷法制丸散膏丹各药配本》中也记载很多常用中成药,如安坤赞育丸、再造丸、香苏正胃丸、赛金化毒散、二龙膏等,皆为这一时期的中成药佳作。

六、近现代时期

辛亥革命后,由于受外来西方文化和西医药学的影响与冲击,祖国传统医药学的发展一度遭受压制,但许多历史悠久的中成药仍以它确凿的疗效和良好的声誉,在人民群众的心目中占有重要地位。19世纪中后期,西方科学与工业技术蓬勃发展,西医、西药不断传入中国,中成药在吸收西方制药技术的基础上,形成了自己独特的制备工艺,开始前店后厂的生产模式,发展虽然缓慢,但为近代中药制药产业的发展奠定了一定的基础。

中华人民共和国成立后,政府高度重视中医药事业的继承和发展,并制定了一系列相应的政策与措施,中成药也焕发出勃然生机。中成药的研发与应用得到很大发展,全国各地相继建立了中成药科研、生产、经营的专门机构,中成药挖掘、整理和科研工作不断取得可喜的成果。1963年,卫生部颁布了《中华人民共和国药典》(以下简称《中国药典》),首次将中药单独成册,列为一部,收载了197种中成药,成为了中成药发展史上的一个里程碑。改革开放以来,卫生部新药评审中心特设了中药新药评审,制定了《新药评审办法》,编写了《中药新药研制与申报》《中药新药临床研究指导原则》等,使中成药的研究开发、注册审批逐步规范化。《中国药典》1977年版收载270种中成药;1990年版收载275种中成药;1995年版收载398种中成药;2000年版增加至461种中成药;2005年版收载中成药共564种;2010年版收载1 069种;2015年版共收载1 493个中成药品种。中药现代化战略的实施,促进了现代制剂技术的运用,优化和丰富了中药传统剂型,中药在技术创新、药品创新等方面都有了长足的发展。截至2015年,中成药有2 088家GMP制药企业,从传统的丸、散、膏、丹等发展到现代的滴丸、片剂、膜剂、胶囊等100多种剂型,品种达1.4万余个,有近6万个药品批准文号。国家统计局数据显示,2018年全国中成药产量为261.9万吨,中成药工业规模以上企业实现主营业务收入4 655亿元。

近年来,国家陆续出台了《中医药发展战略规划纲要(2016—2030年)》、《中医药发展“十三五”规划》、《中国的中医药》白皮书、《“健康中国2030”规划纲要》、《中华人民共和国中医药法》,中医药已经明确被列为“国家战略”“国民经济重要支柱性产业”。《中华人民共和国中医药法》明确提出,“国家鼓励和支持中药新药的研制和生产。国家保护传统中药加工技术和工艺,支持传统剂型中成药的生产,鼓励运用现代科学技术研究开发传统中成药”;“生产符合国家规定条件的来源于古代经典名方的中药复方制剂,在申请药品批准文号时,可以仅提供非临床安全性研究资料”;“国家鼓励医疗机构根据本医疗机构临床用药需要配制和使用中药制剂,支持应用传统工艺配制中药制剂,支持以中药制剂为基础研制中药新药。”当前中成药事业面临着艰巨的任务和光明的前景,人们期待着中成药走出国门、面向世界,为现代医药学的丰富和发展做出新贡献。

(翟华强)

？ 复习思考题

1. 简述方剂与中成药的含义。
2. 简述中成药的发展简史。

第二章

方剂与治法

PPT 课件

02章PPT

 培训目标

1. 掌握方剂与治法的关系。
2. 熟悉中医常用治法。

第一节　方剂与治法的关系

治法是临床指导遣方用药的原则,也是指导方剂在临床中运用的方法。而以中药配伍而成的方剂是将理论层面的治法在实践中运用的具体体现形式。从中医学形成和发展的过程来看,治法是在方药运用经验的基础上,后于方药形成的一种理论。但当治法由经验上升为理论之后,就成为遣药组方和运用成方的指导原则。例如,一个感冒患者,经过四诊合参,审证求因,确定其为风寒所致的表寒证后,根据表证当用汗法,治寒当以温法的治疗大法,故用辛温解表法治疗,选用辛温解表剂,如法煎服,以使汗出表解,邪去人安。否则,辨证与治法不符,组方与治法脱节,必然治疗无效,甚至使病情恶化。由此可见,治法是指导遣药组方的原则,方剂是体现和完成治法的主要手段。虽然我们常说"方以药成",却又首先强调"方从法出,法随证立",方与法二者之间的关系是相互为用、密不可分的。

第二节　常用治法

目前常应用的"八法",是由清代医家程钟龄归类总结而来的。程氏在《医学心悟·医门八法》中说:"论病之源,以内伤、外感四字括之。论病之情,则以寒、热、虚、实、表、里、阴、阳八字统之。而论治病之方,则又以汗、和、下、消、吐、清、温、补八法尽之。"现将常用的八法内容,简要介绍如下。

7

一、汗法

汗法是通过宣发肺气、调畅营卫、开泄腠理等作用,使在表的外感六淫之邪随汗而解的一种治法。汗法不以汗出为目的,主要是汗出标志着腠理开、营卫和、肺气畅、血脉通,从而能祛邪外出。其理论依据正如《素问·阴阳应象大论》所言"其在皮者,汗而发之"。所以,汗法除了主要治疗外感六淫之邪所致的表证外,凡是腠理闭塞、营卫郁滞的寒热无汗,或腠理疏松,虽有汗但寒热不解的病证,皆可用汗法治疗。例如:麻疹初起,疹点隐而不透;水肿腰以上肿甚;疮疡初起而有恶寒发热;疟疾、痢疾而有寒热表证等均可应用汗法治疗。然而,由于病情有寒热,邪气有兼夹,体质有强弱,故汗法又有辛温、辛凉的区别,以及汗法与补法、下法、消法等其他治疗方法的结合运用。

二、吐法

吐法是通过涌吐的方法,使停留在咽喉、胸膈、胃脘的痰涎、宿食或毒物从口中吐出的一种治法。适用于中风痰壅,宿食壅阻胃脘,毒物尚在胃中,属于病位居上、病势急暴、内蓄实邪、体质壮实之证。其理论依据正如《素问·至真要大论》所言:"其在高者,引而越之。"但吐法易伤胃气,故体虚气弱、妇人新产、孕妇等均应慎用。

三、下法

下法是通过荡涤肠胃、泻下积滞等作用,使停留于肠胃的宿食、燥屎、冷积、瘀血、结痰、停水等从下窍而出,以祛邪除病的一种治法。其理论依据正如《素问·至真要大论》所言:"其下者,引而竭之。"凡邪在肠胃而致大便不通、燥屎内结,或热结旁流,以及停痰留饮、瘀血积水形症俱实之证,均可使用。由于病情有寒热,正气有虚实,病邪有兼夹,所以下法又有寒下、温下、润下、逐水、攻补兼施之别,并与其他治法结合运用。

四、和法

和法是通过和解或调和的方法,使半表半里之邪,或脏腑、阴阳、表里失和之证得以解除的一类治法。《伤寒明理论》说:"伤寒邪气在表者,必渍形以为汗;邪气在里者,必荡涤以为利;其于不内不外,半表半里,既非发汗之所宜,又非吐下之所对,是当和解则可矣。"所以和解是专治邪在半表半里的一种方法。至于调和之法,戴天章说:"寒热并用之谓和,补泻合剂之谓和,表里双解之谓和,平其亢厉之谓和。"(《广瘟疫论》)和法是一种既能祛除病邪,又能调整脏腑功能的治法,无明显寒热补泻之偏,性质平和,全面兼顾,适用于邪犯少阳、肝脾不和、肠寒胃热、气血营卫失和等证。和法的应用范围较广,分类也多,其中主要有和解少阳、透达膜原、调和肝脾、疏肝和胃、分消上下、调和肠胃等。

五、温法

温法是通过温里祛寒、回阳救逆等作用,以治疗里寒证的一种治法。其理论依据正如《素问·至真要大论》所言"寒者热之""治寒以热"。里寒证的成因,有外感内伤的不同,或由寒邪直中于里,或因失治误治而损伤人体阳气,或因素体阳气虚弱,以致寒从中生。寒证的部位,也有在中、在下、在脏、在腑以及在经络的不同。因此温法又有温中祛寒、回阳救逆和温经散寒的区别。

六、清法

清法是通过清热、泻火、解毒、凉血等作用,以清除里热之邪的一种治法。适用于里热证、火证、热毒证以及虚热证等里热病证。其理论依据正如《素问·至真要大论》所言"热者寒之""治热以寒"。由于里热证有热在气分、营分、血分、热壅成毒以及热在某一脏腑之分,因而在清法之中,又有清气分热、清营凉血、清热解毒、清脏腑热等不同。火热最易伤津耗液,大热又能伤气,所以清法中常配伍生津、益气之品。若温病后期,热灼阴伤,或久病阴虚而热伏于里,又当清法与滋阴并用,更不可纯用苦寒直折之法,热必不除。

七、消法

消法是通过消食导滞、行气活血、化痰利水以及驱虫等方法,使气、血、痰、食、水、虫等渐积形成的有形之邪渐消缓散的一种治法。适用于饮食停滞、气滞血瘀、癥瘕积聚、水湿内停、痰饮不化、疳积虫积以及疮疡痈肿等病证。其理论依据正如《素问·至真要大论》所言"坚者削之""结者散之"。消法常与补法、下法、温法、清法等其他治法配合运用,但仍然是以消为主要目的。

八、补法

补法是通过补益人体气血阴阳,以主治各种虚弱证候的一种治法。《素问·三部九候论》中"虚则补之";《素问·至真要大论》中"损者益之";《素问·阴阳应象大论》中"形不足者,温之以气,精不足者,补之以味",都是指此而言。补法的目的,在于通过药物的补益作用,使人体气血阴阳虚弱或脏腑之间的失调状态得到纠正,复归于平衡。此外,在正虚不能祛邪外出时,也可以补法扶助正气,并配合其他治法,达到扶正祛邪的目的。虽然补法有时可收到间接祛邪的效果,但一般是在无外邪时使用,以避免"闭门留寇"之弊。补法的具体内容甚多,既有补益气、血、阴、阳的不同,又有分补五脏之侧重,但较常用的治法分类仍以补气、补血、补阴、补阳为主。在这些治法中,已包括了补补五脏之法。

上述八种治法,适用于表里、寒热、虚实等不同的证候。对于多数疾病而言,病情往往是复杂的,常需数种治法配合运用,才能治无遗邪,照顾全面,所以虽为八法,配合运用之后则变化多端。正如程钟龄《医学心悟》中说:"一法之中,八法备焉,八法之中,百法备焉。"因此,临证处方必须针对具体病证,灵活运用八法,使之切合病情,方能收到满意的疗效。

(桂双英)

复习思考题

1. 简述方剂与治法的关系。
2. 简述中医常用治法及含义。

第三章

方剂与中成药的命名和分类

 培训目标

1. 掌握中成药的命名和分类。
2. 熟悉方剂的命名和分类。

第一节　方剂的命名和分类

方剂的命名和分类,既体现了悠久的中华传统文化思想,反映出丰富的医理,也有规律可循。方剂的命名常以方中主要药物名称、方剂功效、主治病证等为依据来进行。方剂的分类,历代医家则见仁见智,先后创立了多种分类方法,其中主要有"七方"说、病证分类法、祖方(主方)分类法、功用分类法、治法分类法、综合分类法等。

一、方剂的命名

在方剂的命名中,药物名称和功效一直是古人命名方剂的关键因素,传统文化也是古代方剂命名中不可忽视的因素。命名方法很多,但主要有以下几种:

1. 按方剂主要药物命名　如麻黄汤、桂枝汤、银翘散、小柴胡汤等。
2. 按方剂主要功效命名　如温脾汤、理中丸、补心丹、固精丸等。
3. 按方剂药物味数命名　如四君子汤、八珍汤、四物汤、六味地黄丸、九仙散等。
4. 按方剂药物组成命名　如麻黄杏仁甘草石膏汤、麻黄附子细辛汤、参附汤等。
5. 按方剂主治病证命名　如四逆散、痛泻要方等。
6. 按方剂服药时间命名　如鸡鸣散等。
7. 按方剂组成药物采收时间命名　如二至丸等。
8. 按阴阳五行等传统文化思想命名　如白虎汤、小青龙汤、导赤散、泻白散、百合固金汤、左金丸、大补阴丸等。
9. 按方剂组成药物颜色或特征命名　如紫雪丹、碧玉散、紫金锭、十灰散、五皮散等。

10

二、方剂的分类

方剂的数目繁多,为了便于学习应用,历代医家从不同角度对方剂进行系统归纳,形成了各种分类方法,现简要分述如下:

1. "七方"说　"七方"说始于《黄帝内经》。在《素问·至真要大论》说:"君一臣二,制之小也。君一臣三佐五,制之中也。君一臣三佐九,制之大也。""君一臣二,奇之制也;君二臣四,偶之制也;君二臣三,奇之制也;君二臣六,偶之制也。""补上治上制以缓,补下治下制以急,急则气味厚,缓则气味薄。""近而奇偶,制小其服也;远而奇偶,制大其服也。大则数少,小则数多,多则九之,少则二之。奇之不去则偶之,是谓重方。"从其内容来分析,是根据病邪、病位、病势、体质以及治疗的需要,概括地说明组方的方法。至金代成无己在《伤寒明理论》中说"制方之用,大、小、缓、急、奇、偶、复七方是也",才明确提出"七方"的名称,并将《黄帝内经》的"重"改为"复",于是后人引申"七方"为最早的方剂分类法。成氏虽倡"七方"之说,但除了在分析方剂时有所引用外,其所著《伤寒明理论》中也未按"七方"分类。且迄今为止,也未见按"七方"分类的方书。由此可见,"七方"应当是古代的一种组方理论。

2. 病证分类法　按病证分类的方书首见于按书中收载方剂所治病名而来的《五十二病方》,该书记载了52类病证,医方283首。按病证分类方剂的代表作有:《伤寒杂病论》《太平圣惠方》《普济方》《张氏医通》《医方考》《类方证治准绳》《兰台轨范》等,并包括按临床科目分类的方书,如《汉书·艺文志》列为"经方十一家"之一的《妇人婴儿方》和按脏腑病证分类或病因分类的方书,如《备急千金要方》《外台秘要》《三因极一病证方论》等,这种分类方法便于临床以病索方。

3. 祖方(主方)分类法　祖方(主方)分类法是以《黄帝内经》《伤寒论》《金匮要略》《太平惠民和剂局方》以及后世医家的部分基础方剂作为主方,用于归纳其他同类方剂的方法。明代施沛认为"仲景之书,最为群方之祖""轩岐灵素,大圣之所作也",所以编著《祖剂》,选古方70首为主方,衍化方800余方,对研究方剂的变化渊源有一定价值;其后,清代张璐《张氏医通》中,除按病因、病证列方外,还认为"字有字母,方有方祖",另编一卷《祖方》,选古方34首为主,各附衍化方若干首。这种分类方法,对归纳病机、治法具有共性的类方研究具有较好的作用,但有时也不能推本溯源,造成始末不清。例如以宋代《太平惠民和剂局方》二陈汤为祖方,而将唐代《备急千金要方》的温胆汤反作衍化方。

4. 功用分类法　功用分类法始于北齐徐之才的《雷公药对》,是针对药物按功用分类的一种方法。它将药物按功效归纳为宣、通、补、泄、轻、重、涩、滑、燥、湿十种。宋代赵佶《圣济经》于每种之后加一"剂"字。金代成无己《伤寒明理论》中说:"制方之体,宣、通、补、泄、轻、重、涩、滑、燥、湿十剂是也。"至此方书中有了"十剂"这个名称,当世医家考虑不能完全概括常用方药,各有所增益,如宋代《本草衍义》又增加寒、热二剂,明代缪仲淳又添升、降二剂,徐思鹤的《医学全书》除"十剂"外,更是增加了调、和、解、利、寒、温、暑、火、平、夺、安、缓、淡、清等。除清代陈修园《时方歌括》是按宣、通、补、泄、轻、重、涩、滑、燥、湿、寒、热分类的,按功用分类不多见,但十剂对临床组方用药具有指导意义,所以至今临床还在沿用和借鉴。

5. 治法分类法　明代张景岳认为"古方之散列于诸家者,既多且杂,或互见于各门,或彼此之重复""今余采其要者,类为八阵,曰补、和、攻、散、寒、热、固、因"。并在《景岳全书·新方八略引》中说:"补方之制,补其虚也。""和方之制,和其不和者也。""攻方之制,攻其实也。""用散者,散表证也。""寒方之制,为清火也,为除热也。""热方之制,为除寒也。""固方之制,固其泄也。""因方之制,因其可因者也。凡病有相同者,皆按证而用之,是谓因方。"共选集古方1 516首,自制新方186首,皆按八阵分类,除此之外,复列有妇人、小儿、豆疹、外科诸方。清代程钟龄在《医学心悟》中提出"论治病之方,则又以汗、和、下、消、吐、清、温、补八法尽之",举例论八法,提出了"以法统方"的思想,也是对治法分类方剂的理论总结。

6. 综合分类法　综合分类法是清代汪昂在《医方集解》中首创的,既体现了以法统方,又结合了方剂功用和证治病因,并兼顾临床科目,分为补养、发表、涌吐、攻里、表里、和解、理气、理血、祛风、祛寒、清暑、利湿、润燥、泻火、除痰、消导、收涩、杀虫、明目、痈疡、经产、救急等22类。这种分类法概念清楚,有纲有目,符合临床需要,便于学习掌握。

第二节　中成药的命名和分类

历代医药典籍记载的方剂众多,除了汤剂等少数剂型以外,大多数是中成药。为了正确理解和更好地使用,历代医家根据处方的组成、功效、主治病证和传统文化因素相兼顾进行命名,但随着中成药的不断发展,原来的命名方法已不能适应现代中成药的命名,因此2017年11月,国家食品药品监督管理总局根据中成药命名现状,结合近年来有关中成药命名的研究新进展而制定了《中成药通用名称命名技术指导原则》(以下简称《指导原则》),其目的是为了规范中成药的命名,体现中医药特色,尊重文化,继承传统。中成药的分类及各类的功能、主治主要是根据功效、病证、剂型、作用范围及管理要求进行分类。掌握中成药命名和分类的原则与方法,对合理应用中成药有很好的帮助,也十分必要。

一、传统中成药的命名

传统中成药的命名,基本沿袭了传统方剂的命名,主要以处方来源、产地、主要药物、处方组成、主要功效、主治病证、服用剂量等方面进行,大致有以下几种:

1. 以主要药物名称命名　如黄连解毒丸、苏合香丸、二母宁嗽丸、人参归脾丸、大黄䗪虫丸、木香槟榔丸、参苓白术丸、荷叶丸、橘红丸等。

2. 以主要功效命名　如补心丸、舒肝丸、大补阴丸、止咳定喘丸、补中益气丸、牵正散、平喘片、温经丸、通宣理肺丸、舟车丸等。

3. 以主治病证命名　如跌打丸、慢惊丸、牙痛散、寒喘丸、白带丸、腮腺炎片、神经衰弱丸、百日咳片等。

4. 以药物味数命名　如四神丸、二妙丸、六味地黄丸、五子补肾丸、九味羌活丸等。

5. 以生产厂家或产地命名　如健民咽喉片、三九胃泰颗粒、同仁乌鸡白凤丸、江中草珊瑚片、云南白药等。

6. 以处方来源或发明人姓氏命名 如金匮肾气丸、局方至宝丹、济生肾气丸、周氏回生丹、崔氏八味丸、黄氏响声丸、王氏三黄丸、万氏牛黄清心丸、季德胜蛇药片等。

7. 以传统文化思想命名 如定坤丹、缩泉丸等。

8. 以其他方法命名 有以成药颜色命名,如红棉散、如意金黄散、生肌玉红膏、白清胃散、十灰散、绿袍散、紫雪丹等。有以成药服用剂量命名,如一捻金、七厘散、九分散、五粒回春丹等。还有以服用方法或服用时间命名,如鸡鸣散、川芎茶调散等。

二、现代中成药的命名

现代中成药的命名,主要以《指导原则》为依据进行,以处方来源、组成、主要药材名称、主要功效、药物颜色、服用时间、用法等加剂型命名。

(一) 基本原则

1. "科学简明,避免重名"原则

(1) 中成药通用名称应科学、明确、简短、不易产生歧义和误导,避免使用生涩用语。一般字数不超过8个字(民族药除外,可采用约定俗成的汉译名)。

(2) 不应采用低俗、迷信用语。

(3) 名称中应明确剂型,且剂型应放在名称最后。

(4) 名称中除剂型外,不应与已有中成药通用名重复,避免同名异方、同方异名的产生。

2. "规范命名,避免夸大疗效"原则

(1) 一般不应采用人名、地名、企业名称或濒危受保护动、植物名称命名。

(2) 不应采用代号、固有特定含义名词的谐音命名。如:XOX、名人名字的谐音等。

(3) 不应采用现代医学药理学、解剖学、生理学、病理学或治疗学的相关用语命名。如:癌、消炎、降糖、降压、降脂等。

(4) 不应采用夸大、自诩、不切实际的用语。如:强力、速效、御制、秘制以及灵、宝、精等(名称中含药材名全称及中医术语的除外)。

3. "体现传统文化特色"原则 将传统文化特色赋予中药方剂命名是中医药的文化特色之一,因此,中成药命名可借鉴古方命名充分结合美学观念的优点,使中成药的名称既科学规范,又体现一定的中华传统文化底蕴。但是,名称中所采用的具有文化特色的用语应当具有明确的文献依据或公认的文化渊源,并避免夸大疗效。

(二) 单味制剂命名

1. 一般采用中药材、中药饮片、中药有效成分、中药有效部位加剂型命名。如:花蕊石散、丹参口服液、巴戟天寡糖胶囊等。

2. 可采用中药有效成分、中药有效部位与功能结合剂型命名。

3. 中药材人工制成品的名称应与天然品的名称有所区别,一般不应以"人工××"加剂型命名。

(三) 复方制剂命名

1. 采用处方主要药材名称的缩写加剂型命名,但其缩写不能组合成违反其他命名要求的含义。如:香连丸,由木香、黄连组成;桂附地黄丸由肉桂、附子、熟地黄、山药、山茱萸、茯苓、牡丹皮、泽泻组成;葛根芩连片由葛根、黄芩、黄连、甘草组成。

2. 采用主要功能(只能采用中医术语表述功能)加剂型命名。该类型命名中,可直接以功能命名,如:补中益气合剂、除痰止嗽丸、补心丹、定志丸等;也可采用比喻、双关、借代、对偶等各种修辞手法来表示方剂功能,如:交泰丸、玉女煎、月华丸、玉屏风散等。示例如下:

(1) 采用比喻修辞命名,即根据事物的相似点,用具体的、浅显的、熟知的事物来说明抽象的、深奥的、生疏的事物的修辞手法。如:玉屏风散、月华丸等。

(2) 采用双关修辞命名,即在一定的语言环境中,利用词的多义或同音的条件,有意使语句具有双重意义,言在此而意在彼。如:抵当汤等。

(3) 采用借代修辞命名,即借一物来代替另一物出现,如:更衣丸等。

(4) 采用对偶修辞,即用两个结构相同、字数相等、意义对称的词组或句子来表达相反、相似或相关意思的一种修辞方式。如:泻心导赤散等。

3. 采用药物味数加剂型命名。如:四物汤等。

4. 采用剂量(入药剂量、方中药物剂量比例、单次剂量)加剂型命名。如:七厘散、六一散等。

5. 以药物颜色加剂型命名。以颜色来命名的方剂大多因成品颜色有一定的特征性,给人留下深刻的印象,故据此命名,便于推广与应用,如:桃花汤等。

6. 以服用时间加剂型命名。如:鸡鸣散等。

7. 采用君药或主要药材名称加功能及剂型命名。如:龙胆泻肝丸、当归补血汤等。

8. 采用药味数与主要药材名称,或者药味数与功能或用法加剂型命名。如:五苓散、三生饮等。

9. 采用处方来源(不包括朝代)与功能或药名加剂型命名。如:指迷茯苓丸、金匮肾气丸等。

10. 采用功能与药物作用的病位(中医术语)加剂型命名。如:温胆汤、养阴清肺丸、清热泻脾散、清胃散、少腹逐瘀汤、化滞柔肝胶囊等。

11. 采用主要药材和药引结合并加剂型命名。如:川芎茶调散,以茶水调服,故名。

12. 儿科用药加该药临床所用的科名。如:小儿消食片等。

13. 在命名中加该药的用法。如:小儿敷脐止泻散、含化上清片、外用紫金锭等。

14. 在遵照命名原则条件下,命名可体现阴阳五行、古代学术派别思想、古代物品的名称等,以突出中国传统文化特色,如:左金丸、玉泉丸等。

(四)《指导原则》对已上市中成药通用名称的情况要求

1. 新批准上市的中成药,必须严格按照《指导原则》的要求进行通用名称的命名。

2. 对于已上市中成药通用名称,国家药品监督管理局将着重对夸大疗效,用语低俗,处方相同而药品名称不同,药品名称相同或相似而处方不同的情形进行规范,分类分批进行,必须更名。

3. 来源于古代经典名方的中成药,其通用名称采用该经典名方方剂名称命名的,不列入规范范围,可不更名。

4. 由于特殊的历史原因,一些已上市中成药的名称中有"宝""精""灵"或包含了人名、地名、企业名称等,采用这种命名方式的中成药多为独家品种,这些中成药的名称已享誉国内外,而且名称本身并无夸大疗效之意,此类情形也不列入规范范围,可不更名。

对于已上市中成药确需更名的,将给予其一定的过渡期。在过渡期内,采取加括号的方式允许老名称使用,让患者和医生逐步适应,确保已上市中成药通用名称规范工作与临床应用有机衔接。

三、中成药的分类及各类的功能、主治

中成药分类方法是历代医家对中成药认识逐渐深入而不断归纳总结的过程,目前大致有以下几方面:

1. 按功效分类　如解表类、止咳祛痰类、清热降火类、调肝理气类、祛暑类、开窍类、补益类等。

2. 按治疗病证分类　如感冒类、咳嗽类、头痛类、胃痛类、食滞类、便秘类、腹泻类、眩晕类、失眠类等。

3. 按剂型分类　如糖浆剂类、丸剂类、洗剂类、软膏剂类、散剂类、颗粒剂类、药酒类、片剂类、胶囊剂类、栓剂类、搽剂类等。

4. 按作用范围及主要作用分类　如妇科类中成药、儿科类中成药、外科类中成药、皮肤科类中成药、眼科类中成药、耳鼻喉科类中成药、口腔科类中成药、骨伤科类中成药等。

5. 按临床应用管理分类　如处方药、非处方药、国家基本药物、国家基本医疗保险药物等。

(王宏顺)

 复习思考题

1. 简述方剂命名的分类。
2. 简述中成药的分类及各类的功能与主治。

第四章

方剂的组成

培训目标

1. 掌握君、臣、佐、使的含义。
2. 熟悉方剂组成原则的重要性。

方剂是在中医辨证立法的基础上选择适宜的药物通过配伍而组成的。药物的功用各有所长,但也各有所短,只有通过合理的组织,调其偏性,制其毒性,增强或改变原有功能,消除或缓解其对人体的不良因素,发挥其相辅相成或相反相成的综合作用,使各具特性的群药组合成一个新的有机整体,才能符合辨证论治的要求。

第一节　方剂的组成原则

每一首方剂的组成,在辨证立法的基础上根据具体病情选择合适的药物,进行妥善的配伍。但在组织不同作用的药物时,还需遵循严格的原则。方剂组成的原则最早见于《素问·至真要大论》:"主病之谓君,佐君之谓臣,应臣之谓使。"其后,金代张元素认为"力大者为君"。李东垣认为"主病之谓君,兼见何病,则以佐使药分治之,此治方之要也",又说:"君药分量最多,臣药次之,佐使药又次之,不可令臣过于君。君臣有序,相与宣摄和合,则可以御邪除病矣。"明代何伯斋更进一步说:"大抵药之治病,各有所主。主治者,君也。辅治者,臣也。与君药相反而相助者,佐也。引经及治病之药至病所者,使也。"综上所述,无论是《黄帝内经》,还是张元素、李东垣、何伯斋等,都对君、臣、佐、使的含义作了一定的阐发,但还不够系统。今据各家论述及历代名方的组成规律,进一步分析归纳如下:

1. 君药　即针对主病或主证起主要治疗作用的药物。
2. 臣药　有两种意义。①辅助君药加强治疗主病或主证的药物;②针对重要的兼病或兼证起主要治疗作用的药物。
3. 佐药　有三种意义。①佐助药,即配合君、臣药以加强治疗作用,或直接治疗次要兼证的药物;②佐制药,即用于消除或减弱君、臣药的毒性,或能制约君、臣药峻烈之性的药物;③反佐药,即病重邪甚,可能拒药时,配用与君药性味相反而又能在治疗中起相成作用的药物,以防止药病格拒。

4. 使药　有两种意义。①引经药,即能引领方中诸药至特定病所的药物;②调和药,即具有调和方中诸药作用的药物。

如上所述,除君药外,臣、佐、使药都具有两种以上的意义。在遣药组方时并没有固定的模式,既不是每一种意义的臣、佐、使药都必须具备,也不是每味药只任一职。每首方剂具体药味的多少,以及君、臣、佐、使是否齐备,全视具体病情以及所选药物的功能来决定。但是,任何方剂组成中,君药都不可缺少。一般来说,君药的药味较少,而且不论何药在作为君药时,其用量比作为臣、佐、使药应用时要大。这是一般情况下组方的原则。

第二节　方剂的组成变化

方剂的组成既有严格的原则性,又有极大的灵活性。在临证运用成方时,我们应根据患者体质状况、年龄长幼、四时气候、地域差异以及病情变化而灵活加减,做到"师其法而不泥其方,师其方而不泥其药"。方剂的运用变化主要有以下形式:

一、药味加减的变化

"方以药成",药物是决定方剂功用的主要因素。当方剂中的药物增加或减少时,必然要使方剂组成的配伍关系发生变化,并由此导致方剂功用的改变。这种变化主要用于临床选用成方,其目的是使之更加适合变化了的病情需要。例如桂枝汤,该方由桂枝、芍药、生姜、大枣、甘草五味药组成,具有解肌发表、调和营卫之功,主治外感风寒表虚证,见有头痛发热、汗出恶风、脉浮缓或浮弱、舌苔薄白等症。若在此证候基础上兼有宿疾喘息,则可加入厚朴以下气除满、杏仁降逆平喘(即桂枝加厚朴杏子汤);又如桂枝汤证因误下而兼见胸满,此时桂枝汤证仍在者,因方中芍药之酸收不利于胸满,则当减去芍药,以专于解肌散邪(桂枝去芍药汤)。上述两例都是桂枝汤加减变化以适合兼证变化的需要。由此可见,在选用成方加减时一定要注意所治病证的病机、主证都与原方基本相符。同时对成方加减时,不可减去君药,否则就不能认定为某方加减,而是另组新方了。

二、剂量增减的变化

剂量变化是指组成方剂的药物不变,但用药量有所改变。药物的用量直接决定药力的大小,某些方剂中用量比例的变化还会改变方剂的配伍关系,从而可能改变该方功用主治及证候的主要方面。例如小承气汤与厚朴三物汤,两方都由大黄、枳实、厚朴三味组成。但小承气汤主治阳明腑实轻证,病机是热实互结在胃肠,治当轻下热结,所以用大黄四两为君、枳实三枚为臣、厚朴二两为佐;厚朴三物汤主治大便秘结、腹满而痛,病机侧重于气闭不通,治当下气通便,所以用厚朴八两为君、枳实五枚为臣、大黄四两为佐。两方相比,厚朴用量之比为1:4。大黄用量虽同,但小承气汤分2次服,厚朴三物汤分3次服,每次实际服量也有差别,故两方在功用主治的主要方面也有所不同。

三、剂型更换的变化

中药剂型种类较多,各有特点。同一方剂,由于剂型不同,其治疗作用也有区别。如理中丸是用于治疗脾胃虚寒的方剂,若改为汤剂内服,则作用快而力峻,适用于病情较急较重者;反之,若病情较轻或缓者,不能急于求效,则可以改汤为丸,取丸剂作用慢而力缓,所以《伤寒论》中理中丸(人参、白术、干姜、甘草各等分)服法中指出"然不及汤"。这种以汤剂易为丸剂,意取缓治的方式,在方剂运用中极为普遍。

上述药味、药量、剂型等的变化形式,可以单独应用,也可以相互结合使用,有时很难截然分开。通过这些变化,能充分体现出方剂在临床中的具体运用特点,只有掌握这些特点,才能制裁随心,以应万变之病情,从而达到预期的治疗目的。

(李立华)

复习思考题

1. 简述君、臣、佐、使的含义。
2. 举例说明药量变化对方剂功用主治的影响。

第五章

中成药的合理应用

PPT 课件

培训目标

1. 掌握中成药合理用药的原则、配伍禁忌。
2. 熟悉中成药的不良反应及不良事件。

世界卫生组织（WHO）提出合理用药的定义是指"在当前医药科技水平下患者所用药物适合其临床需要，所用剂量及疗程符合患者个体情况，所耗经费对患者和社会均属最低"。简单概括，合理用药包含"安全、有效、经济、适当"4个基本要素。中成药的合理应用也应考虑到以上4个基本要素，还要认识到中成药是在中医药理论指导下应用的，在临床使用过程中应充分继承传统中医辨证论治的精髓，掌握中成药临床应用指导原则、中成药的不良反应/不良事件、使用禁忌、配伍应用等方面的知识，安全、合理地使用中成药。

第一节　中成药临床应用指导原则

2010年6月，国家中医药管理局会同有关部门组织专家制定了《中成药临床应用指导原则》，其目的是为了提高中成药的临床疗效，规范中成药使用，减少中成药不良反应发生，降低患者医疗费用，保障患者用药安全。

一、中成药的安全性

中成药有着悠久的历史，应用广泛，在正确的辨证选药、用法用量、使用疗程、禁忌证、合并用药等多方面合理使用的情况下，具有较高的安全性。预防中成药不良反应，需要注意以下几方面：

1. 加强用药观察及中药不良反应监测，完善中药不良反应报告制度。
2. 注意药物过敏史。对有药物过敏史的患者应密切观察其服药后的反应，如有过敏反应，应及时处理，以防止发生严重后果。
3. 辨证用药，采用合理的剂量和疗程。尤其是对特殊人群，如婴幼儿、老年人、孕妇以及原有脏器损害功能不全的患者,更应注意用药方案。

4. 注意药物间的相互作用,中、西药并用时尤其要注意避免因药物之间相互作用而可能引起的不良反应。

5. 需要长期服药的患者要加强安全性指标的监测。

二、中成药临床应用基本原则

1. 辨证用药   依据中医理论,辨认、分析疾病的证候,针对证候确定具体治法,依据治法选定适宜的中成药。

2. 辨病辨证结合用药   辨病用药是针对中医的疾病或西医诊断明确的疾病,根据疾病特点选用相应的中成药。临床使用中成药时,可通过中医辨证与中医辨病相结合、西医辨病与中医辨证相结合,选用相应的中成药,但不能仅根据西医诊断选用中成药。

3. 剂型的选择   应根据患者的体质强弱、病情轻重缓急及各种剂型的特点,选择适宜的剂型。

4. 使用剂量的确定   对于有明确使用剂量的,慎重超剂量使用。有使用剂量范围的中成药,老年人使用剂量应取偏小值。

5. 合理选择给药途径   能口服给药的,不采用注射给药;能肌内注射给药的,不选用静脉注射或滴注给药。

6. 使用中药注射剂还应做到:

(1) 用药前应仔细询问过敏史,对过敏体质者应慎用。

(2) 严格按照药品说明书规定的功能主治使用,辨证施药,禁止超功能主治用药。

(3) 中药注射剂应按照药品说明书推荐的剂量、调配要求、给药速度和疗程使用药品,不超剂量、过快滴注和长期连续用药。

(4) 中药注射剂应单独使用,严禁混合配伍,谨慎联合用药。对长期使用的,在每疗程间要有一定的时间间隔。

(5) 加强用药监护。用药过程中应密切观察用药反应,发现异常立即停药,必要时采取积极的救治措施;尤其对老年人、儿童、肝肾功能异常等特殊人群和初次使用中药注射剂的患者应慎重使用,加强监测。

三、联合用药原则

(一) 中成药的联合使用

1. 当疾病复杂,一种中成药不能满足所有证候时,可以联合应用多种中成药。

2. 多种中成药的联合应用,应遵循药效互补原则及增效减毒原则。功能相同或基本相同的中成药原则上不宜叠加使用。

3. 药性峻烈的或含毒性成分的药物应避免重复使用。

4. 合并用药时,注意中成药的各药味、各成分间的配伍禁忌。

5. 一些病证可采用中成药的内服与外用药联合使用。

6. 中药注射剂联合使用时,还应遵循以下原则:

(1) 两种以上中药注射剂联合使用,应遵循主治功效互补及增效减毒原则,符合中医传统配伍理论的要求,无配伍禁忌。

（2）谨慎联合用药,如确需联合使用时,应谨慎考虑中药注射剂的使用间隔时间以及药物相互作用等问题。

（3）需同时使用两种或两种以上中药注射剂,严禁混合配伍,应分开使用。除有特殊说明,中药注射剂不宜两个或两个以上品种同时共用一条通道。

（二）中成药与西药的联合使用

针对具体疾病制订用药方案时,考虑中西药物的主辅地位确定给药剂量、给药时间、给药途径。

1. 中成药与西药如无明确禁忌,可以联合应用,给药途径相同的,应分开使用。

2. 应避免副作用相似的中西药联合使用,也应避免有不良相互作用的中西药联合使用。

3. 中西药注射剂联合使用时,还应遵循以下原则:

（1）谨慎联合使用。如果中西药注射剂确需联合用药,应根据中西医诊断和各自的用药原则选药,充分考虑药物之间的相互作用,尽可能减少联用药物的种数和剂量,根据临床情况及时调整用药。

（2）中西注射剂联用,尽可能选择不同的给药途径（如穴位注射、静脉注射）。必须同一途径用药时,应将中西药分开使用,谨慎考虑两种注射剂的使用间隔时间以及药物相互作用,严禁混合配伍。

四、妊娠期妇女使用中成药的原则

1. 妊娠期妇女必须用药时,应选择对胎儿无损害的中成药。

2. 妊娠期妇女使用中成药,尽量采取口服途径给药,应慎重使用中药注射剂;根据中成药治疗效果,应尽量缩短妊娠期妇女用药疗程,及时减量或停药。

3. 可以导致妊娠期妇女流产或对胎儿有致畸作用的中成药,为妊娠禁忌。此类药物多含有毒性较强或药性猛烈的药物组分,如砒霜、雄黄、轻粉、斑蝥、蟾酥、麝香、马钱子、乌头、附子、土鳖虫、水蛭、虻虫、三棱、莪术、商陆、甘遂、大戟、芫花、牵牛子、巴豆等。

4. 可能会导致妊娠期妇女流产等副作用的中成药,属于妊娠慎用药物。这类药物多数含有通经祛瘀类的桃仁、红花、牛膝、蒲黄、五灵脂、穿山甲、王不留行、凌霄花、虎杖、卷柏、三七等,行气破滞类枳实、大黄、芒硝、番泻叶、郁李仁等,辛热燥烈类的干姜、肉桂等,滑利通窍类的冬葵子、瞿麦、木通、漏芦等。

五、儿童使用中成药的原则

1. 儿童使用中成药应注意其生理特殊性,根据不同年龄阶段儿童生理特点,选择恰当的药物和用药方法,儿童中成药用药剂量必须兼顾有效性和安全性。

2. 宜优先选用儿童专用中成药,儿童专用中成药一般情况下说明书都列有与儿童年龄或体重相应的用药剂量,应根据推荐剂量选择相应药量。

3. 非儿童专用中成药应结合具体病情,在保证有效性和安全性的前提下,根据儿童年龄与体重选择相应药量。一般情况 3 岁以内服 1/4 成人量,3~5 岁者可服 1/3 成人量,5~10 岁者可服 1/2 成人量,10 岁以上与成人量相差不大即可。

4. 含有较大毒副作用成分的中成药,或者含有对小儿有特殊毒副作用成分的中成药,应充分衡量其风险/收益,除没有其他治疗药物或方法而必须使用外,一般情况下不应使用。

5. 儿童患者使用中成药的种类不宜多,应尽量采取口服或外用途径给药,慎重使用中药注射剂。

6. 根据治疗效果,应尽量缩短儿童用药疗程,及时减量或停药。

第二节　中成药的用药禁忌

在中成药使用过程中,为了保证疗效、避免对机体可能产生的不利影响,中成药的临床应用要有所避忌。中成药的使用禁忌可概括为以下 4 种情况:

一、证候禁忌

辨证论治是指导中成药使用的首要原则,同一种病,证不同则药不同。因此,临床应用中成药要严格遵循证候禁忌。证候禁忌指某些证候禁止使用某一类治法的中成药。如外感风寒发热、头痛咳嗽者慎用辛凉解表药感冒清胶囊;寒闭神昏者禁用安宫牛黄丸;月经期及颅内出血后尚未完全止血者禁用心脑舒通胶囊。

二、配伍禁忌

配伍禁忌主要是指某些药物在配伍过程中能产生毒性或较强的副作用,或者使药物疗效降低,因此不能配伍使用。中医药在长期的医疗实践中形成了一套完整的配伍方法,也有着严格的配伍禁忌,并为广大医务人员所遵循,如“十八反”“十九畏”。虽然存在一定的争议,但在机制尚未完全明确之前,仍需持谨慎态度。2015 年版《中国药典》仍然将“十八反”“十九畏”列为配伍禁忌,应尽量避免配伍使用。无论是中成药之间的配伍、中成药与药引的配伍、中成药与汤剂之间的配伍,都应注意避免存在“十八反”“十九畏”。在临床应用中成药时,严格遵循药物的配伍禁忌,注意不同的药物之间联用所产生的正、负两面效应,合理利用以便提高临床治疗效果。

三、妊娠禁忌

某些具有通经祛瘀、行气破滞、泻下逐水、辛热滑利等峻烈作用的中药具有损伤胎儿或堕胎作用,会导致妊娠期妇女流产或胎儿损害的严重后果。凡影响胎儿正常发育,导致妊娠期妇女发生不良反应的中成药,均属妊娠禁忌范畴。凡属禁用的药物绝对不能服用;属忌用的原则上不能使用;属慎用的应根据妊娠期妇女具体情况谨慎使用。脉血康胶囊、疏血通注射液、牛黄解毒片、胃痛宁片、小活络丸等中成药均属妊娠禁用;消栓通络片、活血解毒丸、三七片、八宝丹胶囊、山楂化滞丸等中成药均属妊娠忌用;血塞通颗粒、利胆片、三黄片、牛黄上清丸、川芎茶调丸等中成药属妊娠慎用。

四、饮食禁忌

中成药在使用方法上讲究忌口。如在服用中成药期间，一般要求禁食生冷、油腻等不易消化及有特殊刺激性食物，热证忌食辛辣、油腻；寒证忌食生冷；水肿不宜吃盐；胃病反酸不宜食醋；麻疹初期忌食油腻酸涩之品；失眠不宜饮浓茶；某些皮肤病及疮疖肿毒忌食鱼虾、羊肉等。

除一般禁忌外，还有一些特殊的禁忌，如沉香化滞丸不宜与含人参成分的药物同时服用；服用含有人参、西洋参的中成药不宜吃生萝卜等。加味逍遥丸切忌气恼劳碌；伤风感冒时停服补益药如龟苓膏、定坤丹等。

第三节　中成药的不良反应及不良事件

近年来，随着社会经济的发展和中成药制药工艺的不断进步，中成药新品种、新剂型不断增多，大大增加了临床医师的选择空间，使中成药的应用越来越广泛，同时中成药的不良反应报道也日益增加。药品不良反应指合格药品（中成药）在正常用法和用量下用于预防诊断与治疗人类疾病或调整人体生理功能时产生的与治疗目的无关的且对机体产生的有害反应。药品不良事件是指药品（中成药）治疗过程中所发生的任何不幸的医疗卫生事件。

国家药品不良反应监测年度报告（2018 年）显示：2018 年全国药品不良反应监测网络收到《药品不良反应／事件报告表》149.9 万份，涉及怀疑药品 159.7 万例次，其中中药占 14.6%；2018 年严重不良反应／事件报告涉及怀疑药品 18.4 万例次，其中中药占 8.7%。

一、中成药不良反应／不良事件发生的原因

导致中成药不良反应／不良事件的原因很多，归纳起来主要有 3 个方面：药物因素、机体因素和使用因素。

1. 药物因素

（1）中药本身所含的成分：中药的不良反应／不良事件往往与其所含药物的化学成分直接相关。如马钱子中的士的宁、雷公藤中的雷公藤甲素等都是其毒性的来源，使用时都需要特别注意。

（2）错用或误用：有些同名异物的中成药，临床错用或误用会引起药物不良反应／不良事件，甚至中毒。如宋代《三因极一病证方论》的鸡鸣散与明代《证治准绳·幼科》鸡鸣散，名同而药不同，功效完全不一样。藿香正气水与藿香正气丸，看似为同一品种的不同剂型，实则药物组成不同，藿香正气水中有乙醇和毒性中药饮片生半夏，使用时均需特别注意。

（3）药材的质量：中成药的药材品种、产地、采收季节、药用部位、储运情况等均可影响药材的成分，因而同一种中药，不同批次所含的成分也可能出现较大的差异；生长环境污染与农药的应用，可使药材的重金属（铅、砷、汞、镉等）和有毒成分含量增加；储运不当，可使药材的细菌和真菌繁殖，甚至变质。这些情况均可成为导致不良

反应／不良事件的原因。

（4）炮制或制备工艺不当：中药的炮制和制备工艺是否得当直接关系到其药效。一些毒性和烈性中药经合理炮制和正确加工，就能使其毒性降低；反之，不按操作规程的炮制和制备，就会导致中药不良反应／不良事件的发生。例如：附子炮制不当，还按常规剂量给药，就可能会导致毒性反应。

（5）药品说明书不规范：使用药品时必须遵照药品说明书。但中成药说明书中却存在一定缺陷，大多声明未发现不良反应，且禁忌证不明，对患者容易形成误导甚至盲目使用，增加不良反应／不良事件发生的风险。

2. 机体因素

（1）特殊人群用药：老年人、儿童由于机体耐受力差，对药物毒性的反应较成年人敏感，妇女在月经期、妊娠期、哺乳期及更年期，对有毒药物的耐受力都较差。另外肝、肾功能不良的患者也容易发生药物不良反应／不良事件。

（2）个体差异：由于个体之间在遗传、新陈代谢、酶系统以及生活习惯与嗜好等方面存在差异，因而不同个体对同一剂量的相同药物可有不同的生物学差异反应，表现为不同的个体在中药不良反应／不良事件方面也存在着个体差异。

3. 使用因素

（1）辨证不当：辨证论治是中医临床用药的精髓，违反辨证论治基本原则，药不对证，轻则于病无益，重则可能出现不良反应／不良事件。特别在综合医院，中西医以药名套用病名开具中成药的现象导致大量中成药的不良反应／不良事件。而近年来许多中成药进入 OTC 药房，大量患者自行购买服用中成药，却不懂中医药的辨证施治，导致大量中成药不良反应／不良事件的发生。

（2）超剂量、超疗程用药：由于一些不恰当的认识，认为中药毒副作用小，在剂量方面要求不严，因而随意增加剂量，或长期服用，这样会造成蓄积，很容易出现肝、肾方面的毒副作用。如含雷公藤的中成药有明显的肝、肾毒性，过量或长期应用可导致肝、肾损害；含有蟾酥的中成药，使用不当会导致心脏损害和心律失常；含马钱子的中成药，使用过量会引起神经系统损害；含广防己、关木通、马兜铃的中成药具有肾毒性；有些中药长期服用也会致成瘾性，特别是一些含麻黄碱、罂粟壳或可待因的中成药，久服会导致成瘾。

（3）药物配伍不当：中药绝大多数为配伍应用，大部分中成药由多种药物配伍制成。古代早有"十八反""十九畏"配伍禁忌的记载。除中药与中药配伍不当引起不良反应／不良事件外，中成药与西药配伍不当引起的不良反应／不良事件也屡见不鲜。中西药合理的联合应用可协同增效，若配伍不当，则可起拮抗作用，降低药效，甚至产生不良反应／不良事件。

二、应对中成药不良反应／不良事件的措施

为了充分发挥中成药的药效，最大限度地减少和避免不良反应／不良事件，须合理使用中成药，才能趋利避害，避免不良反应／不良事件的发生。

1. 药证相符，对症用药　中成药虽然成分固定，其加减变化不如汤剂灵活，但仍然需要辨证论治，这是合理使用中成药的首要前提。诊断不明，药证不符，"热证"用

"热药"，"寒证"用"寒药"，无异于火上加油，加重病情。中成药是根据各种病证研制的，各有其适应证，必须根据患者的证型、症状适当选用，才能有的放矢。

2. 了解中成药的主要药物组成、用法、用量、配伍宜忌　全面、准确地了解中成药的药物组成及其作用，是合理使用中成药的必要前提。国家药品标准及中成药的说明书，标示了药品名称、主要成分、功能与主治、用法与用量、不良反应、禁忌证、注意事项、有效期、批准文号等，是了解药物作用和使用药物的法定依据。中成药的用药方法，在药品标准及说明书中均有明确规定。合理使用中成药，必须严格按规定的正确用法使用，包括正确的给药方式、给药时间和给药条件；说明书中禁忌证和注意事项必须严格遵守。

3. 重视三因制宜　患者的性别、年龄和体质情况、季节变化和地域不同，在中成药的选用上也要有所区别。如男女性别不同，各有其生理特点，女性患者有月经、怀孕、产后等情况；又如年龄不同，则生理功能及病变亦随之不同，如老年人肾气不足，气衰血少，生机减退；小儿生机旺盛，但气血未充，脏腑娇嫩。在治疗上应该根据这些生理病理特点选药。在体质方面，由于每个人先天禀赋和后天调养不同，个人体质强弱不同，所患疾病虽然相同，治法和用法当有所区别。从地域和季节上看，亦应因地、因时制宜，在中成药的选用上要有所区别。

4. 合理配伍　为了增强药效、适合复杂病情的需要、减少毒副作用等，临床上常常要将中成药和中成药或中成药和西药进行联用。在联用过程中，要充分了解中成药的配伍应用原则和相关的报道，避免不良反应/不良事件的发生。

5. 选择合适剂型，掌握合理剂量　同样的药物可因剂型或给药途径的不同而表现出不同的药物效应、适用范围及安全性。药物剂量是药物发生生物效应的重要影响因素，不同剂量的药物在吸收、分布、代谢和排泄上有不同特点，从而影响着药效的发挥。合理的药物剂量应该能充分发挥药效，同时又使不良反应/不良事件的发生率降至最低。

另外，还要提高中成药的质量，切实发挥遍布全国的药品不良反应监测网络的积极作用，加强相关信息的交流、研究等工作；完善监管药品不良反应法律法规的制定；重视和加大中药不良反应研究的力度。同时还要进一步推进中成药上市后的再评价工作，对中成药的安全性、有效性、经济性进行再认识，进一步提高中成药应用的安全性，促进合理用药，提高中医药的临床疗效。

(李立华)

 复习思考题

1. 简述中成药合理用药原则。
2. 简述孕妇使用中成药原则。

第六章

内科常用方剂与中成药

第一节 解 表 剂

培训目标

1. 掌握

(1) 桂枝汤、银翘散等方剂的组成、功效、主治、方义、应用要点。

(2) 桂枝合剂、感冒清热颗粒、疏风解毒胶囊、连花清瘟胶囊等中成药的组成、功效、主治。

(3) 常用中成药的鉴别使用。

2. 熟悉解表剂的概念、功用、适应证、分类、应用注意事项。

3. 了解参苏丸、羚羊感冒片、祖卡木颗粒的组成、功效。

一、经典方剂

解表方剂主要具有疏散表邪之功,兼有清热、祛风胜湿、止咳平喘、解暑等作用,适用于外感六淫等引发的病证。

桂 枝 汤

【来源】汉代张仲景《伤寒论》

【古方】桂枝三两(去皮) 芍药三两 甘草二两(炙) 生姜三两(切) 大枣十二枚(擘)。

【用法】上五味,㕮咀三味,以水七升,微火煮取三升,去滓,适寒温,服一升。服已须臾,啜热稀粥一升余,以助药力。温覆令一时许,遍身漐漐微似有汗者益佳,不可令如水流漓,病必不除。若一服汗出病瘥,停后服,不必尽剂。若不汗,更服依前法。又不汗,后服小促其间。半日许,令三服尽。若病重者,一日一夜服,周时观之。服一剂尽,病证犹在者,更作服。若汗不出,乃服至二三剂。禁生冷、黏滑、肉面、五辛、酒酪、臭恶等物。

【现代处方规范】桂枝9g,炒白芍9g,炙甘草6g,生姜9g,大枣6g。

【功用】解肌发表,调和营卫。

【主治】外感风寒表虚证。症见恶风发热,汗出头痛,鼻鸣干呕,苔白不渴,脉浮缓或浮弱。

【方解】

君	桂枝	(1) 解肌祛风　(2) 助卫通经
臣	芍药	敛阴和营
佐	生姜、大枣	(1) 补脾和胃　(2) 调和营卫
使	炙甘草	(1) 调和诸药　(2) 助阳和阴

【运用】

1. 辨证要点　本方为治疗外感风寒表虚证的基础方,是调和营卫、调和阴阳治法的代表方。临床应用以恶风,发热,汗出,脉浮缓为辨证要点。

2. 使用注意　凡外感风寒,表实无汗者禁用。服药期间禁食生冷、黏腻、酒肉、臭恶等物。

银　翘　散

【来源】清代吴瑭《温病条辨》

【古方】连翘一两　银花一两　苦桔梗六钱　竹叶四钱　生甘草五钱　芥穗四钱　薄荷六钱　淡豆豉五钱　牛蒡子六钱。

【用法】上杵为散,每服六钱,鲜苇根汤煎,香气大出,即取服,勿过煎。肺药取轻清,过煎则味浓而入中焦矣。病重者,约二时一服,日三服,夜一服;轻者,三时一服,日二服,夜一服;病不解者,作再服。

【现代处方规范】金银花 30g,连翘 30g,桔梗 18g,薄荷 18g后下,淡竹叶 12g,甘草 15g,荆芥穗 12g,淡豆豉 15g,芦根 15g,炒牛蒡子 18g捣碎。

【功用】辛凉透表,清热解毒。

【主治】温病初起。症见发热,微恶风寒,无汗或有汗不畅,头痛口渴,咳嗽咽痛,舌尖红,苔薄白或薄黄,脉浮数。

【方解】

君	金银花、连翘	(1) 疏散风热　(2) 解毒化浊
臣	薄荷、牛蒡子	(1) 疏散风热　(2) 解毒利咽
	荆芥穗、淡豆豉	解表透邪
佐	桔梗	宣肺利咽
	芦根、竹叶	清热生津
使	甘草	调和诸药

【运用】

1. 辨证要点　《温病条辨》称本方为"辛凉平剂",是治疗外感风热表证的常用方。

临床应用以发热,微恶寒,咽痛,口渴,脉浮数为辨证要点。

2. 使用注意　凡外感风寒及湿热病初起者禁用。因方中药多为芳香轻宣之品,不宜久煎。

二、常用中成药

（一）功能与主治

凡以疏散表邪,治疗表邪所致的各种表证为主要作用的中药制剂,称为解表剂。

本类中成药主要具有疏散表邪之功,兼有清热、祛风胜湿、止咳平喘、解暑等作用,适用于外感六淫等引发的病证。

（二）分类

按其功效与适用范围,本类中成药又可分为辛温解表剂、辛凉解表剂、解表胜湿剂、祛暑解表剂、扶正解表剂等5类。其中:

辛温解表剂主要具有发汗解表、祛风散寒作用,主治外感风寒所致的感冒,症见恶寒发热、鼻塞、流清涕、头项强痛、肢体疼痛,舌淡苔白、脉浮等。

辛凉解表剂主要具有疏风解表、清热解毒作用,主治外感风热或温病初起,症见发热、头痛、微恶风寒、有汗或汗出不畅、口渴咽干、咳嗽,舌边尖红苔薄黄、脉浮数等。

解表胜湿剂主要具有祛风解表、散寒除湿作用,主治外感风寒夹湿所致的感冒,症见恶寒、发热、头痛、头重、肢体酸痛,或伴见胸脘满闷、舌淡苔白或腻、脉浮等。

祛暑解表剂主要具有解表、化湿、和中作用,主治外感风寒、内伤湿滞或夏伤暑湿所致的感冒,症见发热、头痛昏重、胸膈痞闷、脘腹胀痛、呕吐泄泻,舌淡苔腻、脉濡等。

扶正解表剂主要具有益气解表作用,主治体虚感冒,症见恶寒发热、头痛、鼻塞、咳嗽、倦怠无力、气短懒言、舌淡苔白、脉弱等。

临证须根据各类及各成药的功效与主治,辨证合理选用。

（三）使用注意事项

本类中成药大多辛香发散,有伤阳耗气伤津之弊,故体虚多汗及热病后期津液亏耗者慎用;对久患疮痈、淋病及大失血者,也应慎用。

桂 枝 合 剂

【组成】桂枝、白芍、生姜、甘草、大枣。

【药品标准】《中华人民共和国卫生部药品标准:中药成方制剂》第五册

【古方来源】汉代张仲景《伤寒论》桂枝汤。

【性状】本品为棕黄色的澄清液体;气香,味辛、微甜。

【功能主治】解肌发表,调和营卫。用于外感风邪,头痛发热,鼻塞干呕,汗出恶风。

【临床应用】用于治疗外感风寒表虚证。临床表现为头痛发热、汗出恶风、鼻鸣干呕、苔白不渴、脉浮缓或浮弱等。

现代医学用于感冒、过敏性鼻炎属外感风寒表虚证者。

【用法与用量】口服。1 次 10~15ml,1 日 3 次。

【规格】每支装 10ml、每瓶装 100ml。

【其他剂型】颗粒剂,1 次 5g,1 日 3 次。

【使用注意】孕妇禁用;表实无汗或温病发热、口渴者禁服。

【药理作用】本品有抗菌、抗病毒、镇痛、抗过敏、增加心肌血流量、改善胃肠消化传导和解痉止痛等作用。

感冒清热颗粒

【组成】荆芥穗、防风、紫苏叶、白芷、柴胡、薄荷、葛根、芦根、苦地丁、桔梗、苦杏仁。

【药品标准】《中国药典》2015 年版一部

【性状】本品为棕黄色的颗粒,味甜、微苦;或为棕褐色的颗粒,味微苦(无蔗糖或含乳糖)。

【功能主治】疏风散寒,解表清热。用于风寒感冒,头痛发热,恶寒身痛,鼻流清涕,咳嗽咽干。

【临床应用】用于外感风邪,内有蕴热证。临床表现为恶寒发热、身痛、鼻流清涕,兼咳嗽口渴,舌淡红,苔薄黄,脉浮。

现代医学用于感冒、发热、头痛属风寒者。

【用法与用量】开水冲服。1 次 1 袋,1 日 2 次。

【规格】每袋装 12g、6g(无蔗糖)、3g(含乳糖)。

【其他剂型】胶囊剂、片剂、口服液。

【使用注意】不宜在服药期间同时服用滋补性中成药;与环孢素同用,可能引起环孢素血药浓度升高。

【药理作用】本品有解热、镇痛、抗菌、消炎作用。

疏风解毒胶囊

【组成】虎杖、连翘、板蓝根、柴胡、败酱草、马鞭草、芦根、甘草。

【药品标准】《中国药典》2015 年版第一增补本

【性状】本品为硬胶囊,内容物为深棕色或棕褐色的颗粒或粉末;气香,味苦。

【功能主治】疏风清热,解毒利咽。用于急性上呼吸道感染属风热证,症见发热、恶风、咽痛、头痛、鼻塞、流鼻涕、咳嗽等。

【临床应用】用于急性上呼吸道感染属风热证。临床表现为身热较著,微恶风,汗泄不畅,头胀痛、咳嗽、痰黏或黄,咽燥或咽喉红肿疼痛,鼻塞,流黄浊涕,口渴欲饮,舌边舌尖红,苔薄白或微黄。

现代医学用于感冒、咳嗽属外感风热者。

【用法与用量】口服。1 次 4 粒,1 日 3 次。

【规格】每粒装 0.52g。

【不良反应】偶见恶心。

【药理作用】本品有抗菌、抗病毒、抗炎、调节免疫、止咳、镇痛、解热、预防急性肺损伤等多种作用。

连花清瘟胶囊

【组成】连翘、金银花、炙麻黄、炒苦杏仁、石膏、板蓝根、绵马贯众、鱼腥草、广藿香、大黄、红景天、薄荷脑、甘草。

【药品标准】《中国药典》2015 年版一部

【性状】本品为硬胶囊,内容物为深棕色或棕褐色的颗粒或粉末;气香,味苦。

【功能主治】清瘟解毒,宣肺泻热。用于感冒流感发热或高热、恶寒、肌肉酸痛、鼻塞流涕、咳嗽、头痛、咽干咽痛等。

【临床应用】用于治疗流行性感冒属热毒袭肺证,普通感冒外感风热证。症见发热或高热,恶寒,肌肉酸痛,鼻塞流涕,咳嗽,头痛,咽干咽痛,舌苔黄或黄腻。

现代医学用于治疗流行性感冒。

【用法与用量】口服。1 次 4 粒,1 日 3 次。

【规格】每粒 0.35g。

【其他剂型】颗粒剂,1 次 1 袋,1 日 3 次。

【使用注意】本品不适用于风寒感冒;高血压、心脏病患者慎用。

【药理作用】本品有抗病毒、抗菌、解热、抗炎、抗过敏、镇咳等作用。

羚羊感冒片

【组成】羚羊角、牛蒡子、淡豆豉、金银花、荆芥、连翘、淡竹叶、桔梗、薄荷素油、甘草。

【药品标准】《中国药典》2015 年版一部

【古方来源】清代吴瑭《温病条辨》银翘散加减。

【性状】本品为糖衣片或薄膜衣片,除去包衣后,显黄棕色至棕褐色;气香,味甜。

【功能主治】清热解表。用于流行性感冒,症见发热恶风,头痛头晕,咳嗽,胸闷,咽喉肿痛。

【临床应用】用于温病初起。症见发热,头痛咽干,咽喉肿痛,舌尖红,苔薄白或薄黄,脉浮数。

现代医学用于预防流感。

【用法与用量】口服。1 次 4~6 片,1 日 2 次。

【规格】薄膜衣片 0.32g/ 片或 0.36g/ 片。

【其他剂型】胶囊剂、口服液。

【使用注意】不宜在服药期间同时服用滋补性中药;风寒感冒者不适用,其表现为恶寒重,发热轻,无汗,鼻塞流清涕,口不渴,咳吐稀白痰。

【药理作用】本品有解热、抗炎、镇痛、镇静、抗病毒微生物、提高免疫力等作用。

参 苏 丸

【组成】党参、紫苏叶、葛根、前胡、茯苓、半夏(制)、陈皮、枳壳(炒)、桔梗、木香、甘草。

【药品标准】《中国药典》2015 年版一部

【古方来源】宋代陈师文《太平惠民和剂局方》参苏饮加减。

【性状】本品为棕褐色的水丸;气微,味微苦。

【功能主治】益气解表,疏风散寒,祛痰止咳。用于身体虚弱、感受风寒所致感冒,症见恶寒发热,头痛鼻塞,咳嗽痰多,胸闷呕逆,乏力气短。

【临床应用】用于气虚外感风寒,内有痰湿证。症见发热恶寒,无汗,鼻塞头痛,胸脘满闷,咳嗽痰白,气短懒言,倦怠无力,苔白,脉弱。

现代医学用于慢性支气管炎、肺气肿合并上呼吸道感染等属气虚外感风寒、内有痰饮者。

【用法与用量】口服。1 次 6~9g,1 日 2~3 次。

【规格】每 10 丸重 1.3g。

【其他剂型】片剂、胶囊剂、口服液。

【使用注意】不宜在服药期间同时服用滋补性中成药;风热感冒者不适用。

【药理作用】本品有解热、镇痛、祛痰、抗炎和增强机体免疫作用。

祖卡木颗粒

【组成】山奈、睡莲花、破布木果、薄荷、大枣、洋甘菊、甘草、蜀葵子、大黄、罂粟壳。

【性状】本品为黄棕色颗粒;气微香,味甜,微苦。

【功能主治】调节异常体质,清热、发汗、通窍。用于感冒咳嗽、发热无汗、咽喉肿痛、鼻塞流涕。

【临床应用】用于治疗外感风热证。临床表现为发热、头痛、咳嗽、喷嚏、流涕、全身酸痛、咽充血等。

现代医学用于感冒、扁桃体发炎等。

【用法与用量】口服。1 次 1 袋,1 日 3 次。

【规格】每袋装 12g。

【使用注意】运动员慎用。

【药理作用】本品有解热、镇痛、止咳、消炎、抗病毒、抗组胺等作用。

解表剂类中成药用药鉴别

常用中成药	组方特点	主要功能	临证主治
桂枝合剂	桂芍合用,一散一敛	解肌发表,调和营卫	外感风寒之表虚证
感冒清热颗粒	外散风寒,内清里热	疏风散寒,解表清热	外寒里热之风寒感冒
连花清瘟胶囊	辛凉解表,清热为主	清瘟解毒,宣肺泻热	流行性感冒属热毒袭肺证,普通感冒外感风热证
参苏丸	散不伤正,补不留邪	益气解表,理气化痰	气虚外感风寒

案例分析

一般情况:张某,女,21岁,学生。

主诉:恶寒3天,伴头痛。

病史:3天前因受凉后出现恶寒,伴头痛,肢体酸软乏力,鼻塞、流涕,已服用抗感冒类药物(板蓝根颗粒、强力银翘片、新康泰克片等)不效。现症见:头痛、咽痛,无胸闷、发热、恶寒等不适。舌苔薄白、脉浮紧。

考虑因素:①病程;②四诊信息;③已服用的中西药物;④患者体质。

辨证:风寒感冒。

治疗用药:疏散风寒。桂枝合剂,1次10ml,1日3~4次。

(杨满琴)

扫一扫
测一测

? 复习思考题

1. 简述桂枝汤的组成及主治。

2. 试述感冒清热颗粒的组成与功效主治。

PPT 课件

第二节　泻　下　剂

培训目标

1. 掌握

(1) 大承气汤、济川煎等方剂的组成、功效、主治、方义、应用要点。

(2) 麻仁润肠丸、苁蓉通便口服液等中成药的组成、功效、主治。

(3) 常用中成药的鉴别使用。

2. 熟悉泻下剂的概念、功用、适应证、分类、应用注意事项。

3. 了解舟车丸的组成、功效。

一、经典方剂

泻下方剂主要具有通畅大便、排除胃肠积滞、荡涤实热,或攻逐水饮、寒积等作用,适用于热结、寒结、燥结、水结、邪实正虚等里实之证。

大　承　气　汤

【来源】汉代张仲景《伤寒论》

【古方】大黄四两(酒洗)　厚朴半斤(去皮,炙)　枳实五枚(炙)　芒硝三合。

【用法】上四味,以水一斗,先煮二物,取五升,去滓,内大黄,更煮取二升,去滓,内芒硝,更上微火一两沸,分温再服。得下,余勿服。

笔记

【现代处方规范】大黄 12g^{后下},厚朴 24g,炒枳实 12g,芒硝 9g^{冲服}。

【功用】峻下热结。

【主治】阳明腑实重证,症见大便硬结不通,频转矢气,脘腹痞满,腹痛拒按,按之则硬,甚或潮热谵语,手足溅然汗出,舌苔黄燥起刺,或焦黑燥裂,脉沉实。热结旁流证,症见下利清水,色纯青,其气臭秽,脐腹疼痛,按之坚硬有块,口舌干燥,脉滑实。

【方解】

君	大黄	(1) 通腑泻热　(2) 荡涤热结
臣	芒硝	(1) 软坚润燥　(2) 泻热通便
佐	厚朴、枳实	行气除满

【运用】

1. 辨证要点　本方为治疗阳明腑实证的基础方,又是寒下法的代表方。临床应用以痞、满、燥、实四症,以及舌红苔黄、脉沉实为辨证要点。

2. 使用注意　本方为泻下峻剂,凡气虚阴亏、燥结不甚者,以及年老、体弱者均应慎用;孕妇禁用;注意中病即止,以免损耗正气。

济　川　煎

【来源】明代张介宾《景岳全书》

【古方】当归三至五钱　牛膝二钱　肉苁蓉二至三钱(酒洗去咸)　泽泻一钱半　升麻五分至七分或一钱　枳壳一钱。

【用法】水一盅半,煎七分,食前服。

【现代处方规范】酒肉苁蓉 9g,当归 15g,牛膝 6g,炒枳壳 3g,泽泻 4.5g,升麻 3g。

【功用】温肾益精,润肠通便。

【主治】肾阳虚弱,精津不足证。症见大便秘结,小便清长,腰膝酸软,头目眩晕,舌淡苔白,脉沉迟。

【方解】

君	肉苁蓉	(1) 温肾益精　(2) 暖腰润肠
臣	当归、牛膝	(1) 养血补肾　(2) 润肠通便
佐	枳壳、泽泻、升麻	(1) 下气宽肠助通便 (2) 渗利小便,泄肾浊 (3) 升清降浊

【运用】

1. 辨证要点　本方为温润通便,治疗肾虚便秘的常用方。临床应用以大便秘结,小便清长,腰膝酸软,舌淡苔白,脉沉迟为辨证要点。

2. 使用注意　凡热邪伤津及阴虚者忌用。

<h1 style="text-align:center">舟 车 丸</h1>

【来源】明代张介宾《景岳全书》

【古方】黑丑(研末)四两　甘遂(面裹,煨)　芫花(醋炒)　大戟(醋炒)各一两
大黄二两　青皮　陈皮　木香　槟榔各五钱　轻粉一钱。

【用法】共为末,水糊丸如小豆大,空心温开水下,初服五丸,日三服,以快利为度。

【现代处方规范】炒牵牛子120g,醋甘遂30g,醋芫花30g,醋大戟30g,大黄60g,
醋青皮15g,陈皮15g,木香15g,槟榔15g,轻粉3g。

【功用】行气逐水。

【主治】水热内壅,气机阻滞证。症见水肿水胀,口渴,气粗,腹坚,大小便秘,脉
沉数有力。

【方解】

君	甘遂、芫花、大戟	攻逐胸胁脘腹经隧积水
臣	大黄、黑丑	荡涤肠胃,泻热逐水
佐	青皮、陈皮、槟榔、木香	(1) 破气散结　(2) 理气燥湿　(3) 行气导水　(4) 调气导滞
使	轻粉	逐水通便

【运用】

1. 辨证要点　本方适用于水热内壅,气机阻滞之水肿实证而病情急重者。临床
应用以水肿水胀,口渴,气粗,腹坚,大小便秘,脉沉数有力为辨证要点。

2. 使用注意　水肿属阴水者慎用;本品所含甘遂、大戟、芫花及轻粉均有一定毒
性,不可过量久服;服药时应从小剂量开始,逐渐加量为宜。孕妇禁用。

二、常用中成药

(一) 功能与主治

凡以通导大便,治疗里实所致的各种病证为主要作用的中药制剂,称为泻下剂。

本类中成药主要具有通便之功,兼有泻热、攻积、逐水等作用,适用于肠胃积滞、
实热壅盛、肠燥津亏或肾虚津亏、水饮停聚等引发的病证。

(二) 分类

按其功效与适用范围,本类中成药又可分为寒下通便剂、润肠通便剂、峻下通便
剂、通腑降浊剂等4类。其中:

寒下通便剂主要具有泻下、清热作用,主治邪热蕴结于肠胃所致的大便秘结,症
见大便秘结、腹痛拒按、腹胀纳呆、口干口苦、牙龈肿痛、小便短赤、舌红苔黄、脉弦滑
数等。

润肠通便剂主要具有润肠通便作用,主治肠燥津亏或年老体虚所致的大便秘结,
症见大便干结难下,兼见口渴咽干、口唇干燥、身热、心烦、腹胀满、小便短赤,或兼见
面色㿠白、周身倦怠、舌红苔黄、或舌红少津、或舌淡苔少、脉滑数或细数。

峻下通便剂主要具有攻逐水饮作用,主治肺、脾、肾等功能失调,水液代谢失常所

致的水饮壅盛于里之实证,症见蓄水腹胀、四肢浮肿、胸腹胀满、饮停喘急、大便秘结、小便短少,舌淡红或边红,苔白滑或黄腻,脉沉数或滑数。

通腑降浊剂主要具有通腑降浊、活血化瘀作用,主治脾肾亏损,湿浊内停,瘀血阻滞所致的少气乏力、腰膝酸软、恶心呕吐、肢体浮肿、面色萎黄,舌淡苔腻、脉弱或弦。

临证须根据各类及各成药的功效与主治,辨证合理选用。

(三) 使用注意事项

本类中成药大多苦寒降泄,能伤正气及脾胃,或有滑胎之弊,故久病体弱脾胃虚弱者慎用,孕妇慎用或禁用。

麻仁润肠丸

【组成】火麻仁、炒苦杏仁、大黄、木香、陈皮、白芍。

【药品标准】《中国药典》2015 年版一部

【性状】本品为黄褐色的大蜜丸;气微香,味苦、微甘。

【功能主治】润肠通便。用于肠胃积热,胸腹胀满,大便秘结。

【临床应用】用于治疗胃肠积热所致便秘,症见大便秘结,胸腹胀满,口苦,尿黄,舌红苔黄或黄燥,脉滑数。

现代医学用于治疗习惯性便秘见上述证候者。

【用法与用量】口服。1 次 1~2 丸,1 日 2 次。

【规格】每丸重 6g。

【其他剂型】软胶囊剂,每粒装 0.5g,1 次 8 粒,1 日 2 次。

【使用注意】孕妇忌服;虚寒性便秘慎用。

【不良反应】软胶囊剂少数患者服药后出现腹痛,大便次数过多,大便偏稀,可酌情减量或停服。

【药理作用】本品有通便作用。

苁蓉通便口服液

【组成】肉苁蓉、何首乌、枳实(麸炒)、蜂蜜。

【药品标准】《中华人民共和国卫生部药品标准:新药转正标准》中药第十二册

【性状】本品为深棕色液体;味甜、微苦涩。

【功能主治】滋阴补肾,润肠通便。用于中老年人、病后、产后等虚性便秘及习惯性便秘。

【临床应用】用于治疗气伤血亏,阴阳两虚所致便秘,症见大便干结,心悸气短,周身倦怠。

现代医学用于治疗中老年人、产后、虚性便秘及习惯性便秘见上述证候者。

【用法与用量】口服。1 次 10~20ml,1 日 1 次。睡前或清晨服用。

【规格】每支装 10ml。

【使用注意】孕妇慎用;年青体壮者便秘时不宜用本药;服用本药出现大便稀溏时应立即停服。

【药理作用】具有促进肠运动、通便等作用。

泻下剂类中成药用药鉴别

常用中成药	组方特点	主要功能	临证主治
麻仁润肠丸	补泻兼施，泻下力强	润肠通便，荡涤积滞	胃肠积热、津液不足所致便秘，症见胸腹胀满，口苦，尿黄，舌红苔黄或黄燥
苁蓉通便口服液	补润同施，长于滋阴	滋阴补肾，润肠通便	气伤血亏，阴阳两虚所致的便秘，症见大便干结，心悸，气短，周身倦怠

 案例分析

一般情况：患者，男，70岁，教师（退休）。

主诉：便秘1周。

病史：患者平素喜食辛辣厚味，1周前出现大便干结难下，曾多食水果后症状稍缓解，未服用药物治疗。现症见大便秘结，口干，口苦，腹胀，尿黄，舌红苔黄，脉数。

考虑因素：①病程；②四诊信息；③患者体质。

辨证：肠胃积热，津液不足。

治疗用药：润肠通便。选用麻仁润肠丸治疗，1次1丸，1日2次。

（王　华）

扫一扫
测一测

 复习思考题

1. 简述大承气汤的组成、功效及主治。
2. 试述泻下剂的功能与主治。

第三节　和　解　剂

PPT 课件

培训目标

1. 掌握
（1）小柴胡汤、四逆散、逍遥散、半夏泻心汤等方剂的组成、功效、主治、方义、应用要点。
（2）小柴胡颗粒、柴胡舒肝丸、胃苏颗粒、达立通颗粒、逍遥丸等中成药的组成、功效、主治。
（3）常用中成药的鉴别使用。
2. 熟悉和解剂的概念、功用、适应证、分类、应用注意事项。
3. 了解逍遥散、半夏泻心汤、越鞠丸的组成、功效。

一、经典方剂

和解剂作用平和,主要具有和解少阳、调和肝脾、调和肠胃之功,属"八法"中"和"法的范围,适用于少阳病半表半里,肝脾不调、肠胃不和等脏腑功能失调所致的病症。

小 柴 胡 汤

【来源】汉代张仲景《伤寒论》

【古方】柴胡半斤 黄芩三两 人参三两 半夏半升(洗) 甘草(炙)三两 生姜三两(切) 大枣十二枚(擘)。

【用法】上七味,以水一斗二升,煮取六升,去滓,再煎,取三升,温服一升,日三服。

【现代处方规范】柴胡 12g,黄芩 9g,人参 9g,姜半夏 9g,炙甘草 9g,生姜 9g,大枣 9g。

【功用】和解少阳。

【主治】伤寒少阳证。症见往来寒热,胸胁苦满,嘿嘿不欲饮食,心烦喜呕,口苦,咽干,目眩,舌苔薄白,脉弦者。

【方解】

君	柴胡	(1) 疏解少阳之邪 (2) 清透少阳邪热
臣	黄芩	清泄少阳之热
佐	人参、大枣	(1) 益气健脾 (2) 扶正祛邪
	生姜、半夏	和胃降逆
使	炙甘草	(1) 调和诸药 (2) 和中扶正

【运用】

1. 辨证要点 本方是张仲景治疗少阳经病的主方,是和解少阳的代表方。临床应用以往来寒热、胸胁苦满、嘿嘿不欲饮食、心烦喜呕、口苦、咽干、苔白、脉弦等为辨证要点。《伤寒论》记载:"伤寒中风,有柴胡证,但见一证便是,不必悉具。"

2. 使用注意 阴虚血少者禁用;风寒感冒患者不适用;肝阳上亢、口舌糜烂者忌长期大量服用;糖尿病患者慎用;低血压及心功能不全患者不宜大量或长期使用;不宜在服药期间同时服用滋补性中药。

四 逆 散

【来源】汉代张仲景《伤寒论》

【古方】甘草(炙) 枳实(破,水渍,炙干) 芍药 柴胡各十分。

【用法】上四味,各十分,捣筛,白饮和,服方寸匕,日三服(现代用法:水煎服)。

【现代处方规范】炙甘草、枳实、白芍、柴胡各 6g。

【功用】透邪解郁,疏肝理脾。

【主治】阳郁厥逆证,症见手足不温,或脘腹疼痛,或泄利下重,脉弦。肝脾气郁证,症见胁肋胀闷,脘腹疼痛,脉弦。

【方解】

君	柴胡	(1) 疏肝解郁	(2) 透邪外出
臣	芍药	(1) 养血益阴	(2) 敛阴柔肝
佐	枳实	(1) 理气解郁	(2) 泻热破结
使	炙甘草	(1) 调和诸药	(2) 益脾和中

【运用】

1. 辨证要点　本方原治少阴热化之四逆证,后世多用作疏肝理脾的基本方。临床应用以手足不温,手足厥冷,或脘腹胁肋疼痛,或泻痢下重,脉弦为辨证要点。

2. 使用注意　本方所治四逆系外邪传经入里,气机为之郁遏,不得疏泄导致阳气内郁,不能宣达于四肢,则手足不温,与阴盛阳衰的四肢厥逆有本质区别;阴盛阳衰之四肢厥逆不宜使用本方。

逍　遥　散

【来源】宋代陈师文《太平惠民和剂局方》

【古方】甘草(微炙赤)半两　当归(去苗,微炒)　茯苓(去皮,白者)　芍药(白)　白术　柴胡(去苗)各一两。

【用法】上为粗末,每服二钱,水一大盏,烧生姜一块切破,薄荷少许,同煎至七分,去滓热服,不拘时候(现代用法:参照原方比例,酌定用量,作汤剂煎服)。

【现代处方规范】炙甘草 15g,炒当归、白茯苓、白芍、白术、柴胡各 30g。

【功用】疏肝解郁,健脾养血。

【主治】用于治疗肝郁血虚所致的两胁作痛,头痛目眩,口燥咽干,神疲食少,或见寒热往来,或月经不调,乳房作胀,脐腹作痛,舌淡红,脉弦而虚者。

【方解】

君	柴胡	疏肝理气
臣	当归、白芍	养血调肝
佐	白术、茯苓	健脾化湿
	煨生姜	温胃和中
使	薄荷	疏肝清肝
	炙甘草	(1) 健脾补中　(2) 调和诸药

【运用】

1. 辨证要点　本方是调和肝脾的常用方,凡属肝郁血虚,脾虚胃气不和者,皆可选用本方治疗。临床应用以两胁胀痛,神疲食少,月经不调,舌淡红,脉弦而虚为辨证要点。

2. 使用注意 方中薄荷、煨姜宜少用。

半夏泻心汤

【来源】汉代张仲景《伤寒论》

【古方】半夏半升(洗) 黄芩 干姜 人参 甘草(炙)各三两 黄连一两 大枣十二枚(擘)。

【用法】上七味,以水一斗,煮取六升,去滓,再煎三升,温服一升,日三服。

【现代处方规范】姜半夏12g,黄芩、干姜、人参各9g,黄连3g,大枣9g,炙甘草6g。

【功用】和胃降逆,开结除痞。

【主治】胃气不和,症见心下痞满不痛,或干呕或呕吐,肠鸣下利,舌苔薄黄而腻,脉弦数。

【方解】

君	半夏	(1) 散结除痞 (2) 降逆止呕
臣	干姜	温中散寒
佐	黄芩、黄连	泻热开痞
	人参、大枣	健脾益气
使	炙甘草	(1) 调和诸药 (2) 补脾和中

【运用】

1. 辨证要点 本方是治疗中气虚弱,寒热错杂,升降失常而致肠胃不和的常用方,又为调和寒热,辛开苦降治法的代表方。临床应用以心下痞满,呕吐下利,苔腻微黄为辨证要点。

2. 使用注意 本方主治虚实互见之证,若因单纯气滞或食积所致的心下痞满,不宜使用。

二、常用中成药

(一) 功能与主治

本类中成药主要具有和解少阳、调和肝脾等功效,适用于少阳病寒热往来,肝脾不调所致的胁肋胀满、食欲缺乏等病证。

(二) 分类

按其功效和适应范围,本类中成药可分为和解少阳、调和肝脾两类。其中:

和解少阳剂具有和解少阳作用,主治伤寒邪在少阳所致的往来寒热、胸胁苦满、嘿嘿不欲饮食、心烦喜呕,以及口苦、咽干、目眩、脉弦等症状。

调和肝脾剂具有疏肝解郁、健脾、养血、调经等作用,主治肝脾不调所致的胁肋胀痛、食欲缺乏、月经不调等。

(三) 使用注意事项

本类成药以祛邪为主,体虚者不宜用。

小柴胡颗粒

【组成】柴胡、黄芩、姜半夏、党参、生姜、甘草、大枣。

【药品标准】《中国药典》2015年版一部

【古方来源】汉代张仲景《伤寒论》小柴胡汤。

【性状】本品为黄色至棕褐色的颗粒;味甜。或为棕黄色的颗粒;味淡、微辛(无蔗糖)。

【功能主治】解表散热,和解少阳。用于外感病邪犯少阳证,症见寒热往来,胸胁苦满,食欲缺乏,心烦喜呕,口苦咽干。

【临床应用】用于治疗外感病,邪犯少阳证,症见寒热往来,胸胁苦满,食欲缺乏,心烦喜呕,口苦咽干。

现代医学用于慢性乙型肝炎、病毒性心肌炎、肝癌术后预防、重型肝炎等。

【用法与用量】开水冲服,1次1~2袋,1日3次。

【规格】每袋装10g;每袋装4g或2.5g(无蔗糖)。

【其他剂型】片剂、胶囊剂、泡腾片。

【使用注意】风寒表证者不宜使用;过敏体质慎用;服药期间忌服滋补性中药,忌食辛辣食物。

【药理作用】本品有保肝、利胆、解热、抗炎和抗病原微生物等作用。

柴胡舒肝丸

【组成】茯苓、麸炒枳壳、豆蔻、酒白芍、甘草、醋香附、陈皮、桔梗、姜厚朴、炒山楂、防风、六神曲(炒)、柴胡、黄芩、薄荷、紫苏梗、木香、炒槟榔、醋三棱、酒大黄、青皮(炒)、当归、姜半夏、乌药、醋莪术。

【药品标准】《中国药典》2015年版一部

【古方来源】明代张介宾《景岳全书》四逆散衍化。

【性状】本品为黑褐色的小蜜丸或大蜜丸;味甜而苦。

【功能主治】疏肝理气,消胀止痛。用于肝气不舒,胸胁痞闷,食滞不清,呕吐酸水。

【临床应用】用于治疗痞满、吞酸、胁痛。

【用法与用量】口服。小蜜丸1次10g,1日2次;大蜜丸1次1丸,1日2次。

【规格】小蜜丸每100丸重20g;大蜜丸每丸重10g。

【使用注意】过敏体质者慎用;肝胆湿热、脾胃虚弱证者慎用。

胃苏颗粒

【组成】紫苏梗、香附、陈皮、香橼、佛手、枳壳、槟榔、炒鸡内金。

【药品标准】《中国药典》2015年版一部

【性状】本品为淡棕色颗粒,味微苦;或为淡棕色至棕褐色的颗粒,味苦(无蔗糖)。

【功能主治】理气消胀,和胃止痛。主治气滞型胃脘痛,症见胃脘胀痛,窜及两胁,得嗳气或矢气则舒,情绪郁怒则加重,胸闷食少,排便不畅,舌苔薄白,脉弦;慢性胃炎及消化性溃疡见上述证候者。

【临床应用】用于治疗肝胃气滞所致的胃痛,慢性胃炎及消化性溃疡等,以及功能性消化不良见上述证候者。

【用法与用量】开水冲服。1 次 1 袋,1 日 3 次。15 天为 1 个疗程,可服 1~3 个疗程或遵医嘱。

【规格】每袋装 15g;5g(无蔗糖)。

【使用注意】脾胃阴虚或肝胃郁火胃痛者慎用;孕妇忌服;过敏体质者慎用。

【不良反应】偶有口干,嘈杂。

【药理作用】本品有抗胃溃疡和促进肠蠕动的作用。

达立通颗粒

【组成】柴胡、枳实、木香、陈皮、清半夏、蒲公英、焦山楂、焦槟榔、鸡矢藤、党参、延胡索、六神曲(炒)。

【药品标准】《中国药典》2015 年版一部

【性状】本品为黄棕色至棕褐色的颗粒;味微甜、微苦。

【功能主治】清热解郁,和胃降逆,通利消滞。用于肝胃郁热所致痞满证,症见胃脘胀满、嗳气、纳差、胃中灼热、嘈杂泛酸、脘腹疼痛、口干口苦。

【临床应用】动力障碍型功能性消化不良,慢性胃炎见肝胃郁热症状者。

现代医学用于动力障碍型功能性消化不良见上述证候者。

【用法与用量】温开水冲服。1 次 1 袋,1 日 3 次。饭前服用。

【规格】每袋装 6g。

【使用注意】脾虚便溏者慎用;胃寒痛者不适用,主要表现为遇凉则胃痛发作或加重,得温则胃痛减轻,喜热饮或便溏;孕妇慎用;过敏体质者慎用;不宜在服药期间同时服用滋补性中药。

【不良反应】个别患者服药后可能出现腹痛、腹泻、呕吐、皮疹。

【药理作用】本品有通便、止呕等作用。

越　鞠　丸

【组成】香附(醋制)、川芎、栀子(炒)、苍术(炒)、六神曲(炒)。

【药品标准】《中国药典》2015 年版一部

【古方来源】金元朱震亨《丹溪心法》越鞠丸。

【性状】本品为深棕色至棕褐色的水丸;气香,味微涩、苦。

【功能主治】理气解郁,宽中除满。用于胸脘痞闷,腹中胀满,饮食停滞,嗳气吞酸。

【临床应用】用于治疗由于气、血、痰、湿、火、食诸郁引起的胸脘痞满、嗳气吞酸、不思饮食、腹部胀满、嘈杂恶心等症。

现代医学用于治疗胃神经官能症、消化性溃疡、慢性胃炎、胆石症、胆囊炎、肝炎、肋间神经痛、痛经。

【用法与用量】口服。1次6~9g,1日2次。

【规格】每100粒重6g。

【使用注意】阴虚火旺者慎用;过敏体质者慎用;忌忧思恼怒,避免情志刺激;忌生冷及油腻、难消化的食物。

【药理作用】本品有抗抑郁作用。

逍 遥 丸

【组成】柴胡、当归、白芍、炒白术、茯苓、炙甘草、薄荷。

【药品标准】《中国药典》2015年版一部

【古方来源】宋代陈师文《太平惠民和剂局方》逍遥散。

【性状】本品为棕褐色的小蜜丸或大蜜丸;味甜。

【功能主治】疏肝健脾,养血调经。用于肝郁脾虚所致的郁闷不舒,胸胁胀痛,头晕目眩,食欲减退,月经不调。

【临床应用】用于治疗胁痛、胃脘痛、郁证、月经不调、眩晕等。还有用于妇女更年期综合征、梅核气、乳腺增生等的报道。

【用法与用量】口服。小蜜丸1次9g,大蜜丸1次1丸,1日2次。

【规格】小蜜丸每100丸重20g;大蜜丸每丸重9g。

【其他剂型】浓缩丸、片剂、颗粒剂。

【使用注意】肝肾阴虚所致胁肋胀痛,咽干口燥,舌红少津者慎用;忌辛辣生冷食物。

【不良反应】临床报道有患者在连续服用逍遥丸后出现头晕、身倦、嗜睡、恶心呕吐、心慌、大汗淋漓、血压升高等症状。

【药理作用】本品有保肝、改善卵巢功能、抗抑郁、抗焦虑、调经、调节肠道平滑肌状态等作用。

和解剂类中成药用药鉴别

常用中成药	组方特点	主要功能	临证主治
柴胡舒肝丸	长于疏肝行气消胀、活血止痛	疏肝理气,消胀止痛	肝气不舒,症见胸胁痞闷,食滞不清,呕吐酸水
胃苏颗粒	药多辛香理气之品,振奋脾胃	理气消胀,和胃止痛	气滞型胃脘痛,症见胃脘胀痛,窜及两胁,得嗳气或矢气则舒,情绪郁怒则加重,胸闷食少
越鞠丸	长于行气开郁,疏肝理脾	理气解郁,宽中除满	胸脘痞闷,腹中胀满,饮食停滞,嗳气吞酸
小柴胡颗粒	长于和解少阳兼祛邪扶正	和解少阳,解表散热	外感病邪犯少阳,胸胁苦满,心烦喜呕,口苦咽干
逍遥丸	长于肝脾同治,疏木健土	调和肝脾,养血健脾	肝郁脾虚,症见郁闷不舒,胸胁胀痛,头晕目眩,食欲减退,月经不调

案例分析

一般情况:赵某,女,34 岁,职员。

主诉:胃胀痛 3 天。

病史:患者近来因工作压力大,精神不振,胃脘胀痛,嗳气后疼痛减轻,连及胁肋,食欲缺乏,大便不调。舌红苔薄白、脉弦。

辨证:肝气郁结,肝胃不和。

治疗用药:柴胡舒肝丸,1 次 10g,1 日 2 次。

(刘　力)

复习思考题

1. 简述小柴胡汤的组成、功效、主治。

2. 试述柴胡舒肝丸与胃苏颗粒的功能主治。

扫一扫
测一测

第四节　清　热　剂

PPT 课件

培训目标

1. 掌握

(1) 白虎汤、青蒿鳖甲汤等方剂的组成、功效、主治、方义、应用要点。

(2) 牛黄上清丸、黄连上清丸、牛黄解毒片、蒲地蓝消炎口服液、片仔癀、茵栀黄口服液等中成药的组成、功效、主治。

(3) 常用中成药的鉴别使用。

2. 熟悉清热剂的概念、功用、适应证、应用注意事项。

3. 了解导赤散、白头翁汤等方剂的组成、功效。

一、经典方剂

清热剂主要具有清热、泻火、凉血、解毒之功,兼有利水、通便、消肿等作用,适用于温、热、火邪,以及外邪入里化热等引发的病证。

白　虎　汤

【来源】汉代张仲景《伤寒论》

【古方】知母六两　石膏一斤(碎)　甘草二两(炙)　粳米六合。

【用法】上四味,以水一斗,煮米熟汤成,去滓,温服一升,日三服。

【现代处方规范】石膏 50g^{先煎},知母 18g,蜜甘草 6g,粳米 9g。

【功用】清热生津。

【主治】阳明气分热盛,症见壮热面赤,烦渴引饮,汗出恶热,脉洪大有力,或滑数。

【方解】

君	石膏	(1) 清解肺胃　(2) 生津止渴
臣	知母	(1) 助石膏清热　(2) 养阴生津
佐使	粳米、炙甘草	(1) 益胃生津　(2) 调和诸药

【运用】

1. 辨证要点　本方为治阳明气分热盛证的基础方。临床应用以身大热,汗大出,口渴,脉洪大为辨证要点。

2. 使用注意　表证未解的无汗发热,口不渴者;脉见浮细或沉者;血虚发热,脉洪不胜重按者;真寒假热的阴盛格阳证等均不可误用。

青蒿鳖甲汤

【来源】清代吴瑭《温病条辨》

【古方】青蒿二钱　鳖甲五钱　细生地四钱　知母二钱　丹皮三钱。

【用法】上药以水五杯,煮取二杯,日再服。

【现代处方规范】青蒿 6g^{后下},醋鳖甲 15g^{先煎},地黄 12g,盐知母 6g,牡丹皮 9g。

【功用】养阴透热。

【主治】温病后期,阴液耗伤,邪伏阴分。症见夜热早凉,热退无汗,舌红苔少,脉细数。

【方解】

君	青蒿、鳖甲	(1) 滋阴清热　(2) 内清外透
臣	生地黄	滋阴凉血
佐	知母	滋阴清热
使	牡丹皮	(1) 凉血散瘀　(2) 助青蒿清透阴分伏热

【运用】

1. 辨证要点　本方适用于温热病后期,余热未尽而阴液不足之虚热证。临床应用以夜热早凉,热退无汗,舌红少苔,脉细数为辨证要点。

2. 使用注意　阴虚欲作动风者不宜使用。

导　赤　散

【来源】宋代钱乙《小儿药证直诀》

【古方】生地黄　木通　生甘草梢　各等分。

【用法】上药为末,每服三钱,水一盏,入竹叶同煎至五分,食后温服。

【现代处方规范】生地黄 6g,木通 6g,甘草 6g,淡竹叶 3g。

【功用】清心养阴,利水通淋。

【主治】心经热盛,症见心胸烦热,口渴面赤,意欲饮冷,以及口舌生疮。或心热移于小肠,症见小溲赤涩刺痛。

【方解】

君	生地黄	(1) 凉血养阴　(2) 清泻心火
臣	木通	利水通淋
佐	竹叶	(1) 清心除烦　(2) 导热下行
	生甘草梢	(1) 清热止痛　(2) 调和诸药

【运用】

1. 辨证要点　本方为治心经火热证的常用方,又是体现清热利水养阴治法的基础方。临床应用以心胸烦热,口渴,口舌生疮或小便赤涩,舌红脉数为辨证要点。

2. 使用注意　方中木通苦寒,目前用通草代替,生地黄阴柔寒凉,故脾胃虚弱者慎用。

白头翁汤

【来源】汉代张仲景《伤寒论》

【古方】白头翁二两　黄柏三两　黄连三两　秦皮三两。

【用法】上药四味,以水七升,煮取二升,去滓,温服一升。不愈,再服一升。

【现代处方规范】白头翁 15g,黄柏 9g,黄连 9g,秦皮 9g。

【功用】清热解毒,凉血止痢。

【主治】热毒血痢,症见腹痛,里急后重,肛门灼热,泻下脓血,赤多白少,渴欲饮水,舌红苔黄,脉弦数。

【方解】

君	白头翁	清热解毒,凉血止痢
臣	黄连、黄柏	清热解毒,燥湿止泻
佐使	秦皮	清热解毒,收涩止痢

【运用】

1. 辨证要点　本方为治疗热毒血痢之常用方。临床应用以下痢赤多白少,腹痛,里急后重,舌红苔黄,脉弦数为辨证要点。

2. 使用注意　虚寒痢者不宜使用。

二、常用中成药

(一) 功能与主治

凡以清除里热,治疗里热所致的各种病证为主要作用的中药制剂,称为清热剂。

本类中成药主要具有清热、泻火、凉血、解毒之功,兼有利水、通便、消肿等作用,适用于温、热、火邪,以及外邪入里化热等引发的病证。

(二) 分类

按其功效与适用范围,本类中成药又可分为清热泻火解毒剂、解毒消癥剂等类。其中:

清热泻火解毒剂主要具有清热、泻火、凉血、解毒作用,主治火热毒邪壅盛所致的里热证。如火热内盛,充斥三焦,常累及多个脏腑,症见发热、烦躁、口疮、目赤肿痛、咽喉肿痛、牙龈肿痛、便秘、淋涩、各种急性出血等。又如外感热毒、温毒所致的瘟疫、疮疡疔毒等,症见身热、胸膈烦热、口舌生疮、吐衄、发斑、疔毒痈疮、便秘、尿赤,舌红苔黄、脉数等。再如脏腑火热病证,因热在脏腑的不同而表现不同,或热在肺,症见发热、咳嗽、喘促、痰黄黏稠,舌红苔黄、脉滑数;或热在胃,症见口舌生疮、胃脘痛、反酸、便秘,舌红苔黄腻、脉滑数;或热在肝胆,症见发热、身目俱黄、胁肋胀痛、脘腹胀闷、口干而苦,舌边尖红苔腻、脉弦数等。

解毒消癥剂主要具有解毒消肿、散瘀止痛作用,主治热毒瘀血壅结所致的痈疽疔毒、瘰疬、流注、癥肿等。

临证须根据各类及各成药的功效与主治,辨证合理选用。

(三) 使用注意事项

本类中成药大多苦寒清泄,有伤阳败胃之弊,故阳虚有寒或脾胃虚寒者慎用。

牛黄上清丸

【组成】人工牛黄、薄荷、菊花、荆芥穗、白芷、川芎、栀子、黄连、黄柏、黄芩、大黄、连翘、赤芍、当归、地黄、桔梗、甘草、石膏、冰片。

【药品标准】《中国药典》2015 年版一部

【古方来源】明代李梴《医学入门》牛黄清火丸加减。

【性状】本品为红褐色至黑褐色的大蜜丸;气芳香,味苦。

【功能主治】清热泻火,散风止痛。用于热毒内盛、风火上攻所致的头痛眩晕、目赤耳鸣、咽喉肿痛、口舌生疮、牙龈肿痛、大便燥结。

【临床应用】用于治疗热毒内盛、风火上攻所致的头痛、面红目赤、眩晕、畏光流泪、咽喉红肿疼痛、口干口渴、牙龈红肿,舌红苔黄,脉数。

现代医学用于治疗原发性高血压、血管神经性头痛、急性结膜炎、急性咽炎、急性牙周炎见上述证候者。

【用法与用量】口服。水丸 1 次 3g;大蜜丸 1 次 1 丸,1 日 2 次。

【规格】水丸每 16 粒重 3g;大蜜丸每丸重 6g。

【其他剂型】胶囊剂、片剂。

【使用注意】孕妇慎用;不宜在服药期间同时服用温补性中成药。

【药理作用】本品有抗菌、抗炎、解热、降血压、通便、镇静、镇痛等作用。

黄连上清丸

【组成】黄连、栀子(姜制)、连翘、炒蔓荆子、防风、荆芥穗、白芷、黄芩、菊花、薄荷、酒大黄、黄柏(酒炒)、桔梗、川芎、石膏、旋覆花、甘草。

【药品标准】《中国药典》2015 年版一部

【古方来源】明代龚廷贤《万病回春》洗肝明目散加减。

【性状】本品为暗黄色至黑褐色的水丸、黄棕色至棕褐色的水蜜丸或黑褐色的大蜜丸或小蜜丸;气芳香,味苦。

【功能主治】散风清热,泻火止痛。用于风热上攻、肺胃热盛所致的头晕目眩、暴发火眼、牙齿疼痛、口舌生疮、咽喉肿痛、耳痛耳鸣、大便秘结、小便短赤。

【临床应用】用于治疗风热上攻,肺胃热盛所致的眼内刺痒,畏光流泪,耳痛,口热口臭,口渴,尿赤,舌苔黄,脉浮数。

现代医学用于治疗急性结膜炎、急性化脓性中耳炎、急性口炎见上述证候者。

【用法与用量】口服。水丸或水蜜丸 1 次 3~6g,小蜜丸 1 次 6~12g(30~60 丸),大蜜丸 1 次 1~2 丸,1 日 2 次。

【规格】水丸每袋装 6g;水蜜丸每 40 丸重 3g;小蜜丸每 100 丸重 20g;大蜜丸每丸重 6g。

【其他剂型】片剂,1 次 6 片,1 日 2 次。

【使用注意】孕妇禁用;脾胃虚寒者禁用。

【药理作用】本品有抗感染、解热、镇静、降压等作用。

牛黄解毒片

【组成】人工牛黄、雄黄、石膏、大黄、黄芩、桔梗、冰片、甘草。

【药品标准】《中国药典》2015 年版一部

【性状】本品为素片、糖衣片或薄膜衣片,素片或包衣片除去包衣后显棕黄色;有冰片香气,味微苦、辛。

【功能主治】清热解毒。用于火热内盛,咽喉肿痛,牙龈肿痛,口舌生疮,目赤肿痛。

【临床应用】用于治疗胃火亢盛、三焦火盛所致的口舌生疮、牙龈红肿疼痛、大便燥结、小便黄赤,舌红苔黄,脉滑数。

现代医学用于治疗口腔溃疡、急性牙周炎、急性咽炎见上述证候者。

【用法与用量】口服。小片 1 次 3 片,大片 1 次 2 片,1 日 2~3 次。

【其他剂型】水蜜丸、大蜜丸、软胶囊、胶囊。

【使用注意】本品含雄黄,不宜过量、久服;脾胃虚弱者慎用;虚火上炎所致口疮、牙痛、喉痹者慎用;孕妇禁用。

【药理作用】本品有抗炎、抑菌、解热、镇痛等作用。

蒲地蓝消炎口服液

【组成】蒲公英、苦地丁、板蓝根、黄芩。

【药品标准】《中国药典》2015 年版一部

【性状】本品为棕红色至深棕色的液体;气微香,味甜,微苦。

【功能主治】清热解毒,抗炎消肿。用于疖肿、腮腺炎、咽炎、扁桃体炎等。

【临床应用】现代医学用于治疗小儿疱疹性咽峡炎,流行性腮腺炎,急慢性扁桃体炎,传染性单核细胞增多症,手足口病。

【用法与用量】口服。1 次 10ml,1 日 3 次,小儿酌减,如有沉淀,摇匀后服用。

【规格】每支装 10ml。

【其他剂型】片剂,1 次 5~8 片,1 日 4 次,小儿酌减。

【使用注意】孕妇慎用;症见腹痛、喜暖、泄泻等脾胃虚寒者慎用。

【不良反应】该制剂有以下不良反应报告:恶心、呕吐、腹胀、腹痛、腹泻、乏力、头晕等;皮疹、瘙痒等过敏反应。

【药理作用】本品有抗炎、抑菌的作用。

片　仔　癀

【组成】牛黄、麝香、三七、蛇胆等药味经加工制成的锭剂(片仔癀为国家保密品种,处方和工艺均为国家绝密级秘密)。

【药品标准】《中国药典》2015年版一部

【性状】本品为类扁椭圆形块状,块上有一椭圆环。表面棕黄色或灰褐色,有密细纹,可见霉斑。质坚硬,难折断。折断面微粗糙,呈棕褐色,色泽均匀,偶见少量菌丝体。粉末呈棕黄色或淡棕黄色,气微香,味苦、微甘。

【功能主治】清热解毒,凉血化瘀,消肿止痛。用于热毒血瘀所致急慢性病毒性肝炎,痈疽疔疮,无名肿毒,跌打损伤及各种炎症。

【临床应用】用于治疗热毒血瘀所致急慢性肝炎、痈疽疔疮、无名肿毒、跌打损伤及各种炎症。

【用法与用量】口服,每次0.6g,8岁以下儿童每次0.15~0.3g,每日2~3次。外用研末,用冷开水或食醋少许调匀在患处(溃疡者可在患处周围涂敷之),每日数次,常保持湿润,或遵医嘱。

【规格】每粒重3g。

【其他剂型】胶囊剂。

【使用注意】孕妇忌服。

【药理作用】本品有抗肿瘤、保肝、抗炎的作用。

茵栀黄口服液

【组成】茵陈提取物、栀子提取物、黄芩提取物、金银花提取物。

【药品标准】《中国药典》2015年版一部

【古方来源】汉代张仲景《伤寒论》茵陈蒿汤。

【性状】本品为棕红色液体;味甜、微苦。

【功能主治】清热解毒,利湿退黄。用于肝胆湿热所致的黄疸,症见面目悉黄、胸胁胀痛、恶心呕吐、小便黄赤;急、慢性肝炎见上述证候者。

【临床应用】用于治疗湿热熏蒸肝胆,胆汁外溢所致的黄疸,症见面目悉黄,胸胁胀痛,恶心呕吐,小便黄赤,舌红苔黄腻,脉弦滑数。

现代医学用于治疗急、慢性肝炎见上述证候者。

【用法与用量】口服。1次10ml,1日3次。

【规格】每支装10ml。

【其他剂型】颗粒剂、胶囊剂、软胶囊、泡腾片。

【使用注意】阴黄者不宜使用。

【药理作用】本品有保肝作用。

清热剂类中成药用药鉴别

常用中成药	组方特点	主要功能	临证主治
牛黄上清丸	清三焦之火,兼祛风止痛	清热泻火,散风止痛	热毒内盛、风火上攻,症见头痛眩晕、咽喉肿痛、大便燥结
黄连上清丸	清热凉血,功专肺胃	散风清热,泻火止痛	风热上攻、肺胃热盛,症见头晕目眩、口舌生疮、大便秘结
牛黄解毒片	内有雄黄,以毒攻毒	清热解毒	胃火亢盛、三焦火盛,症见咽喉肿痛,牙龈肿痛,口舌生疮,目赤肿痛
茵栀黄口服液	清肝胆湿热,功专退黄	清热解毒,利湿退黄	肝胆湿热所致的黄疸

 案例分析

一般情况:王某,男,33岁,职员。

主诉:咽喉肿痛2天。

病史:患者2天前因饮食辛辣后出现咽喉肿痛,伴牙龈肿痛,未曾服用任何药物。现出现口疮的症状。舌苔黄,脉数。

考虑因素:①病程;②四诊信息;③患者体质。

辨证:火热内盛。

治疗用药:牛黄解毒片,1次3片,1日2~3次。

(李 耿 张 田)

 复习思考题

1. 简述白虎汤的组成、功效与主治。

2. 试述牛黄上清丸的组成与功能主治。

第五节 祛 暑 剂

 培训目标

1. 掌握

(1) 清暑益气汤、新加香薷饮等方剂的组成、功效、主治、方义、应用要点。

(2) 藿香正气水、复方香薷水、保济丸、清暑益气丸等中成药的组成、功效、主治。

(3) 常用中成药的鉴别使用。

2. 熟悉祛暑剂的概念、功用、适应证、应用注意事项。

3. 了解六和定中丸、十滴水的组成、功效。

一、经典方剂

凡以清热祛暑或芳香化浊药物为主组成,具有祛除暑邪,兼有清暑解表、清热祛湿、益气养阴等作用,用于治疗各种暑病的一类方剂,称为祛暑剂。

新加香薷饮

【来源】清代吴瑭《温病条辨》

【古方】香薷二钱　银花三钱　鲜扁豆花三钱　厚朴二钱　连翘二钱。

【用法】水五杯,煮取二杯,先服一杯,得汗,止后服,不汗再服,服尽不汗,再作服。

【现代处方规范】香薷 6g,金银花 9g,白扁豆花 9g,连翘 6g,厚朴 6g。

【功用】祛暑解表,清热化湿。

【主治】暑温初起,复感于寒。症见发热头痛,恶寒无汗,口渴面赤,胸闷不舒,舌苔白腻,脉浮而数。

【方解】

君	香薷	(1) 解表散寒　(2) 祛暑化湿
臣	厚朴	行气化湿
佐	白扁豆花	(1) 内清暑热　(2) 和中化湿
	金银花、连翘	辛凉清热

【运用】

1. 辨证要点　本方是夏月乘凉饮冷,外感风寒、内伤湿滞的常用方。临床应用以恶寒发热头痛,无汗,口渴面赤,苔白腻,脉浮而数为辨证要点。

2. 使用注意　本方药性偏凉,伤暑无热者,则不宜使用。

清暑益气汤

【来源】清代王士雄《温热经纬》

【古方】西洋参　石斛　麦冬　黄连　竹叶　荷梗　知母　甘草　粳米　西瓜翠衣。

【用法】水煎服。西洋参、石斛单煎另炖,与其他药液兑服。空腹温服。

【现代处方规范】西洋参 5g[另煎],西瓜翠衣 30g,荷梗 15g,石斛 15g[另煎],麦冬 9g,黄连 3g,知母 9g,淡竹叶 6g,粳米 15g,甘草 3g。

【功用】清暑益气,养阴生津。

【主治】中暑受热,气津两伤。症见身热汗多,心烦口渴,小便短赤,体倦少气,精神不振,脉虚数。

【方解】

君	西瓜翠衣	清热解暑
	西洋参	益气养阴,清热生津
臣	荷梗	清热解暑
	石斛、麦冬	养阴清热
佐	知母	清热滋阴
	竹叶	清热除烦
	黄连	清热泻火
使	甘草、粳米	益气养胃和中

【运用】

1. 辨证要点　本方主治暑热内侵,气津两伤证。临床应用以身热汗多,口渴心烦,体倦少气,舌质红,舌苔薄白或薄黄而干,脉虚数为辨证要点。

2. 使用注意　本方因有滋腻之品,故暑病夹湿者不宜使用。

六合定中丸

【来源】清代沈元龙《宁寿堂经验济急丹方》

【古方】香薷四两　木瓜二两　茯苓二两　枳壳二两　紫苏四两　甘草五钱　厚朴二两　广木香一两　广藿香二两　阳春砂仁二两。

【用法】上药水泛为丸,每药末净重一钱三分为一丸,收贮瓷瓶。每用一丸,小儿半丸。

【现代处方规范】香薷 12g^{后下},木瓜 6g,茯苓 6g,枳壳 6g,紫苏 12g,甘草 3g,厚朴 6g,木香 3g,藿香 6g,砂仁 6g^{后下}。

【功用】祛暑散寒,健胃和中。

【主治】夏伤暑湿,湿滞胃肠。症见寒热头痛,四肢酸痛,胸闷恶心,吐泻腹痛。

【方解】

君	香薷	祛暑解表散寒
	藿香	
	紫苏	
臣	木香	疏理中焦气滞,醒脾开胃
	枳壳	
	厚朴	
	砂仁	
佐	茯苓	健脾祛湿
	木瓜	祛湿和胃
使	甘草	调和诸药

【运用】

1. 辨证要点　本方主治暑湿感寒,湿滞胃肠证。临床应用以寒热头痛,四肢酸懒,胸闷恶心,吐泻腹痛为辨证要点。

2. 使用注意　本方为解表散寒祛湿之品,故实热大汗内燥者不宜使用。

二、常用中成药

（一）功能与主治

凡以祛除暑邪,治疗暑邪所致的暑病为主要作用的中药制剂,称为祛暑剂。

本类中成药主要具有祛除暑邪之功,兼有化湿、利湿等作用,适用于暑湿、暑温等引发的病证。

（二）分类

按其功效与适用范围,本类中成药又可分为祛暑除湿剂、祛暑辟秽剂、祛暑和中剂、清暑益气剂等4类。其中:

祛暑除湿剂主要具有清暑、利湿作用,主治暑邪夹湿所致的暑湿,症见身热肢酸、口渴、胸闷腹胀、咽痛、尿赤或身目发黄,舌淡苔黄腻或厚腻,脉濡数或滑数等。

祛暑辟秽剂主要具有清暑、辟瘟解毒作用,主治感受暑热秽浊之邪,气机闭塞,升降失常所致的脘腹胀痛、胸闷、恶心、呕吐或暴泻,甚则神昏瞀闷,舌红苔黄腻,脉濡数或滑数等。

祛暑和中剂主要具有清暑、化湿和中作用,主治内伤湿滞,复感外寒所致的感冒,症见腹泻、腹痛、胸闷、恶心呕吐、不思饮食、恶寒发热、头痛,舌淡苔腻,脉濡数。

清暑益气剂主要具有清暑、益气、生津作用,主治感受暑湿,暑热伤气所致的中暑发热,气津两伤,症见头晕、身热、微恶风、汗出不畅、头昏重胀痛、四肢倦怠、自汗、心烦、咽干、口渴、口中黏腻、胸闷、小便短赤,舌苔薄白微黄,脉虚数。

临证须根据各类及各成药的功效与主治,辨证合理选用。

（三）使用注意事项

本类中成药大多辛香温燥,易伤阴津,故阴虚血燥者慎用。而祛暑辟秽剂辛香走窜,含有毒药物,故孕妇忌用,不宜过量、久用。

藿香正气水

【组成】广藿香油、紫苏叶油、白芷、大腹皮、茯苓、苍术、陈皮、生半夏、厚朴（姜制）、甘草浸膏。

【药品标准】《中国药典》2015 年版一部

【古方来源】宋代陈师文《太平惠民和剂局方》正气散。

【性状】本品为深棕色的澄清液体（贮存略有沉淀）;味辛、苦。

【功能主治】解表化湿,理气和中。用于外感风寒、内伤湿滞或夏伤暑湿所致的感冒,症见头痛昏重、胸膈痞闷、脘腹胀痛、呕吐泄泻;胃肠型感冒见上述证候者。

【临床应用】本品用于外感风寒,内伤湿滞证。临床表现为恶寒发热、头痛头胀、胸膈痞满、呕吐腹泻、腹痛肠鸣、口淡无味、食欲缺乏等症。

现代医学用于夏秋季节性感冒、流行性感冒、胃肠型感冒、急性胃肠炎、消化不良等证属于外感风寒,内伤湿滞者。

【用法用量】口服。1 次 5~10ml,1 日 2 次,用时摇匀。

【规格】每支装 10ml。

【其他剂型】口服液(不含乙醇)、片剂、软胶囊。

【使用注意】本品含乙醇 40%~50%,服药后不得驾驶机、车、船,从事高空作业、机械作业及操作精密仪器;应避免和头孢类药物同时服用;忌烟、酒及辛辣、生冷、油腻食物,饮食宜清淡;不宜在服药期间同时服用滋补性中药。

【药理作用】主要有止吐、镇痛、解痉及增强细胞免疫功能和抑菌作用。

保 济 丸

【组成】薄荷、白芷、木香、广东神曲、菊花、广藿香、苍术、茯苓、厚朴、化橘红、天花粉、薏苡仁、葛根、稻芽、钩藤、蒺藜。

【药品标准】《中国药典》2015 年版一部

【性状】本品为朱红色的水丸;气芳香,味微苦、辛。

【功能主治】解表,祛湿,和中。用于发热头痛,腹痛腹泻、恶心呕吐、肠胃不适。

【临床应用】本品用于外感暑湿,湿滞脾胃。临床表现为发热头痛、腹痛腹泻、恶心呕吐、肠胃不适。

现代医学用于暑湿感冒、晕车晕船等病。

【用法用量】口服。1 次 1.85~3.7g,1 日 3 次。

【规格】每瓶装 1.85g 或 3.7g。

【其他剂型】口服液。

【使用注意】外感燥热者不宜服用。

【药理作用】主要有促进胃肠运动、抑菌等作用。

复方香薷水

【组成】皱叶香薷、歪叶蓝、广藿香、紫苏叶、厚朴、豆蔻、木香、生姜、甘草。辅料:乙醇。

【药品标准】《中华人民共和国卫生部药品标准:中药成方制剂》第二十册

【性状】本品为棕褐色的澄清液体;气芳香特异,味辛辣。

【功能主治】解表化湿,醒脾和胃。用于外感风寒,内伤暑湿,寒热头痛,脘腹痞满胀痛,恶心欲吐,肠鸣腹泻。

【临床应用】用于治疗外感风寒,内伤暑湿证。临床表现为寒热头痛,脘腹痞满胀痛,恶心欲吐,肠鸣腹泻。

现代医学用于夏秋季节感冒、急性肠胃炎者。

【用法与用量】口服。1 次 10~20ml,1 日 3 次,小儿酌减。服时摇匀。

【规格】每支装 10ml。

【使用注意】孕妇慎用。服药期间宜饮食清淡。

清暑益气丸

【组成】人参、黄芪(蜜炙)、炒白术、苍术(米泔炙)、麦冬、泽泻、醋五味子、当归、黄柏、葛根、醋青皮、陈皮、六神曲(麸炒)、升麻、甘草。

【药品标准】《中国药典》2015 年版一部

【古方来源】金元李东垣《东垣十书》清暑益气汤。

【性状】本品为黄褐色的大蜜丸;气微香,味甜。

【功能主治】清暑利湿,补气生津。用于中暑受热,头痛身热,口渴自汗,四肢困倦,不思饮食,呼吸气短。

【临床应用】本品用于暑热气津两伤证。临床表现为身热气短,口渴自汗,四肢困倦,精神委靡,不思饮食,心烦溺黄,大便溏薄,苔腻脉虚。

【用法与用量】姜汤或温开水送服,1 次 1 丸,1 日 2 次。

【规格】大蜜丸,每丸重 9g。

【使用注意】孕妇慎用;服本品时不宜同时服用藜芦、五灵脂、皂荚或其制剂;伤暑非气虚者,不宜服用,如单纯暑证,高热烦渴者禁用。

【药理作用】本品有增强机体免疫功能、抗炎、抑菌、改善胃肠功能等作用。

十 滴 水

【组成】樟脑、干姜、大黄、小茴香、肉桂、辣椒、桉油。

【药品标准】《中国药典》2015 年版一部

【性状】本品为棕红色至棕褐色的澄清液体;气芳香,味辛辣。

【功能主治】健胃,祛暑。用于因中暑而引起的头晕、恶心、腹痛、胃肠不适。

【临床应用】本品用于伤暑引起的头晕、恶心、腹痛、胃肠不适。

【用法与用量】口服,1 次 2~5ml;儿童酌减。

【规格】每支装 5ml。

【其他剂型】胶囊剂。

【使用注意】孕妇忌服。驾驶员和高空作业者慎用。

【药理作用】本品有抑制胃肠蠕动、镇痛、耐高温、兴奋中枢等作用。

祛暑剂类中成药用药鉴别

常用中成药	组方特点	主要功能	临证主治
藿香正气水	解表、祛湿和补脾合法	解表化湿,理气和中	四时寒湿感冒,尤以暑季感寒伤湿,脾胃失和者
复方香薷水	解表于外,内和气机	解表化湿,醒脾和胃	外感风寒,内伤暑湿证,风寒表证不著者
保济丸	芳香辛散,祛湿和胃	解表,祛湿,和中	暑湿伤中,脾胃湿滞为主
清暑益气丸	清补并用,邪正兼顾	清暑利湿,补气生津	清暑生津之功较逊,重在益气健脾燥湿

案例分析

一般情况:林某,男,32 岁,职员。

主诉:发热 2 天,伴疲倦。

病史:正值炎热酷暑季节,2 天前突现无明显诱因的发热大汗,心烦口渴,倦怠乏力,精神不振,不思饮食,自行服用退热药后不效。现症见:发热自汗,气短乏力,口渴,欲饮冷,心烦尿赤,大便溏泄,舌淡红,苔腻,脉虚。

考虑因素:①四诊信息;②已服用的退热药;③患者体质。

辨证:暑热气津两伤证。

治疗用药:清暑益气丸,1 次 1 丸,1 日 2 次。

(王嘉麟)

复习思考题

1. 简述清暑益气汤的君臣佐使及其特点。

2. 试述藿香正气水组成、功能主治。

扫一扫
测一测

日一日测一测

第六节　温里剂

培训目标

1. 掌握

(1) 小建中汤、四逆汤等方剂的组成、功效、主治、方义、应用要点。

(2) 理中丸(党参理中丸)、小建中合剂、香砂养胃丸等中成药的组成、功效、主治。

(3) 常用中成药的鉴别使用。

2. 熟悉温里剂的概念、功用、适应证、分类、应用注意事项。

3. 了解吴茱萸汤、回阳救急汤的组成、功效。

PPT 课件

06章06节PPT

一、经典方剂

凡以温热药为主组成,具有温里助阳、散寒通脉作用,治疗里寒证的方剂,统称为温里剂。依据《素问·至真要大论》"寒者热之""治寒以热"的原则立法,属于"温法"。

小　建　中　汤

【来源】汉代张仲景《伤寒论》

【古方】桂枝三两(去皮)　甘草二两(炙)　大枣十二枚(擘)　芍药六两　生姜三

两(切) 胶饴一升。

【用法】上六味,以水七升,煮取三升,去渣,内饴,更上微火消解。温服一升,日三服。

【现代处方规范】桂枝 9g,蜜甘草 6g,大枣 60g,白芍 18g,生姜 9g,饴糖 30g。

【功用】温中补虚,和里缓急。

【主治】中焦虚寒,肝脾不和。症见腹中拘急疼痛,喜温喜按,神疲乏力,虚怯少气;或心中悸动,虚烦不宁,面色无华;或伴四肢酸楚,手足烦热,咽干口燥。舌淡苔白,脉细弦。

【方解】

君	饴糖	温补中焦,缓急止痛
臣	桂枝	温阳气,祛寒邪
	芍药	(1) 养阴和营,缓急止痛　(2) 配桂枝辛甘化阳
佐	生姜、大枣	(1) 温胃散寒　(2) 健脾益气
使	炙甘草	(1) 补脾益气　(2) 缓急止痛　(3) 调和诸药

【运用】

1. 辨证要点　本方既是温中补虚,缓急止痛之剂,又为调和阴阳,柔肝理脾之常用方。临床应用以腹中拘急疼痛,喜温喜按,舌淡,脉细弦为辨证要点。

2. 使用注意　呕吐或中满者不宜使用;阴虚火旺之胃脘疼痛忌用。

四 逆 汤

【来源】汉代张仲景《伤寒论》

【古方】甘草二两(炙) 干姜一两半 (生用,去皮,破八片)附子一枚。

【用法】上三味,以水三升,煮取一升二合,去滓,分温再服。强人可大附子一枚,干姜三两。

【现代处方规范】蜜甘草 6g,干姜 6g,附子 15g^先煎。

【功用】回阳救逆。

【主治】心肾阳衰寒厥证。症见四肢厥逆,恶寒蜷卧,神衰欲寐,面色苍白,腹痛下利,呕吐不渴,舌苔白滑,脉微细。

【方解】

君	附子	(1) 温阳破阴　(2) 回阳救逆
臣	干姜	(1) 温中散寒　(2) 助阳通脉
佐	炙甘草	(1) 益气补中　(2) 缓姜附峻烈之性　(3) 调和药性

【运用】

1. 辨证要点　本方是回阳救逆的基础方。临床应用以四肢厥逆,神衰欲寐,面色苍白,脉微细为辨证要点。

2. 使用注意 若服药后出现呕吐拒药者,可将药液放凉后服用。本方纯用辛热之品,中病手足温和即止,不可久服;真热假寒者忌用。

吴 茱 萸 汤

【来源】汉代张仲景《伤寒论》

【古方】吴茱萸一升(洗) 人参三两 生姜六两(切) 大枣十二枚(擘)。

【用法】上四味,以水七升,煮取二升,去滓。温服七合,日三服。

【现代处方规范】吴茱萸9g,人参片9g^另煎,生姜18g,大枣60g。

【功用】温中补虚,降逆止呕。

【主治】肝胃虚寒,浊阴上逆证。症见食后泛泛欲呕,或呕吐酸水,或干呕,或吐清涎冷沫,胸满脘痛,巅顶头痛,畏寒肢凉,甚则伴手足逆冷,大便泄泻,烦躁不宁,舌淡苔白滑,脉沉弦或迟。

【方解】

君	吴茱萸	(1) 温胃暖肝 (2) 降逆止呕
臣	生姜	(1) 温胃散寒 (2) 和胃降逆
佐	**人参**	益气健脾
使	大枣	(1) 补脾益气 (2) 调和诸药

【运用】

1. 辨证要点 本方是治疗肝胃虚寒,浊阴上逆的常用方。临床应用以食后欲呕,或巅顶头痛,干呕吐涎沫,畏寒肢凉,舌淡苔白滑,脉弦细而迟为辨证要点。

2. 使用注意 胃热呕吐,阴虚呕吐,或肝阳上亢之头痛禁用本方。

回阳救急汤

【来源】明代陶华《伤寒六书》

【古方】熟附子五分 干姜五分 人参五分 茯苓一钱 白术一钱 官桂四分 甘草三分 陈皮七分 半夏七分 五味子9粒。

【用法】上十味,以水二盅,姜三片,煎之,临服入麝香三厘(0.1g)调服。中病以手足温和即止,不得多服。

【现代处方规范】黑附片9g^先煎,干姜6g,人参片6g^另煎,蜜甘草6g,炒白术9g,肉桂3g,陈皮6g,五味子3g,茯苓9g,姜半夏9g,麝香0.1g^冲服。

【功用】回阳固脱,益气生脉。

【主治】寒邪直中三阴,真阳衰微证。症见四肢厥冷,神衰欲寐,恶寒蜷卧,吐泻腹痛,口不渴,甚则身寒战栗,或指甲口唇青紫,或吐涎沫,舌淡苔白,脉沉微,甚或无脉。

【方解】

君	熟附子	温壮阳气
	人参	益气固脱
臣	干姜、官桂	温暖脾胃,助附子以温阳
	白术	健脾益气,助人参以固脱
佐	陈皮、姜半夏	(1) 醒脾和胃　(2) 调理中气
	茯苓	宁心安神,益气渗利
	五味子	益气敛阴固脱
	麝香	(1) 芳香醒神,辛散开窍
		(2) 与五味子并用,辛散收敛、无虚阳散越
使	甘草	(1) 辛甘化阳以补阳　(2) 调和药性

【运用】

1. 辨证要点　本方是治疗寒邪直中三阴,真阳衰微证的常用方。临床应用以四肢厥冷,神衰欲寐,下利腹痛,脉微或无脉为辨证要点。

2. 使用注意　方中麝香用量不宜过大;服药后手足温和即止,不得多服。

二、常用中成药

(一) 功能与主治

凡以温里祛寒,治疗寒邪所致的各种里寒病证为主要作用的中药制剂,称为温里剂。

本类中成药主要具有温里祛寒之功,兼有回阳等作用,适用于里寒证,如脾胃虚寒,或寒凝气滞,或亡阳欲脱等病证。

(二) 分类

按其功效与适用范围,本类中成药又可分为温中散寒剂、回阳救逆剂等。其中:

温中散寒剂主要具有温中散寒、健脾益气、温胃理气、温中和胃等作用,主治脾胃虚寒所致的腹痛、呕吐,症见脘胀冷痛、肢体倦怠、手足不温,或腹痛、下利、恶心呕吐,舌苔白滑、脉沉细或沉迟等。亦用于寒凝气滞所致的胃脘胀满、吐酸,以及胃阳不足、湿阻气滞所致的胃痛、痞满等。

回阳救逆剂主要具有回阳救急等作用,主治阳气衰微、阴寒内盛所致的厥脱,症见四肢厥逆、精神委靡、大汗淋漓、恶寒蜷卧、下利清谷、脉微细或脉微欲绝等。

临证须根据各类及各成药的功效与主治,辨证合理选用。

(三) 使用注意事项

本类中成药大多辛温燥热,易耗阴动火,故实热证、阴虚火旺、精血亏虚者忌用。

理中丸(党参理中丸)

【组成】党参、土白术、炙甘草、炮姜。

【药品标准】《中国药典》2015年版一部

【古方来源】汉代张仲景《伤寒论》理中丸加减。

【性状】本品为黄棕色至棕褐色的大蜜丸;味甜而辣。

【功能主治】温中散寒,健胃。用于脾胃虚寒,呕吐泄泻,胸满腹痛,消化不良。

【临床应用】用于治疗脾胃虚寒、运化失司、升降失常,症见胃脘冷痛、畏寒肢冷、喜热饮食、恶心呕吐、口淡乏味、纳少脘胀、大便溏薄,舌淡苔白,脉细。

现代医学用于十二指肠溃疡、慢性胃炎、慢性腹泻、胃肠功能紊乱见上述证候者。

【用法与用量】口服。1次1丸,1日2次,小儿酌减。

【规格】每丸重9g。

【其他剂型】浓缩丸、片剂。

【使用注意】孕妇禁用;阴虚内热、感冒发热者不宜使用;湿热中阻所致胃痛、呕吐、泄泻者不宜使用;忌食生冷油腻,不宜消化的食物。

小建中合剂

【组成】饴糖、桂枝、白芍、炙甘草、生姜、大枣。

【药品标准】《中国药典》2015年版一部

【古方来源】汉代张仲景《伤寒论》小建中汤。

【性状】本品为棕黄色液体;气微香,味甜、微辛。

【功能主治】温中补虚、缓急止痛。用于脾胃虚寒,脘腹疼痛,喜温喜按,嘈杂吞酸,食少;胃及十二指肠溃疡见上述证候者。

【临床应用】用于治疗脾胃虚寒,中气不足,失于温养所致胃痛隐隐,绵绵不休,喜温喜按,空腹痛盛,得食则缓,劳累或遇冷后发作或痛甚,泛吐清水,食少纳呆,神疲乏力,四肢倦怠,手足不温,大便溏薄,舌淡苔白,脉虚弱或迟缓。

现代医学用于胃及十二指肠溃疡见上述证候者。

【用法与用量】口服。1次20~30ml,1日3次。用时摇匀。

【规格】每瓶装180ml。

【其他剂型】胶囊剂、颗粒剂。

【使用注意】阴虚内热胃痛者慎用。

【药理作用】本品有抗溃疡、抑制胃酸分泌和调节肠蠕动等作用。

香砂养胃丸

【组成】木香、砂仁、白术、陈皮、茯苓、半夏(制)、醋香附、枳实(炒)、豆蔻(去壳)、姜厚朴、广藿香、甘草、生姜、大枣。

【药品标准】《中国药典》2015年版一部

【古方来源】明代龚廷贤《万病回春》香砂养胃汤加减。

【性状】本品为黑色的水丸,除去包衣后显棕褐色;气微,味辛、微苦。

【功能主治】温中和胃。用于胃阳不足,湿阻气滞所致的胃痛、痞满,症见胃痛隐隐、脘闷不舒、呕吐酸水、嘈杂不适、不思饮食、四肢倦怠。

【临床应用】用于治疗脾虚不运、胃阳不足、湿阻气滞,症见不思饮食、脘腹痞满、胃脘胀痛、痛窜胁背、呕吐吞酸、食则饱胀、大便稀溏、体乏无力,苔薄白,脉细滑。

现代医学用于功能性消化不良、胃炎、胃溃疡见上述证候者。

【用法与用量】口服。1次9g,1日2次。

【其他剂型】浓缩丸、颗粒剂、片剂。

【使用注意】胃阴不足或湿热中阻所致痞满、胃痛、呕吐者不宜使用;饮食宜清淡易消化,忌食生冷、油腻及酸性食物。

【药理作用】本品有抗胃溃疡和镇痛作用。

温里剂类中成药用药鉴别

常用中成药	组方特点	主要功能	临证主治
香砂养胃丸	燥湿利水,醒脾开胃兼具行气止痛	温中和胃	胃阳不足,湿阻气滞,症见不思饮食,胃脘满闷或泛酸水
小建中合剂	温中健脾,补虚缓急	温中补虚助阳	中气不足的脾胃虚寒、疼痛
理中丸	温中散寒,补益脾胃	温中,散寒,健胃	用于脾胃虚寒所致的胃痛、泄泻、呕吐

 案例分析

一般情况:陈某,女,35岁,职员。

主诉:反复腹部隐痛4年。

病史:平素怕冷,易生气,于4年前夏天,因过量进食西瓜后出现脐周隐痛不适,受凉后易发作,大便不成形,一日2~3次,伴乏力疲倦感,现症见面色无华、四肢不温,食欲差,纳不香,睡眠稍差等不适。舌淡嫩,苔薄白,脉弦涩。

考虑因素:①病程及诱发加重因素;②四诊信息;③患者平素为阳气不足、肝气易旺体质。

辨证:中焦虚寒,肝木侮土。

治疗用药:小建中颗粒,1次1袋,1日3次。

(刘　莉)

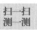
扫一扫
测一测

? 复习思考题

1. 简述小建中汤的组成、功效、主治、应用要点。

2. 试述小建中合剂的组方特点、主要功效,以及临床使用时如何交代用法用量。

第七节　表里双解剂

培训目标

1. 掌握
(1) 大柴胡汤、葛根黄芩黄连汤等方剂的组成、功效、主治、方义、应用要点。
(2) 防风通圣丸、葛根芩连片、疏清颗粒等中成药的组成、功效、主治。
(3) 常用中成药的鉴别使用。
2. 熟悉表里双解剂的概念、功用、适应证、分类、应用注意事项。

一、经典方剂

表里双解剂具有表里同治、内外分解之功,运用了汗法与下法、清法、温法等结合的治法,适用于表证未解、又见里证,或原有宿疾,复感外邪而见表里同病的证候。

大　柴　胡　汤

【来源】汉代张仲景《金匮要略》

【古方】柴胡半斤　黄芩三两　芍药三两　半夏半升(洗)　枳实四枚(炙)　大黄二两　大枣十二枚(擘)　生姜五两(切)。

【用法】上八味,以水一斗二升,煮取六升,去渣,再煎。温服一升,日三服。

【现代处方规范】柴胡 15g,黄芩 9g,白芍 9g,半夏 9g,枳实 9g,大黄 6g,大枣 4 枚,生姜 15g。

【功用】和解少阳,内泻热结。

【主治】少阳阳明合病。症见往来寒热,胸胁苦满,呕不止,郁郁微烦,心下满而痛;或心下痞硬,大便不解或协热下利,舌苔黄,脉弦数有力。

【方解】

君	柴胡	疏少阳半表之邪
臣	黄芩	清少阳半里之热
	枳实	行气破结
	大黄	泻热通腑
佐	芍药	缓急止痛
	半夏	(1) 和胃降逆　(2) 辛开散结
	生姜	(1) 降逆止呕　(2) 制半夏之毒
佐使	大枣	(1) 调和营卫　(2) 调和诸药　(3) 和中益气

【运用】

1. **辨证要点**　本方为治疗少阳阳明合病的代表方。临床应用以往来寒热,胸胁苦满、心下满痛,呕吐,便秘,苔黄,脉弦数有力为辨证要点。

2. 使用注意　本方为少阳阳明合病而设,单纯少阳证或阳明证非本方所宜。

葛根黄芩黄连汤

【来源】汉代张仲景《伤寒论》

【古方】葛根半斤　甘草二两(炙)　黄芩三两　黄连三两。

【用法】上四味,以水八升,先煮葛根,减二升,内诸药,煮取二升,去滓,分温再服。

【现代处方规范】葛根 15g[先煎],炙甘草 9g,黄芩 9g,黄连 9g。

【功用】解表清里。

【主治】表证未解,邪热入里证。症见身热,下利臭秽,胸脘烦热,口干作渴,喘而汗出,舌红苔黄,脉数或促。

【方解】

君	葛根	(1) 透阳明表邪,清阳明里热　(2) 升太阴清,止阳明利　(3) 生津止渴
臣	黄芩、黄连	清热燥湿,厚肠止利
佐使	炙甘草	(1) 甘缓和中　(2) 调和诸药

【运用】

1. 辨证要点　本方为治疗表证未解,邪热入里证的基础方。临床应用以身热下利、苔黄、脉数为辨证要点。

2. 使用注意　下利而不发热者,脉沉迟或微弱,病属虚寒者,不宜应用本方。

二、常用中成药

(一) 功能与主治

凡以表里同治,治疗表里同病所致的各种病证为主要作用的中药制剂,称为表里双解剂。

本类中成药主要具有解表、清里、攻里、温里等作用,适用于表证未除,又有里证引发的病证。

(二) 分类

按其功效与适用范围,本类中成药又可分为解表清里剂、解表攻里剂等 2 类。其中:

解表清里剂主要具有发散表邪、清除里热之功,适用于外感表证未解,又见里热,症见恶寒发热、咳嗽、痰黄、头痛、口渴、舌红苔黄或黄白苔相兼,脉浮滑或浮数;或身热、泄泻腹痛、便黄而黏、肛门灼热,苔黄,脉数。

解表攻里剂主要具有疏风解表、泻热通便之功,适用于表热里实,症见恶寒壮热、头痛咽干、小便短赤、大便秘结,舌红苔黄厚,脉浮紧或弦数。

临证须根据各类及各成药的功效与主治,辨证合理选用。

（三）使用注意事项

本类中成药大多辛散兼清热、或兼温燥、或兼攻下，有耗气伤津之弊，故气虚津伤者慎用。

防风通圣丸

【组成】防风、麻黄、荆芥穗、薄荷、大黄、芒硝、滑石、生栀子、黄芩、连翘、生石膏、桔梗、川芎、白芍、当归、白术（炒）、甘草。

【药品标准】《中国药典》2015年版一部

【古方来源】金代刘完素《宣明论方》防风通圣散加减。

【性状】本品为包衣或不包衣的水丸，丸芯颜色为浅棕色至黑褐色；味甘、咸、微苦。

【功能主治】解表通里，清热解毒。用于外寒内热，表里俱实，恶寒壮热，头痛咽干，小便短赤，大便秘结，瘰疬初起，风疹湿疮。

【临床应用】用于治疗表里俱实证。临床表现为憎寒壮热、口苦咽干、二便秘涩、苔黄、脉数等。

现代医学用于感冒、高血压、肥胖等属风热壅盛，表里俱实者。

【用法与用量】口服。1次6g，1日2次。

【规格】每20丸重1g。

【其他剂型】颗粒剂，口服，1次1袋，1日2次。

【使用注意】孕妇慎用。

【药理作用】本品有抗菌、抗病毒、解热、镇痛、抗炎、抗过敏、调节免疫、泻下等作用。

葛根芩连片

【组成】葛根、黄连、黄芩、炙甘草。

【药品标准】《中国药典》2015年版一部

【古方来源】汉代张仲景《伤寒论》葛根黄芩黄连汤加减。

【性状】本品为黄棕色至棕色的片；或为糖衣片、薄膜衣片，除去包衣后显黄棕色至棕色；气微，味苦。

【功能主治】解肌清热，止泻止痢。用于湿热蕴结所致的泄泻、痢疾，症见身热烦渴、下利臭秽、腹痛不适。

【临床应用】用于治疗表证未解，邪热入里证，临床表现为身热下利、苔黄、脉数等。

现代医学用于急性肠炎、细菌性痢疾、阿米巴痢疾、肠伤寒等属表里俱热者。

【用法与用量】口服。1次3~4片，1日3次。

【规格】①素片，每片重0.3g；②素片，每片重0.5g；③糖衣片，每片芯重0.3g；④薄膜衣片，每片重0.3g。

【其他剂型】丸剂，1次3袋；小儿1次1袋，1日3次；或遵医嘱。

【使用注意】泄泻腹部凉痛者忌服；本品治疗因滥用抗生素造成的菌群紊乱患者

疗效欠佳。

【药理作用】本品有解热、抑菌等作用。

疏 清 颗 粒

【组成】石膏、大青叶、桑叶、芦根、甘草。

【古方来源】汉代张仲景《伤寒论》白虎汤加减。

【药品标准】国家食品药品监督管理局标准 WS3-505（Z-070）-2003（Z）-2017

【性状】本品为棕色或棕褐色的颗粒；味甜而苦、涩。

【功能主治】清热解毒，宣泄肺胃。用于小儿急性上呼吸道感染属风热证，症见发热、鼻塞、咽痛、流涕、口渴、咳嗽、汗出、舌红或苔薄黄。

【临床应用】现代医学用于小儿外感风热、急性上呼吸道感染者。

【用法与用量】开水冲服。1 岁以下，1 次 3g；1~3 岁，1 次 6g；4~6 岁，1 次 9g；7 岁以上，1 次 12g；1 日 3 次。

【规格】每袋装 6g。

【使用注意】宜饭后服用，禁与茶及含鞣酸类药合用。肝功能严重损害者禁用；体弱者慎用。

【药理作用】本品有解热作用。

表里双解剂类中成药用药鉴别

常用中成药	组方特点	主要功能	临证主治
防风通圣丸	疏风解表兼泻热通便	解表通里，清热解毒	表里俱实证，症见憎寒壮热，口苦咽干，二便秘涩，苔黄，脉数
葛根芩连片	外解肌表之邪，内清胃肠之热	解表清热，升阳止利	表证未解，邪热入里证，症见身热下利，苔黄，脉数

 案例分析

　　一般情况：王某，女，10 岁，学生。

　　主诉：泄泻 2 天，伴发热。

　　病史：2 天前因受凉后出现泄泻，发热，已服用止泻类药物（蒙脱石散、抗病毒口服液等）不效。现症见泄泻、下利臭秽，发热汗出，口渴等不适。舌红、苔黄，脉数。

　　考虑因素：①病程；②四诊信息；③已服用的中西药物；④患者体质。

　　辨证：表里俱热。

　　治疗：葛根芩连片，口服，1 次 3 片，1 日 3 次。

（曹红波）

扫一扫
测一测

扫一扫 测一测

 复习思考题

1. 简述大柴胡汤的组成、功效、主治。
2. 试述表里双解剂的分类及适应证。

第八节　补　益　剂

PPT 课件

06章08节PPT

培训目标

1. 掌握
(1) 肾气丸、炙甘草汤、补中益气汤、归脾汤、参苓白术散等方剂的组成、功效、主治、方义、应用要点。
(2) 六味地黄丸、右归丸、左归丸、益气健脾口服液、百令胶囊、肾宝片、肾气丸等中成药的组成、功效、主治。
(3) 常用中成药的鉴别使用。
2. 熟悉补益剂的概念、功用、适应证、分类、应用注意事项。
3. 了解七宝美髯颗粒、龟鹿二仙膏、健肝乐颗粒等中成药的组成、功效。

一、经典方剂

补益剂是以滋补、强壮药物为主组成,能够补益人体气、血、阴、阳,从而达到治疗虚证的方剂,统称为补益剂。人体虚损不足诸症,成因甚多,但总属于先天不足或后天失调所致的五脏虚损,故虚证有气虚、血虚、气血两虚、阴虚、阳虚、阴阳两虚等区别。

肾　气　丸

【来源】汉代张仲景《金匮要略》

【古方】干地黄八两　薯蓣四两　山茱萸四两　泽泻三两　茯苓三两　牡丹皮三两　桂枝一两　附子一两(炮)。

【用法】上为细末,炼蜜和丸,如梧桐子大,酒下十五丸,日再服。

【现代处方规范】炮附片 9g^{先煎},桂枝 9g,熟地黄 20g,酒萸肉 10g,山药 10g,盐泽泻 10g,茯苓 10g,牡丹皮 10g。

【功用】补肾助阳,化生肾气。

【主治】肾阳气不足证。症见腰痛酸软,身半以下常有冷感,少腹拘急,小便不利,或小便反多,入夜尤甚,阳痿早泄,舌淡而胖,脉虚弱,尺部沉细;以及痰饮、水肿、消渴、脚气、转胞等。

笔记

【方解】

君	制附子、桂枝	温肾助阳
臣	山茱萸、山药	(1) 补肝脾 (2) 益精血
	干地黄	滋阴补肾
佐	泽泻、茯苓	利水渗湿
	牡丹皮	制约温燥

【运用】

1. 辨证要点   本方为补肾助阳,化生肾气之代表方。以腰膝酸软,腰以下冷,小便失常,舌淡而胖,脉沉无力为辨证要点。

2. 使用注意   若咽干口燥、舌红少苔属肾阴不足,虚火上炎者,不宜应用。此外,肾阳虚而小便正常者,纯虚无邪,不宜使用本方。

炙 甘 草 汤

【来源】汉代张仲景《伤寒论》

【古方】甘草四两(炙) 生姜三两(切) 人参二两 生地黄一斤 桂枝三两(去皮) 阿胶二两 麦门冬半升(去心) 麻仁半升 大枣(擘)三十枚。

【用法】上九味,以清酒七升,水八升,先煮八味,取三升,去滓,内胶烊消尽。温服一升,日三服。

【现代处方规范】蜜甘草12g,生姜9g,桂枝9g,人参6g另煎,地黄20g,阿胶珠6g烊化,麦冬10g,炒火麻仁10g,大枣10枚。

【功用】滋阴养血,益气温阳,复脉定悸。

【主治】阴血不足,阳气虚弱。症见脉结代,心动悸,虚羸少气,舌光少苔,或舌干而瘦小者。虚劳肺痿咳嗽,涎唾多,形瘦短气,虚烦不眠,自汗盗汗,咽干舌燥,大便干结,脉虚数。

【方解】

君	生地黄	滋阴养血
臣	炙甘草、麦冬	(1) 益气养心 (2) 滋养心阴
	桂枝、生姜	温通心阳
佐	人参、阿胶	(1) 补中益气 (2) 滋阴养血
	火麻仁、大枣	(1) 滋阴润燥 (2) 益气养血

【运用】

1. 辨证要点   本方为阴阳气血并补之剂。临床常用于脉结代,心动悸,虚羸少气,舌光少苔。

2. 使用注意   方中地黄用量宜大,取其滋阴养血之力;本方含有地黄、麦冬等黏滞之品,最好与清酒同服,得清酒之辛通,疏通血脉,使其能补而不滞;本方用药甘温滋补,阴虚内热者慎用。

补中益气汤

【来源】金元李东垣《脾胃论》

【古方】黄芪五分,病甚劳役热甚者一钱 甘草五分(炙) 人参三分(去芦) 当归身二分(酒焙干或晒干) 橘皮二分或三分(不去白) 升麻二分或三分 柴胡二分或三分 白术三分。

【用法】上㕮咀,都作一服,水二盏,煎至一盏,去渣,食远,稍热服。

【现代处方规范】炙黄芪 18g,炙甘草 9g,红参 6g^{另煎},当归 6g,陈皮 6g,升麻 6g,柴胡 6g,炒白术 9g。

【功用】补中益气,升阳举陷,甘温除热。

【主治】脾胃气虚证,症见纳差,少气懒言,体倦乏力,动则气促,舌淡苔白,脉虚软。气虚发热证,身热,自出汗,口渴喜热饮,少气懒言,食少体倦,脉洪而虚。中气下陷证,症见脱肛,子宫下垂,久泄,久痢,崩漏,头痛,气短乏力,舌淡,脉虚弱。

【方解】

君	黄芪	(1) 益气补中 (2) 升阳固表
臣	人参、炙甘草	(1) 大补元气 (2) 补脾和中
佐	当归身	养血和营
	白术	补气健脾
	陈皮	理气和胃
使	升麻、柴胡	(1) 调和诸药 (2) 升阳举陷

【运用】

1. 辨证要点 本方为补气升阳,甘温除热的代表方。以中气虚弱、清阳下陷或慢性发热,症见少气乏力、面色㿠白、舌淡、脉虚软无力为辨证要点。

2. 使用注意 阴虚发热及里热炽盛者不宜使用;方中炙黄芪用量宜大,成人可用至 30~60g,取其升阳举陷之力;陈皮的用量宜小,一般用 3~6g,防其耗气伤气。

归 脾 汤

【来源】宋代严用和《重订严氏济生方》

【古方】白术一两 茯神一两(去木) 黄芪一两(去芦) 龙眼肉一两 酸枣仁一两(炒,去壳) 人参半两 木香半两(不见火) 甘草二钱半(炙) 当归一钱 远志一钱(当归、远志从《内科摘要》补入)。

【用法】上㕮咀,每服四钱,水一盏半,加生姜五片,枣子一枚,煎至七分,去滓温服,不拘时候。

【现代处方规范】炒白术 18g,茯神 18g,炙黄芪 18g,龙眼肉 18g,炒酸枣仁 18g^{捣碎},生晒参 9g^{另煎},木香 9g,蜜甘草 6g,当归 3g,制远志 3g,生姜 5 片,大枣 1 枚。

【功用】补中益气,健脾养心。

【主治】心脾两虚,症见心悸怔忡,健忘不眠,盗汗虚热,食少体倦,面色萎黄,舌淡,苔薄白,脉细弱。脾不统血,症见便血,以及妇女崩漏,月经超前,量多色淡或淋漓不止,或带下。

【方解】

君	黄芪、龙眼肉、人参、白术	(1) 益气生血 (2) 补脾益气
臣	当归、酸枣仁	(1) 补血养心 (2) 宁心安神
佐	茯神、远志、炙甘草	(1) 养心安神 (2) 宁神益智
使	生姜、大枣、木香	(1) 调和脾胃 (2) 补益心脾

【运用】

1. 辨证要点 本方为补益心脾之常用方。以气短乏力,心悸失眠,便血或崩漏,舌淡,脉细弱为辨证要点。

2. 使用注意 阴虚内热者慎用。

参苓白术散

【来源】宋代陈师文《太平惠民和剂局方》

【古方】莲子肉一斤(去皮) 薏苡仁一斤 缩砂仁一斤 桔梗一斤(炒令深黄色) 白扁豆一斤半(姜汁浸,去皮,微炒) 白茯苓二斤 人参二斤(去芦) 甘草二斤 炒白术二斤 山药二斤。

【用法】上为细末,每服二钱,枣汤调下,小儿量岁数加减服。

【现代处方规范】炒莲子 9g,麸炒薏苡仁 9g,砂仁 6g,桔梗 6g,炒白扁豆 12g,茯苓 15g,生晒参 15g^{另煎},蜜甘草 10g,炒白术 15g,麸炒山药 15g。

【功用】益气健脾,渗湿止泻。

【主治】脾虚夹湿。症见气短乏力,形体消瘦,胸脘痞闷,饮食不化,肠鸣泄泻,面色萎黄,舌质淡,苔白腻,脉虚缓。

【方解】

君	人参	补益脾胃		
	白术、茯苓	健脾渗湿		
臣	山药、莲子肉	(1) 补脾益肺	(2) 健脾涩肠	
	白扁豆、薏苡仁	健脾化湿		
佐	砂仁	(1) 芳香醒脾	(2) 行气和胃	(3) 化湿止泻
使	桔梗	(1) 宣肺利气	(2) 载药上行	
	炙甘草	(1) 健脾和中	(2) 调和诸药	

【运用】

1. 辨证要点 本方为健脾渗湿止泻之常用方。临床应用以肠鸣泄泻,气短乏力,舌苔白腻,脉虚缓为辨证要点。

2. 使用注意　实热便秘患者、高血压患者及孕妇禁用。

二、常用中成药

（一）功能与主治

本类中成药主要具有补虚扶弱作用，主治虚证。

（二）分类

根据其功效与适应范围，本类中成药分为补气、助阳、养血、滋阴、补气养血、补气养阴、阴阳双补和补精养血等 8 类。其中：

补气剂主要具有补益脾肺之气作用，主治脾气虚所致的倦怠乏力、食少便溏以及肺气虚所致的少气懒言、语声低微、动则气喘等。

助阳剂主要具有温补肾阳作用，主治肾阳不足所致的形寒肢冷、气怯神疲、腰酸腿软、少腹拘急、小便不利或小便频数、男子阳痿早泄、女子宫寒不孕等。

养血剂主要具有补血作用，主治血虚所致的面色无华、眩晕、心悸失眠、唇甲色淡，或妇女月经不调、经少色淡，甚或闭经等。

滋阴剂主要具有滋补肝肾、益精填髓作用，主治肝肾阴虚所致的形体消瘦、头晕耳鸣、腰膝酸软、口燥咽干、五心烦热、盗汗遗精、骨蒸潮热，以及阴虚劳嗽、干咳咯血等。

补气养血剂主要具有补益气血作用，主治气血两虚所致的面色无华、头晕目眩、心悸气短、语声低微等。

补气养阴剂主要具有补气、养阴生津作用，主治气虚阴伤所致的心悸气短、体倦乏力、咳嗽虚喘、多饮、消渴等。

阴阳双补剂主要具有滋阴壮阳作用，主治阴阳两虚所致的头晕目眩、腰膝酸软、阳痿遗精、畏寒肢冷、自汗盗汗、午后潮热等。

补精养血剂主要具有滋阴填精、补血作用，主治肝肾精血不足所致的须发早白、遗精早泄、眩晕耳鸣、腰酸背痛等。

应用补虚中成药必须辨别虚实真假，勿犯"虚虚实实"之戒。确属虚证，也要根据虚证的性质、部位和临床表现，有选择地使用。

（三）使用注意事项

本类药物易碍胃、生湿，故虚而兼见气滞或湿盛者不宜单独使用。

六味地黄丸（浓缩丸）

【组成】熟地黄、酒萸肉、牡丹皮、山药、茯苓、泽泻。

【药品标准】《中国药典》2015 年版一部

【古方来源】宋代钱乙《小儿药证直诀》地黄丸。

【性状】本品为棕褐色或黑亮色的浓缩丸；味微甜、酸、略苦。

【功能主治】滋阴补肾。本品用于肾阴亏损，头晕耳鸣，腰膝酸软，骨蒸潮热，盗汗遗精，消渴。

【临床应用】本品对因肝肾阴虚引起的头晕目眩、耳鸣如蝉、失眠健忘、盗汗遗精、腰膝酸软、口燥干渴等病症，均有明显的治疗和改善作用。

现代医学用于高血压、更年期综合征、骨质疏松症、失眠症及糖尿病见上述证候者。

【用法与用量】口服。1次8丸,1日3次。

【规格】每8丸重1.44g(每8丸相当于饮片3g)。

【其他剂型】胶囊剂、片剂、咀嚼片、颗粒剂、口服液、软胶囊。

【使用注意】体实及阳虚者慎用;感冒者慎用;脾虚、气滞、食少呆纳者慎用;服药期间忌食辛辣、油腻食物。

【药理作用】本品有降血糖、保肝、抗甲状腺功能亢进、抗肿瘤、增强学习记忆能力、增强性功能等作用。

右 归 丸

【组成】熟地黄、酒萸肉、枸杞子、菟丝子、山药、鹿角胶、当归、盐杜仲、肉桂、炮附片。

【药品标准】《中国药典》2015年版一部

【古方来源】明代张介宾《景岳全书》右归丸。

【性状】本品为黑色的小蜜丸或大蜜丸;味甜、微苦。

【功能主治】温补肾阳,填精止遗。用于肾阳不足,命门火衰,腰膝酸冷,精神不振,怯寒畏冷,阳痿遗精,大便溏薄,尿频而清。

【临床应用】本品适用于甲状腺功能减退症,见神疲气短,怕冷,四肢不温,阳痿遗精,不孕不育,腰膝酸软,遗尿,关节疼痛,腹部疼痛,食欲缺乏,恶心呕吐,腹胀泄泻,舌淡苔白的患者。

现代医学用于多囊卵巢综合征、更年期综合征、骨质疏松等见上述证候者。

【用法与用量】口服。小蜜丸1次9g,大蜜丸1次1丸,1日3次。

【规格】小蜜丸每10丸重1.8g;大蜜丸每丸重9g。

【其他剂型】胶囊剂,1次4粒,1日3次。

【使用注意】阴虚火旺、心肾不交、湿热下注而扰动精室者慎用;湿热下注所致阳痿者慎用;暑湿、湿热、食滞伤胃和肝气乘脾所致泄泻者慎用;孕妇慎用。服药期间忌生冷饮食,慎房事;方中含肉桂、附子大温大热之品,不宜过量服用。

【药理作用】本药具有抗实验性肾阳虚证、增强造血功能等作用。

左 归 丸

【组成】熟地黄、枸杞子、牛膝、山茱萸、山药、鹿角胶、龟甲胶、菟丝子。

【药品标准】《中华人民共和国卫生部药品标准:中药成方制剂》第一册

【古方来源】明代张介宾《景岳全书》左归丸。

【性状】本品为黑色水蜜丸;气微腥,味酸、微甜。

【功能主治】滋肾补阴。用于真阴不足,腰膝酸软,盗汗遗精,神疲口燥。

【临床应用】本品适用于甲状腺功能减退症,见头晕目眩,耳鸣耳聋,失眠健忘,腰酸腿软,遗精,多汗,口燥舌干,舌红少苔的患者。

现代医学用于治疗骨质疏松、老年期痴呆见上述证候者。

【用法与用量】口服。1次9g,1日2次。

【规格】每 10 粒重 1g。

【使用注意】肾阳亏虚、命门火衰、阳虚腰痛者慎用;外感寒湿、跌仆外伤、气滞血瘀所致腰痛者慎用;孕妇慎用。治疗期间不宜食用辛辣、油腻食物。

【药理作用】本品具有调节神经 - 内分泌 - 免疫网络功能,抗骨质疏松和抗老年期痴呆等作用。

益气健脾口服液

【组成】山药、太子参、绿豆、南山楂、桑叶、乌梅、莲子、白扁豆、黑豆、稻芽、鸡内金。

【药品标准】国家食品药品监督管理总局药品标准(修订)颁布件(2014)

【性状】本品为红棕色的液体;味酸、甜。

【功能主治】健脾益气,和胃化食。用于脾胃虚弱证的辅助治疗,症见不思饮食,食后腹胀,神倦乏力,面色不华,大便不调;儿童症见自汗,盗汗,消化不良,伤食,脾虚疳积。

【临床应用】本品适用于脾胃虚弱、自汗、盗汗、消化不良、伤食及脾虚疳积的患者。

【用法与用量】口服。儿童 1 次 10ml;成人 1 次 20ml,1 日 2 次。

【规格】每支装 10ml。

【使用注意】孕妇、哺乳期妇女慎用。

百 令 胶 囊

【组成】发酵冬虫夏草菌粉(Cs-C-Q80)。

【药品标准】《中国药典》2015 年版一部

【性状】本品为硬胶囊,内容物为灰色至灰黄色粉末;气微腥,味微咸。

【功能主治】补肺肾,益精气。用于肺肾两虚引起的咳嗽、气喘、咯血、腰背酸痛、面目虚浮、夜尿清长;慢性支气管炎、慢性肾功能不全的辅助治疗。

【临床应用】本药适用于慢性肾脏疾病(慢性肾小球肾炎、慢性肾功能不全、糖尿病肾病、IgA 肾病、肾病综合征、狼疮性肾炎等),慢性呼吸系统相关疾病(慢性阻塞性肺疾病、慢性支气管炎、肺间质炎症、支气管哮喘等),以及降低恶性肿瘤放化疗毒副反应、防治放疗引起的放射性肺炎。

现代医学用于调节机体免疫系统平衡、改善肺功能、修复肾脏损伤、拮抗脏器纤维化等。

【用法与用量】口服。1 次 2~6 粒,1 日 3 次。慢性肾功能不全:1 次 4 粒,1 日 3 次;8 周为一疗程。

【规格】每粒装 0.5g。

【其他剂型】片剂(每袋装 0.44g),1 次 2 片,1 日 3 次。

【使用注意】忌辛辣、生冷、油腻食物。

【药理作用】本品具有辅助治疗慢性肾功能不全的作用。

七宝美髯颗粒

【组成】制何首乌、菟丝子(炒)、茯苓、当归、枸杞子(酒蒸)、牛膝(酒蒸)、补骨脂(黑芝麻炒)。

【药品标准】《中国药典》2015 年版一部

【性状】本品为黄棕色的颗粒;味甜、微苦、涩。

【功能主治】滋补肝肾。用于肝肾不足,须发早白,遗精早泄,头眩耳鸣,腰酸背痛。

【临床应用】本品用于中年早衰之白发及脱发、牙周病以及男子不育症等属肝肾不足者。

【用法与用量】开水冲服。1 次 1 袋,1 日 2 次。

【规格】每袋装 8g。

【其他剂型】丸剂(每 45 丸重 6g),1 次 6g,1 日 2 次。口服液(每支装 10ml),1 次 10ml,1 日 2 次。

【使用注意】脾胃虚热者、感冒者慎用;孕妇慎用。

【药理作用】本品具有增强免疫功能、抗氧化和抗凝血作用。

龟鹿二仙膏

【组成】龟甲、鹿角、党参、枸杞子。

【药品标准】《中国药典》2015 年版一部

【性状】本品为红棕色稠厚的半流体;味甜。

【功能主治】温肾益精,补气养血。用于肾虚精亏所致的腰膝痠软、遗精、阳痿。

【临床应用】本品主治肾气虚衰,精血不足所致的眩晕耳鸣,视物昏花,肢体麻木,腰膝酸软,畏寒肢冷,手足麻木,阳痿,遗精,舌淡,苔白或少,脉沉无力。

现代医学用于围绝经期综合征、神经衰弱、贫血见上述证候者。

【用法与用量】口服。1 次 10~20g,1 日 3 次。

【规格】每瓶装 200g。

【使用注意】脾胃虚弱者慎用。

【不良反应】有服用本品致血压升高的报道。

【药理作用】本品有改善性功能、增强免疫、抗应激、抗氧化和降血脂作用。

健肝乐颗粒

【组成】甘草、白芍。

【古方来源】汉代张仲景《伤寒论》芍药甘草汤。

【药品标准】国家药品监督管理局标准 WS3-B-3295-2002

【性状】本品为棕黄色的颗粒;气微,味甜、微苦。

【功能主治】养血护肝,解毒止痛。有降低转氨酶,消退黄疸以及改善各类肝炎临床症状的作用。

【临床应用】用于治疗急慢性病毒性肝炎等。

【用法与用量】开水冲服。1次6g,1日2次,12岁以下小儿酌减或遵医嘱。

【规格】每袋装6g(无蔗糖型);15g。

【使用注意】重症高血压及水肿病人慎用。

肾 宝 片

【组成】淫羊藿、胡芦巴、金樱子、熟地黄、补骨脂、蛇床子、制何首乌、肉苁蓉、枸杞子、菟丝子、五味子、覆盆子、黄芪、红参、白术、山药、茯苓、当归、川芎、小茴香、车前子、炙甘草。

【药品标准】国家食品药品监督管理局标准 YBZ00132014

【性状】本品为薄膜衣片,除去薄膜衣后显浅褐色;气芳香,味微苦。

【功能主治】调和阴阳,温阳补肾,扶正固本。用于腰腿酸痛,精神不振,夜尿频多,畏寒怕冷;妇女白带清稀。

【临床应用】本品对肾阳虚引起的阳痿早泄、性欲减退、腰腿酸痛,精神不振,夜尿频多、尿频尿急,畏寒怕冷,妇女月经不调、白带清稀等病症,均有治疗和改善作用。

现代医学用于勃起功能障碍、早泄、月经不调、前列腺增生、慢性非细菌前列腺炎、盆腔炎性疾病后遗症等。

【用法与用量】口服。1次3片,1日3次。

【规格】每片重0.7g(相当于饮片3.46g)。

【使用注意】凡脾胃虚弱,呕吐泄泻,腹胀便溏,咳嗽痰多者慎用;感冒患者不宜服用;服用本品同时不宜服用藜芦、五灵脂、皂荚或其制剂;不宜喝茶和吃萝卜,以免影响药效;本品宜饭前服用。

【药理作用】本品具有抗疲劳、防止性腺萎缩、提高血中睾酮含量、促进性行为、缩短阴茎勃起潜伏期等作用。

肾气丸(浓缩丸)

【组成】地黄、山药、山茱萸(酒炙)、茯苓、牡丹皮、泽泻、桂枝、附子(炙)、牛膝(去头)、车前子(盐炙)。

【药品标准】《国家中成药标准汇编:内科肾系分册》

【性状】本品为黑褐色的浓缩丸;味酸、微甘、略苦。

【功能主治】温补肾阳,化气行水。用于肾虚水肿,腰膝酸软,小便不利,畏寒肢冷。

【用法与用量】口服。1次8丸,1日2次。

【规格】每10丸重2g。

【使用注意】孕妇忌服;感冒时不宜服用;服药期间宜食清淡易消化食物,忌食油腻、鱼虾海鲜类食物;高血压、心脏病、肝病、糖尿病、肾病等慢性病严重者或正在接受其他治疗的患者,均应慎用。

补益剂类中成药用药鉴别

常用中成药	组方特点	主要功能	临证主治
六味地黄丸	六味合用,三补三泻	填精养阴,滋补肝肾	肝肾阴虚证,症见腰膝酸软、耳鸣耳聋、舌燥咽痛、小儿囟门不合
右归丸	阴中求阳,温补肾阳	温补肾阳,填精益髓	肾阳不足,命门火衰证,症见阳痿遗精、舌淡苔白、脉沉无力
左归丸	纯甘补阴,纯补无邪	滋阴补肾,填精益髓	真阴不足证,症见头晕目眩、腰膝酸软、遗精滑泄、自汗盗汗
七宝美髯颗粒	养血与温阳固精合法	补益肝肾,乌发壮骨	肝肾不足证,症见须发早白、脱发、牙齿动摇、腰膝酸软、梦遗滑精
龟鹿二仙膏	阴阳气血并补	滋阴填精,益气壮阳	真元虚损,精血不足证,症见全身瘦削、阳痿遗精、两目昏花

 案例分析

一般情况:王某,男,71 岁,工程师(退休)。

主诉:间断头晕耳鸣 1 周余,加重 2 天。

病史:1 周前因过度劳累后情绪激动,出现头晕耳鸣,潮热盗汗,神疲乏力,时有腰膝酸软,口渴心烦,2 天前患者熬夜看球,次日自觉症状加重,故来诊。现症见:间断头晕耳鸣,自觉神疲乏力,潮热盗汗,时有腰膝酸软,舌红少津少苔,舌有裂纹,脉细数。

考虑因素:①既往史;②病程;③四诊信息;④患者体质;⑤已服用的药物。

辨证:肾阴虚证。

治疗用药:六味地黄丸(浓缩丸),1 次 8 丸,1 日 3 次。

(封宇飞)

扫一扫
测一测

? 复习思考题

1. 简述参苓白术散的组成、功效、主治。
2. 试述六味地黄丸的古方来源以及临床应用。

第九节　安　神　剂

培训目标

1. 掌握
(1) 朱砂安神丸、酸枣仁汤等方剂的组成、功效、主治、方义、应用要点。
(2) 柏子养心丸、天王补心丸、乌灵胶囊、枣仁安神胶囊等中成药的组成、功效、主治。
(3) 常用中成药的鉴别使用。
2. 熟悉安神剂的概念、功用、适应证、分类、应用注意事项。
3. 了解解郁安神颗粒的组成、功效。

一、经典方剂

凡以重镇安神或滋养心神的药物为主组成,具有安神定志作用,治疗神志不安的一类方剂,称为安神剂。安神剂主要具有安神定志之功,兼具有清热、养血、滋阴等作用,适用于各种神志不安证。

朱砂安神丸

【来源】金元李东垣《内外伤辨惑论》

【古方】朱砂五钱(另研,水飞为衣)　黄连六钱　甘草五钱半(炙)　生地黄一钱半　当归二钱半。

【用法】上药除朱砂外,四味共为细末,汤浸蒸饼为丸,如黍米大。以朱砂为衣,每服十五丸或二十丸,津唾咽之,食后服。

【现代处方规范】朱砂 15g^{水飞为衣},黄连 18g,炙甘草 16.5g,生地黄 4.5g,当归 7.5g。

【功用】镇心安神,清热养血。

【主治】心火亢盛,阴血不足证。症见心烦体倦,怔忡健忘,少眠多梦,心神不安,舌尖红,脉细数。

【方解】

君	朱砂	重镇安神,清泻心火
臣	黄连	助君药清心泻火以除烦热
佐	生地黄	滋阴清热
	当归	补养心血
使	甘草	调和药性,和中补脾,防朱砂质重碍胃

【运用】

1. 辨证要点　本方为重镇安神的代表方,是用于治疗心火亢盛、灼伤阴血所致心神不安的常用方。临床应用以失眠、惊悸、舌尖红、脉细数为辨证要点。

2. 使用注意　心气不足,心神不安者勿用;因消化不良、胃脘嘈杂而怔忡不安,不眠者忌服;阴虚或脾胃虚弱者不宜服用;孕妇忌服;不宜与碘溴化物并用;方中朱砂含硫化汞,不宜多服久服,儿童尤不宜久用,以防汞中毒;服药期间忌食辛辣油腻及有刺激性食物、烟酒等物。

酸 枣 仁 汤

【来源】汉代张仲景《金匮要略》

【古方】酸枣仁二升　甘草一两　知母二两　茯苓二两　川芎二两。

【用法】上药五味,以水八升,煮酸枣仁,得六升,内诸药,煮取三升,分温三服。

【现代处方规范】炒酸枣仁15g,甘草3g,知母6g,茯苓6g,川芎6g。

【功用】养血安神,清热除烦。

【主治】肝血不足,虚热内扰证。症见虚烦失眠,心悸不安,头目眩晕,咽干口燥,舌红,脉弦细。

【方解】

君	酸枣仁	养血补肝,宁心安神
臣	茯苓	宁心安神,健脾
	知母	滋阴润燥,清热除烦
佐	川芎	养血调肝
使	甘草	和中缓急,调和诸药

【运用】

1. 辨证要点　本方主要用于治疗肝血不足、阴虚内热所致的虚烦不眠证。临床应用以虚烦不眠,咽干口燥,舌红,脉弦细为辨证要点。神经衰弱、心脏神经官能症、更年期综合征等,属肝血不足,虚热内扰,心神不安者,均可用之。

2. 使用注意　服药期间禁食辛辣、生冷食物。

二、常用中成药

(一) 功能与主治

本类药物以安神为主要作用,适用于心悸怔忡、失眠健忘、烦躁不安、惊狂易怒等症状。

(二) 分类

按其功效与适用范围,本类中成药又可分为补虚安神剂、解郁安神剂、清火安神剂等3类。其中:

补虚安神剂具有滋阴养血、安神宁志作用,主治心肝阴血亏虚或心气不足,神志失养所致的虚烦不眠、心悸怔忡、健忘多梦等症。

解郁安神剂具有疏肝解郁、安神定志作用,主治肝气郁结、扰及心神所致的失眠、焦虑、心烦、情志不舒等症。

清火安神剂具有清心泻火、安神定志作用,主治心火旺盛,心神被扰所致的心烦、失眠、心悸等症。

（三）使用注意事项

安神剂中的部分中成药含有金石类药,多服易伤脾胃,对于脾胃虚弱者,更应注意中病即止。

柏子养心丸

【组成】党参、炙黄芪、当归、川芎、茯苓、柏子仁、制远志、酸枣仁、醋五味子、半夏曲、肉桂、炙甘草、朱砂。

【药品标准】《中国药典》2015 年版一部

【古方来源】清代汪昂《汤头歌诀》养心汤加减。

【性状】本品为棕色的水蜜丸、棕色至棕褐色的小蜜丸或大蜜丸;味先甜而后苦、微麻。

【功能主治】补气养血,安神益智。主要用于由思虑过度,心气不足引起的精神恍惚、惊悸怔忡、失眠多梦、神倦气短、身倦乏力等症。

【临床应用】本药主要用于心气虚寒者,临床表现为心悸易惊、失眠多梦、健忘等。

现代医学用于神经衰弱、记忆减退、精神分裂症、更年期综合征、甲状腺功能亢进、心脏病等属心气虚寒者。

【用法与用量】口服。水蜜丸 1 次 6g,小蜜丸 1 次 9g,大蜜丸 1 次 1 丸,1 日 2 次。

【规格】水蜜丸,每 100 粒重 10g;大蜜丸,每丸重 9g。

【其他剂型】片剂,每片重 0.3g。1 次 3~4 片,1 日 3 次。

【使用注意】阴虚火旺或肝阳上亢者禁用;处方中含朱砂,不可过服、久服;不可与溴化物、碘化物等药物同服。

【药理作用】本品有镇静、催眠、抗惊厥等作用。

天王补心丸

【组成】丹参、当归、石菖蒲、党参、茯苓、五味子、麦冬、天冬、地黄、玄参、制远志、炒酸枣仁、柏子仁、桔梗、甘草、朱砂。

【药品标准】《中国药典》2015 年版一部

【古方来源】元代危亦林《世医得效方》天王补心丹加减。

【性状】本品为褐黑色的大蜜丸;气微香,味甜、微苦。

【功能主治】滋阴养血,补心安神。用于心阴不足,心悸健忘,失眠多梦,大便干燥。

【临床应用】用于治疗由于心肾阴血亏虚所致的神志不安证。临床表现为心悸失眠,手足心热,舌红少苔,脉细数等。

现代医学常用于神经衰弱、冠心病、精神分裂症、甲状腺功能亢进等所致的失眠、心悸,以及复发性口疮等属于心肾阴虚血少者。

【用法与用量】口服。水蜜丸 1 次 6g;小蜜丸 1 次 9g;大蜜丸 1 次 1 丸,1 日 2 次。浓缩丸,1 次 8 丸,1 日 3 次。

【规格】大蜜丸,每丸重 9g。浓缩丸,每 8 丸相当于饮片 3g。

【其他剂型】口服液,1 次 15ml,1 日 2 次。

【使用注意】本方滋阴之品较多,对脾胃虚弱、纳食欠佳、大便不实者,不宜长期服用;本品含朱砂,不宜过量久服,肝肾功能不全者慎用。

【药理作用】本品有抑制中枢神经系统、镇静、促进肾上腺皮质激素分泌、协调全身内分泌系统、保护心肌、增强心肌收缩力、增强免疫调节、抗氧化、抗衰老等作用。

乌 灵 胶 囊

【组成】乌灵菌粉。

【药品标准】《中国药典》2015 年版一部

【性状】本品为硬胶囊,内容物为浅棕色至棕色粉末;气特异,味甘淡。

【功能主治】补肾健脑,养心安神。用于心肾不交所致的失眠、健忘、心悸、心烦、神疲乏力、腰膝酸软、头晕耳鸣、少气懒言、脉细或沉无力;神经衰弱见上述证候者。

【临床应用】用于治疗心肾不交证。临床表现为失眠、健忘、心悸、腰膝酸软、脉细或沉无力等。

【用法与用量】口服。1 次 3 粒,1 日 3 次。

【规格】每粒装 0.33g。

【使用注意】孕妇慎用。

【药理作用】本品有中枢镇静、安眠、抗焦虑及健脑等作用。

枣仁安神胶囊

【组成】炒酸枣仁、丹参、醋五味子。

【药品标准】《中国药典》2015 年版一部

【性状】本品为硬胶囊,内容物为棕黄色至棕褐色的颗粒和粉末;气香,味酸、微苦。

【功能主治】养血安神。用于心血不足所致的失眠、健忘、心烦、头晕;神经衰弱症见上述证候者。

【临床应用】用于治疗心血不足证。临床表现为失眠、健忘、心烦等。

现代医学用于神经衰弱症见上述证候者。

【用法与用量】口服。1 次 5 粒,1 日 1 次,临睡前服用。

【规格】每粒装 0.45g。

【其他剂型】口服液、颗粒剂。

【使用注意】孕妇慎用;由于消化不良所导致的睡眠差者忌用。

【药理作用】本品有中枢抑制、镇惊、安神、改善学习记忆、抗焦虑和抗抑郁、改善血液流变学、增加冠状动脉血流量等作用。

解郁安神颗粒

【组成】柴胡、大枣、石菖蒲、姜半夏、炒白术、浮小麦、制远志、炙甘草、炒栀子、百合、胆南星、郁金、龙齿、炒酸枣仁、茯苓、当归。

【药品标准】《中国药典》2015 年版一部

【性状】本品为棕色至棕褐色的颗粒;气微腥,味甜、微苦,或味苦、微甜(无蔗糖)。

【功能主治】疏肝解郁,安神定志。用于情志不舒、肝郁气滞所致的失眠、心烦、焦虑、健忘;神经官能症、更年期综合征见上述证候者。

【临床应用】用于治疗肝郁气滞证。临床表现为烦躁、焦虑、失眠等。

现代医学用于神经官能症、更年期综合征见上述证候者。

【用法与用量】开水冲服,1次1袋,1日2次。

【规格】颗粒剂:①每袋装5g;②每袋装2g(无蔗糖)。

【使用注意】孕妇、哺乳期妇女禁用;火郁证者不适用,主要表现为口苦咽干、面色红赤、心中烦热、胁胀不眠、大便秘结。

【药理作用】本品有改善自主神经功能、抗焦虑、抗抑郁等作用。

安神剂类中成药用药鉴别

常用中成药	组方特点	主要功能	临证主治
柏子养心丸	益气养血作用力强	补气养血,安神益智	思虑过度,心气不足,症见精神恍惚、惊悸怔忡、失眠多梦
天王补心丸	滋阴养血安神力强	滋阴养血,补心安神	阴虚血少,症见虚烦失眠、手足心热、舌红少苔
乌灵胶囊	健脑安神作用力强	补肾健脑,养心安神	心肾不交,症见失眠、健忘、神疲无力、腰膝酸软、少气懒言
枣仁安神胶囊	养血活血安神力强	养血安神	心血不足,症见失眠、健忘、心烦
解郁安神颗粒	疏肝解郁安神力强	疏肝解郁,安神定志	肝郁气滞,症见心烦、焦虑、失眠

 案例分析

一般情况:沈某,男,31岁。

主诉:夜寐不安日久。

病史:有频发性心率加快病史,发作时心悸怔忡,胸闷胸痛,夜间不寐,烦躁易怒。近半个月症状明显加剧,昼夜发作几次,每次持续几分钟或1小时,精神紧张疲劳时多易诱发。苔薄舌质红,脉弦数。

考虑因素:①病程;②四诊信息;③已服用的中西药物;④患者体质。

辨证:心肾不交,心神失宁。

治疗用药:乌灵胶囊,口服,1次3粒,1日3次。

(曾蔚欣)

 复习思考题

1. 简述朱砂安神丸的组成、功效与主治。

2. 试述天王补心丸的组成与功效。

第十节 开 窍 剂

培训目标

1. 掌握
(1) 安宫牛黄丸、紫雪丹、至宝丹的组成、功效、主治、方义、应用要点。
(2) 牛黄清心丸(局方)、清开灵口服液等中成药的组成、功效、主治。
(3) 常用中成药的鉴别使用。
2. 熟悉开窍剂的概念、功用、适应证、分类、应用注意事项。
3. 了解苏合香丸的组成、功效。

一、经典方剂

凡以芳香开窍药为主组成,具有开窍醒神作用,治疗神昏窍闭之证的方剂,统称为开窍剂。开窍剂具有开窍醒神作用,主要用于治疗窍闭神昏证。开窍剂分为凉开剂和温开剂两类。本类方剂多制成丸、散剂,不宜加热煎煮,以免药性减弱,影响疗效。

安宫牛黄丸

【来源】清代吴瑭《温病条辨》

【古方】牛黄一两　郁金一两　犀角一两　麝香二钱五分　黄连一两　朱砂一两　梅片二钱五分　珍珠五钱　山栀一两　雄黄一两　黄芩一两。

【用法】上为极细末,炼老蜜为丸,每丸一钱(3g),金箔为衣,蜡护。脉虚者人参汤下,脉实者银花、薄荷汤下,每服一丸。大人病重体实者,日再服,甚至日三服;小儿服半丸,不知,再服半丸。

【现代处方规范】牛黄 30g,水牛角 30g,麝香 7.5g,郁金 30g,黄连 30g,朱砂 30g,珍珠 15g,栀子 30g,雄黄 30g,黄芩 30g,冰片 7.5g。

【功用】清热解毒,镇静开窍。

【主治】邪热内陷心包证。症见高热惊厥、神昏谵语;舌謇肢厥,舌红或绛,脉数有力。亦治中风昏迷,小儿惊厥属邪热内闭者。

【方解】

君	牛黄	清心解毒,辟秽开窍
	水牛角	清心凉血解毒
	麝香	芳香开窍醒神
臣	黄连、黄芩、栀子	清热泻火解毒
	冰片、郁金	芳香辟秽,化浊通窍
佐	雄黄	辟秽解毒
	朱砂、珍珠	镇心安神
使	蜜	和中缓急
	金箔	重镇安神

【运用】

1. 辨证要点　本方为治疗热陷心包证的常用方,亦是凉开法的代表方。凡神昏谵语属邪热内陷心包者,均可应用。以神昏谵语,高热烦躁,舌红或绛,脉数有力为辨证要点。

2. 使用注意　本方孕妇慎用。

紫　雪　丹

【来源】唐代王焘《外台秘要》

【古方】寒水石三斤　石膏三斤　磁石三斤　滑石三斤　玄参一斤　羚羊角五两(屑)　犀角五两　升麻一斤　沉香五两　丁香一两　木香五两　甘草八两(炙)　黄金百两。

【用法】上十三味,以水一斛,先煮五种金石药,得四斗,去滓后内八物,煮取一斗五升,去滓。取硝石四升(2kg),芒硝亦可,用朴硝精者十斤(5kg)投汁中,微火上煮,柳木蓖搅,勿住手,有七升,投入木盆中,半日欲凝,内成研朱砂三两(90g),细研麝香五分(15g),内中搅调,寒之二日成霜雪紫色。病人强壮者,一服二分(0.6g),当利热毒;老弱人或热毒微者,一服一分(0.3g),以意节之,合得一剂。

【现代处方规范】寒水石1.5kg,石膏1.5kg,磁石1.5kg,滑石1.5kg,玄参500g,羚羊角150g,水牛角150g,升麻500g,沉香150g,丁香30g,木香150g,炙甘草240g。

【功用】清热开窍,息风止痉。

【主治】温热病,热闭心包及热盛动风证。症见高热烦躁,神昏谵语、痉厥,口渴唇焦,尿赤便秘,舌质红绛,苔黄燥,脉数有力或弦数以及小儿热盛惊厥。

【方解】

君	水牛角	(1) 清心凉血解毒　(2) 清心凉肝,开窍息风
	羚羊角	凉肝息风止痉
	麝香	芳香开窍醒神
臣	生石膏、寒水石、滑石	清热泻火
	玄参、升麻	清热解毒,养阴
佐	木香、丁香、沉香	行气通窍
	朱砂、磁石	重镇安神
	朴硝、硝石	泻热散结
使	炙甘草	益气安中,调和诸药

【运用】

1. 辨证要点　本方为治疗热闭心包,热盛动风证的常用方。临床应用以高热烦躁,神昏谵语,痉厥,舌红绛,脉数实为辨证要点。

2. 使用注意　本方服用过量有损伤元气之弊,甚者可出现大汗、肢冷、心悸、气促等症,故应中病即止;孕妇禁用。

至　宝　丹

【来源】宋代陈师文《太平惠民和剂局方》

【古方】犀角一两　玳瑁一两　琥珀一两　朱砂一两　雄黄一两　牛黄一分　龙脑一分　麝香一分　安息香(一两半酒浸,重汤煮令化,滤过渣,约取一两净)　金银箔各50片。

【用法】上丸如皂角子大,人参汤下一丸,小儿量减。

【现代处方规范】水牛角30g,玳瑁30g,琥珀30g,朱砂30g,雄黄30g,牛黄0.3g,冰片0.3g,麝香0.3g,安息香45g,金银箔各50片。

【功用】化浊开窍,清热解毒。

【主治】痰热内闭心包证。症见神昏谵语,身热烦躁,痰盛气粗,舌绛苔黄垢腻,脉滑数。亦治中风、中暑、小儿惊厥属于痰热内闭者。

【方解】

君	麝香	芳香开窍醒神
	牛黄	豁痰开窍
	犀角	清心凉血,解毒开窍
臣	安息香	开窍醒神,豁痰辟秽
	龙脑	辟秽化浊,芳香开窍
	雄黄	助牛黄豁痰解毒
佐	玳瑁、朱砂 琥珀	清热解毒,通窍散瘀,镇静安神

【运用】

1. 辨证要点　至宝丹是治疗痰热内闭心包证的常用方。临床应用以神昏谵语,身热烦躁,痰盛气粗,舌绛苔黄垢腻,脉滑数为辨证要点。

2. 使用注意　本方芳香辛燥之品较多,有耗阴劫液之弊,故神昏谵语由阳盛阴虚所致者忌用;孕妇慎用。

苏　合　香　丸

【来源】唐代王焘《外台秘要》

【古方】吃力伽一两　光明砂一两　麝香一两　诃梨勒(皮)一两　香附一两　沉香一两　木香一两　丁子香一两　安息香一两　白檀香一两　荜茇一两　犀角一两　熏陆香半两　苏合香半两　龙脑香半两。

【用法】上为极细末,炼蜜为丸,如梧桐子大。腊月合之,藏于密器中,勿令泄气。每朝用四丸,取井花水于净器中研破服。老小每碎一丸服之,另取一丸如弹丸,蜡纸裹,绯袋盛,当心带之。冷水暖水,临时斟量。

【现代处方规范】白术30g,朱砂30g,麝香30g,诃子30g,香附30g,沉香30g,木香 30g,丁香 30g,安息香 30g,白檀香 30g,荜茇 30g,水牛角 30g,乳香 15g,苏合香 15g,冰片 15g。

【功用】芳香开窍,行气止痛。

【主治】用于寒闭证。症见突然昏倒,牙关紧闭,不省人事,苔白脉迟。亦治心腹卒痛,甚则昏厥,属寒凝气滞者。

【方解】

	药物	功效
君	麝香、冰片	芳香开窍,辟秽化浊
	苏合香、安息香	
臣	木香、香附、丁香、沉香、白檀香、乳香	行气解郁,散寒止痛,理气活血
佐	荜茇	温中散寒,助诸香药祛寒止痛开郁
	水牛角	清心解毒
	朱砂	重镇安神
使	白术	益气健脾,燥湿化浊
	诃子	收涩敛气

【运用】

1. 辨证要点 本方是温开法的代表方,既是治疗寒闭的常用方,又是适用于心腹疼痛属于气滞寒凝的有效方剂。以突然昏倒,不省人事,牙关紧闭,苔白,脉迟为辨证要点。

2. 使用注意 本方药物辛香走窜,有损胎气,孕妇慎用;脱证禁用。

二、常用中成药

(一) 功能与主治

本类中成药主要具有开窍醒神之功,兼有镇惊、止痉、行气、止痛、辟秽等作用,适用于热入心包、热入营血、痰迷清窍等引发的神志不清的病证。

(二) 分类

按其功效与适用范围,本类中成药又可分为凉开、温开两类。其中:

凉开剂主要具有清热开窍等作用,主治温热邪毒内陷心包、痰热蒙蔽心窍所致的热闭证,症见高热烦躁、神昏谵语、甚或惊厥等。

温开剂主要具有温通开窍等作用,主治寒湿痰浊之邪或秽浊之气蒙蔽心窍所致的寒闭证,症见卒然昏倒、牙关紧闭、神昏不语、苔白脉迟等。

(三) 使用注意事项

本类中成药大多辛香,只宜暂用,不宜久服。临床多用于急救,中病即止。

牛黄清心丸(局方)

【组成】牛黄、当归、川芎、甘草、山药、黄芩、炒苦杏仁、大豆黄卷、大枣、炒白术、茯苓、桔梗、防风、柴胡、阿胶、干姜、白芍、人参、六神曲(炒)、肉桂、麦冬、白蔹、蒲黄

（炒）、麝香或人工麝香、冰片、水牛角浓缩粉、羚羊角、朱砂、雄黄。

【药品标准】《中国药典》2015 年版一部

【古方来源】宋代陈师文《太平惠民和剂局方》牛黄清心丸。

【性状】本品为红褐色的大蜜丸或水丸；气芳香、味微甜。

【功能主治】清心化痰，镇惊祛风。用于风痰阻窍所致的头晕目眩、痰涎壅盛、神志混乱、言语不清及惊风抽搐、癫痫。

【临床应用】用于治疗中风引起的病症及癫痫。

【用法与用量】口服。大蜜丸 1 次 1 丸，水丸 1 次 1.6g，1 日 1 次。

【规格】大蜜丸每丸重 3g；水丸每 20 粒重 1.5g。

【使用注意】孕妇慎用；运动员慎用；不可直接整丸吞服，建议嚼服或砸碎后吞服。

【药理作用】具有镇静、解热、提高耐缺氧能力等作用。

清开灵口服液

【组成】胆酸、珍珠母、猪去氧胆酸、栀子、水牛角、板蓝根、黄芩苷、金银花。

【药品标准】《中国药典》2015 年版一部

【性状】本品为棕红色的液体；味甜，微苦。

【功能主治】清热解毒，镇静安神。用于外感风热时毒、火毒内盛所致高热不退、烦躁不安、咽喉肿痛，舌质红绛、苔黄、脉数者。

【临床应用】用于治疗上呼吸道感染、病毒性感冒、急性化脓性扁桃体炎，急性咽炎、急性气管炎等高热病症属上述证候者。

【用法与用量】口服。1 次 20~30ml，1 日 2 次。儿童酌减。

【规格】每支 10ml。

【其他剂型】片剂、颗粒剂、胶囊剂、注射剂。

【使用注意】不宜在服药期间同时服用滋补性中药；风寒感冒者不适用；久病体虚患者如出现腹泻时慎用。

【药理作用】本品有解热、抗炎作用。

开窍剂类中成药用药鉴别

常用中成药	组方特点	主要功能	临证主治
安宫牛黄丸	清热泻火，凉血解毒	清热解毒，开窍醒神	邪热内陷心包证
紫雪丹	心肝并治，息风止痉	清热开窍，息风止痉	温热病，热闭心包及热盛动风证
至宝丹	化浊开窍，通络散瘀	化浊开窍，清热解毒	痰热内闭心包证
苏合香丸	补敛并施，散收兼顾	芳香开窍，行气止痛	寒闭证
清开灵口服液	清热泻火，凉血解毒	清热解毒，醒神开窍	温热邪毒证

案例分析

　　一般情况:李某,男,31 岁,职员。

　　主诉:高热神昏 2 天。

　　病史:家人代述 2 天前无明显诱因出现高热,伴头痛,意识模糊,鼻塞、流涕。现症见发热、意识模糊、嗜睡、全身不适、头痛、咽痛,体温 39.5℃。

　　考虑因素:①病程;②四诊信息;③患者体质。

　　辨证:火毒内盛。

　　治疗用药:(1) 清开灵口服液,1 次 30ml,1 日 2 次。

　　　　　　(2) 不适随诊,尽量送医院就诊。

(谈瑄忠)

复习思考题

　　1. 简述安宫牛黄丸的功效及主治。

　　2. 简述开窍剂的分类。

扫一扫
测一测

PPT 课件

第十一节　固　涩　剂

培训目标

　　1. 掌握

　　(1) 玉屏风散、桑螵蛸散等方剂的组成、功效、主治、方义、应用要点。

　　(2) 四神丸、固本益肠片、金锁固精丸等中成药的组成、功效、主治。

　　(3) 常用中成药的鉴别使用。

　　2. 熟悉固涩剂的概念、功用、适应证、分类、应用注意事项。

　　3. 了解缩泉丸、固肠止泻丸的组成、功效。

一、经典方剂

　　凡以收涩药为主组成,具有收敛固涩作用,以治气血精津液耗散滑脱证的方剂,统称为固涩剂。气血精津液是人体的宝贵物质,既不断被消耗,又不断得到补充,周而复始,以保正常。气血精津液的滑脱散失,由于病因和发病部位的不同,可分为自汗盗汗、肺虚久咳、遗精滑泄、小便失禁、久泻久痢等症。

玉　屏　风　散

　　【来源】元代危亦林《世医得效方》

　　【古方】防风一两　黄芪二两(蜜炙)　白术二两。

【用法】上㕮咀,每服三钱,用水一盏半,加大枣一枚,煎至七分,去滓,食后热服。

【现代处方规范】防风 30g,炙黄芪 60g,炒白术 60g。

【功用】益气固表止汗。

【主治】表虚自汗。症见汗出恶风,面色㿠白,舌淡苔薄白,脉浮虚。

【方解】

君	黄芪	益气固表止汗
臣	白术	(1) 益气健脾　(2) 培土生金　(3) 固表止汗
佐	防风	祛除在表之风邪

【运用】

1. 辨证要点　本方为治疗表虚自汗的常用方剂。临床应用以自汗恶风,面色㿠白,舌淡脉虚为辨证要点。

2. 使用注意　若属外感自汗或阴虚盗汗,则不宜使用。

桑 螵 蛸 散

【来源】北宋寇宗奭《本草衍义》

【古方】桑螵蛸　远志　菖蒲　龙骨　人参　茯神　当归　龟甲(酥炙)以上各一两。

【用法】上为末,夜卧人参汤调下二钱。

【现代处方规范】桑螵蛸 10g,煅龙骨 10g^{先煎},红参 10g^{另煎},醋龟甲 10g^{先煎},制远志 10g,茯神 10g,石菖蒲 10g,当归 10g。

【功用】调补心肾,涩精止遗。

【主治】心肾两虚证。症见小便频数,或尿如米泔色,或遗尿,或遗精,心神恍惚,健忘,舌淡苔白,脉细弱。

【方解】

君	桑螵蛸	补肾固精止遗
臣	龙骨	镇心安神
	龟甲	补心安神
佐	人参、茯神	益心气、宁心神
	当归	补益心血
	石菖蒲、远志	(1) 安神定志　(2) 交通心肾

【运用】

1. 辨证要点　本方为治心肾两虚,水火不交证的常用方。临床应用以尿频或遗尿,心神恍惚,舌淡苔白,脉细弱为辨证要点。

2. 使用注意　下焦湿热或相火妄动所致之尿频、遗尿或遗精滑泄,以及脾肾阳虚所致之尿频失禁,均非本方所宜。

二、常用中成药

(一) 功能与主治

本类中成药主要具有收敛固涩之功,兼有补气、益肾、温肾、健脾等作用,适用于表虚卫外不固、肾气亏虚、脾肾阳虚等引发的病证。

(二) 分类

按其功效与适用范围,本类中成药又可分为益气固表剂、固脬缩尿剂、固精止遗剂、涩肠止泻剂四类。其中:

益气固表剂主要具有益气、固表、止汗等作用,主治表虚卫外不固所致的自汗、气短、倦怠、乏力等。

固脬缩尿剂主要具有补肾缩尿等作用,主治肾气不足、膀胱失约所致的小便频数或夜尿频多、腰膝酸软、乏力,或小儿遗尿。

固精止遗剂主要具有补肾固精等作用,主治肾虚封藏失司、精关不固所致的遗精滑泄、腰膝酸软、神疲乏力、耳鸣等。

涩肠止泻剂主要具有温肾健脾、涩肠止泻等作用,主治泄泻日久、脾肾两虚或脾肾阳虚所致的大便滑脱不禁、腹痛喜按或冷痛、腹胀、食少、腰酸或冷等。

临证须根据各类及各成药的功效与主治,辨证合理选用。

(三) 使用注意事项

本类中成药大多酸敛甘补,适用于正虚无邪之滑脱,故火热、血瘀、气滞、食积、湿热等实邪为患者不宜使用。

四 神 丸

【组成】肉豆蔻、补骨脂(盐炒)、五味子(醋制)、吴茱萸(制)、大枣(去核)。

【药品标准】《中国药典》2015 年版一部

【古方来源】明代王肯堂《证治准绳》四神丸。

【性状】本品为浅褐色至褐色的水丸;气微香,味苦、咸而带酸、辛。

【功能主治】温肾暖脾,固肠止泻。用于肾阳不足所致的泄泻,症见肠鸣腹胀、五更溏泄、食少不化、久泻不止、面黄肢冷。

【临床应用】用于治疗脾肾阳虚之肾泄证所致的五更泄泻,或大便不实,饮食不思,食不消化,或久泻不愈,腹痛喜温,腰酸肢冷,神疲乏力,舌淡苔薄白,脉沉迟无力。

现代医学用于治疗慢性肠炎、肠结核、肠易激综合征等属脾肾阳虚之肾泄见上述证候者。

【用法与用量】口服。1 次 9g,1 日 1~2 次。

【规格】每袋装 9g。

【其他剂型】片剂,1 次 4 片,1 日 2 次。

【使用注意】湿热痢疾、湿热泄泻者忌服。

【药理作用】本品有调整肠道菌群、促进组织恢复、提高机体免疫力等作用。

固本益肠片

【组成】党参、炒白术、补骨脂、麸炒山药、黄芪、炮姜、酒当归、炒白芍、醋延胡索、煨木香、地榆炭、煅赤石脂、儿茶、炙甘草。

【药品标准】《中国药典》2015年版一部

【性状】本品为棕色片或薄膜衣片,除去包衣后显棕色;气微香,味微苦。

【功能主治】健脾温肾,涩肠止泻。用于脾肾阳虚所致的泄泻,症见腹痛绵绵、大便清稀或有黏液及黏液血便、腰酸乏力、形寒肢冷、食少腹胀。

【临床应用】用于治疗脾虚或脾肾阳虚所致久泻久痢,血便及黏液便,食后腹胀,腰酸肢冷,舌淡苔白,脉虚。

现代医学用于治疗慢性腹泻、慢性结肠炎、溃疡性结肠炎、慢性腹泻属脾虚或脾肾阳虚见上述证候者。

【用法与用量】口服。小片1次8片,大片1次4片,1日3次。

【规格】①素片:每片重0.32g(小片)或每片重0.60g(大片);②薄膜衣片:每片重0.62g。

【其他剂型】胶囊剂,1次4粒,1日3次。

【使用注意】服药期间忌食生冷、辛辣、油腻之物;湿热下痢亦非本方所宜。

【药理作用】本品有抗炎、抗溃疡、镇痛、抑制肠管蠕动、促凝血等作用。

金锁固精丸

【组成】沙苑蒺藜(炒)、芡实(蒸)、莲须、龙骨(煅)、牡蛎(煅)、莲子。

【药品标准】《中华人民共和国卫生部药品标准:中药成方制剂》第十一册

【性状】本品为黑色的包衣浓缩丸,除去包衣后显棕黑色;味微甘、苦。

【功能主治】补肾涩精。用于肾虚不固,遗精滑泄,神疲乏力,四肢酸软,腰痛耳鸣。

【临床应用】用于治疗肾虚精关不固所致的遗精滑泄,腰痛,耳鸣,舌淡苔白,脉细弱。

现代医学用于治疗慢性前列腺炎、精囊炎、神经衰弱及某些慢性消耗性疾病、慢性结肠炎、肠结核、肠易激综合征等功能衰退性疾病属肾虚精关不固者;亦可用于乳糜尿、重症肌无力、泄泻、女子带下、崩漏、产后恶露不绝、产后尿失禁、产后自汗等肾虚下元不固见上述证候者。

【用法与用量】空腹用淡盐水或温开水送服,1次15丸,1日3次。

【规格】每15丸相当于总药材3g。

【其他剂型】蜜丸,1次9g,1日2次。

【使用注意】下焦湿热所致遗精带下者禁用;阴虚火旺而梦遗者,本方不适宜;本药收敛固涩有敛邪之弊,外感发热时需停用。

【药理作用】本品有抗炎、止泻及降脂等作用。

缩　泉　丸

【组成】乌药、益智仁(盐炒)、山药。

【药品标准】《中国药典》2015 年版一部

【古方来源】宋代陈自明《妇人大全良方》缩泉丸。

【性状】本品为淡棕色的水丸;味微咸。

【功能主治】温肾祛寒,缩尿止遗。用于肾虚所致的小便频数,夜间遗尿。

【临床应用】用于治疗膀胱虚寒证所致的尿频,遗尿,舌淡,脉沉弱。

现代医学用于治疗神经性尿频、尿崩症、小儿或成人遗尿、久病体虚之尿失禁等属下元虚寒见上述证候者。

【用法与用量】口服。1 次 3~6g,1 日 3 次。

【规格】每 20 粒重 1g。

【其他剂型】胶囊剂,成人 1 次 6 粒,5 岁以上儿童 1 次 3 粒,1 日 3 次。

【使用注意】肝经湿热所致的遗尿与膀胱湿热所致的小便频数忌用;忌饮酒,忌辛辣、生冷食物。

【药理作用】本品有调节内分泌及增强免疫功能的作用。

固肠止泻丸

【组成】乌梅、黄连、干姜、木香、罂粟壳、延胡索。

【药品标准】《中华人民共和国卫生部药品标准:中药成方制剂》第二十册

【性状】本品为包衣浓缩丸,除去包衣,呈黄褐色;味苦、微辣。

【功能主治】调和肝脾,涩肠止痛。用于肝脾不和,泻痢腹痛。

【临床应用】用于肝脾不和所致的腹痛腹泻,两胁胀满,舌苔白或腻,脉弦。

现代医学用于慢性非特异性溃疡性结肠炎、肠易激综合征见上述证候者。

【用法与用量】口服。1 次 4g,1 日 3 次。

【规格】每 9 粒重 1g。

【其他剂型】水丸,每 12 粒重 1g。

【使用注意】忌食生冷、辛辣、油腻等刺激性食物;运动员慎用。

【药理作用】本品能松弛肠平滑肌,具有解痉、止泻及改善溃疡性结肠炎的作用。

固涩剂类中成药鉴别

中成药	组方特点	主要功能	临证主治
四神丸	温补固涩,相得益彰	温肾散寒,涩肠止泻	脾肾虚寒所致肾泄证,症见肠鸣腹胀、五更泄泻、食少不化、久泄不止、面黄肢冷
固本益肠片	脾胃双补,固本涩肠	健脾温肾,涩肠止泻	脾虚或脾肾阳虚所致泄泻,症见腹痛绵绵、大便清稀、食少腹胀、腰酸乏力、形寒肢冷
金锁固精丸	虚则补之,涩可固脱	固肾涩精	肾虚不固所致遗精滑泄、神疲乏力、四肢酸软、腰酸耳鸣之症
缩泉丸	温固而不燥热	温肾祛寒,缩尿止遗	膀胱虚寒所致的小便频数、夜间遗尿
固肠止泻丸	乌梅黄连合用,一清热一止泻	调和肝脾,涩肠止痛	肝脾不和,泻痢腹痛,慢性非特异性溃疡性结肠炎见上述证候者

案例分析

一般情况:李某,女,35 岁,教师。

主诉:腹泻半个月余、伴腹胀。

病史:15 天前因食冷饮后出现腹泻,伴肠鸣腹胀,肢体酸软乏力,饮食不思,面黄肢冷。已服用抗感染及止泻类药物(盐酸小檗碱片、固肠止泻丸、诺氟沙星胶囊等),效果不明显。现症见五更泄泻、食不消化、久泻不止、腹痛喜温、腰酸肢冷、神疲乏力等不适,舌淡苔薄白,脉沉迟无力。

考虑因素:①病程;②四诊信息;③已服用的中西药物;④患者体质。

辨证:脾肾虚寒之肾泄证。

治疗用药:四神丸,1 次 9g,1 日 1~2 次。

(王红丽)

复习思考题

1. 简述玉屏风散的君臣佐使及其作用特点。

2. 试述四神丸的临床应用和注意事项。

第十二节 理 气 剂

培训目标

1. 掌握

(1) 半夏厚朴汤、苏子降气汤等方剂的组成、功效、主治、方义、应用要点。

(2) 三九胃泰颗粒、加味左金丸等中成药的组成、功效、主治。

(3) 常用中成药的鉴别使用。

2. 熟悉理气剂的概念、功用、适应证、分类、应用注意事项。

3. 了解丁香柿蒂汤的组成、功效。

一、经典方剂

理气剂以理气药为主组成,具有行气或降气的作用,适用于气滞、气逆等病证,根据所选方剂的主要功用分别归纳为行气和降气两类。使用理气剂时,应注意辨清病情的寒热虚实与有无兼夹,分别予以不同的配伍,使方药与病证相合。再者,理气药多属芳香辛燥之品,容易伤筋耗气,应适可而止,勿使过剂,尤其是年老体弱,以及孕妇或素有崩漏吐衄者,更应慎用。

半夏厚朴汤

【来源】汉代张仲景《金匮要略》

【古方】半夏一升 厚朴三两 茯苓四两 生姜五两 苏叶二两。

【用法】以水七升,煮取四升,分温四服,日三、夜一服。

【现代处方规范】姜半夏 12g,厚朴 9g,茯苓 12g,生姜 9g,紫苏叶 6g。

【功用】行气散结,降逆化痰。

【主治】梅核气。症见咽中如有物阻,咳吐不出,吞咽不下,胸胁满闷,或咳或呕等。

【方解】

君	半夏	(1) 化痰散结 (2) 降逆和胃
臣	厚朴	下气除满
	茯苓	甘淡渗湿
佐使	生姜	(1) 辛温散结 (2) 和胃止呕
	紫苏叶	(1) 芳香行气 (2) 疏肝理肺

【运用】

1. 辨证要点 本方为治疗梅核气的主要方,临床应用多以情志不畅,肝气郁结,肺胃宣降失常,津聚成痰,与气相搏,结于咽喉,致咽中如有物阻,咳吐不出,吞咽不下为辨证要点。仅适用于痰气互结而无热者。

2. 使用注意 本方多苦辛温燥之品,仅适宜于痰气互结而无热者,若见颧红口苦,咽干口燥,舌红少苔,属气郁化火,阴伤津少者,虽具有梅核气之特征,亦不宜使用本方。

苏子降气汤

【来源】宋代陈师文《太平惠民和剂局方》

【古方】紫苏子 半夏(汤洗七次)各二两半 川当归两半(去芦) 甘草二两(炙) 前胡(去芦) 厚朴(去粗皮、姜汁拌炒)各一两 肉桂一两半(去皮)。

【用法】上为细末,每服二大钱,水一盏半,入生姜二片,枣子一个,紫苏五叶,同煎至八分,去滓热服,不拘时候。

【现代处方规范】炒紫苏子 9g,姜半夏 9g,当归 6g,炙甘草 6g,前胡 6g,姜厚朴 6g,桂枝 3g。

【功用】降气平喘,祛痰止咳。

【主治】上实下虚。症见痰涎壅盛,喘咳短气,胸膈满闷;或腰疼脚弱,肢体倦怠;或肢体浮肿,舌苔白滑或白腻等。

【方解】

君	紫苏子	(1) 降气祛痰 (2) 止咳平喘
臣	半夏、厚朴、前胡	祛痰,止咳平喘
佐	肉桂	(1) 温肾祛寒 (2) 纳气平喘
	当归	养血补肝
	生姜、紫苏叶	散寒宣肺
使	甘草、大枣	和中调药

【运用】

1. 辨证要点　本方所治之喘咳证乃属上实下虚者。

2. 使用注意　本方药偏温燥,以降气祛痰为主,对于肺肾两虚而无邪的喘咳以及肺热痰喘之证,均不宜使用。

丁香柿蒂汤

【来源】明代秦景明《症因脉治》

【古方】丁香　柿蒂　人参　生姜。

【用法】水煎服。

【现代处方规范】公丁香 6g,柿蒂 6g,人参 3g,生姜 6g。

【功用】温中益气,降逆止呕。

【主治】胃气虚寒。症见呃逆不已,胸痞脉迟者。

【方解】

君	丁香	(1) 温胃散寒 (2) 下气止呃
	柿蒂	(1) 温而苦涩 (2) 专止呃逆
佐	人参	益气补虚
使	生姜	温胃降逆

【运用】

1. 辨证要点　本方为治疗胃寒呃逆之要药,所治之呃逆属于胃气虚寒,胃失和降,气逆于上所致;临床应用以脉迟,胸痞为辨证要点。

2. 使用注意　本方偏温热,胃热呃逆者不宜使用。

二、常用中成药

(一) 功能与主治

本类中成药主要具有行气、降气之功,适用于肝气郁结、脾胃气滞、肝气犯胃、胃气上逆、肺气上逆等引发的病证。

(二) 分类

按其功效与适用范围,本类中成药又可分为理气疏肝剂与理气和中剂两类。其中:

　　理气疏肝剂主要具有行气、疏肝解郁、止痛作用,主治疾病所致的肝气郁滞,症见情志抑郁、善太息、胸闷、胁肋胀痛、月经不调、痛经等。

　　理气和中剂主要具有行气、健脾消食作用,主治疾病所致的脾胃气滞,症见脘腹胀满、嗳气吞酸、恶心、呕吐、饮食不消等。

　　(三) 使用注意事项

　　本类中成药多属芳香辛燥之品,故不宜过服久服。气滞阴虚、阴虚火旺及孕妇不宜使用。

三九胃泰颗粒

　　【组成】三叉苦、黄芩、九里香、两面针、木香、茯苓、白芍、地黄。

　　【药品标准】《中国药典》2015 年版一部

　　【性状】本品为棕色至深棕色的颗粒,味甜、微苦;或为灰棕色至棕褐色的颗粒,味苦。

　　【功能主治】清热燥湿,行气活血,柔肝止痛。用于湿热内蕴、气滞血瘀所致的胃痛,症见脘腹隐痛、饱胀反酸、恶心呕吐、嘈杂纳减;浅表性胃炎、糜烂性胃炎、萎缩性胃炎见上述证候者。

　　【临床应用】用于治疗湿热内蕴、气滞血瘀证,症见胃脘隐痛、饱胀反酸、恶心呕吐、嘈杂纳减、舌红苔黄腻、脉濡数等。

　　【用法用量】开水冲服,1 次 1 袋,1 日 2 次。

　　【规格】每袋装 20g;每袋装 10g;每袋装 2.5g(无蔗糖)。

　　【其他剂型】胶囊剂,1 次 2~4 粒,1 日 2 次。

　　【使用注意】胃寒患者慎用;忌油腻、生冷、难消化食物。

　　【药理作用】本品有止血、抗溃疡及免疫调节作用。

加味左金丸

　　【组成】姜黄连、制吴茱萸、黄芩、柴胡、木香、醋香附、郁金、白芍、醋青皮、麸炒枳壳、陈皮、醋延胡索、当归、甘草。

　　【药品标准】《中国药典》2015 年版一部

　　【古方来源】金元朱震亨《丹溪心法》左金丸加减。

　　【性状】本品为黄棕色的水丸;气香,味苦、辛。

　　【功能主治】平肝降逆,疏郁止痛。用于肝郁化火、肝胃不和引起的胸脘痞闷、急躁易怒、嗳气吞酸、胃痛少食。

　　【临床应用】用于治疗肝郁化火、肝胃不和证,症见胸脘痞闷、急躁易怒、嗳气吞酸、胃灼热、胃痛少食、舌质红、脉弦数。

　　现代医学用于治疗急慢性肝炎、胆囊炎、胆石症以及溃疡病、急慢性胃炎等见上述证候者。

　　【用法用量】口服。1 次 6g,1 日 2 次。

　　【规格】每 100 丸重 6g。

　　【使用注意】忌食辛辣食物。

　　【药理作用】本品有止痛、促进胃排空、抑酸及抗溃疡作用。

理气剂类中成药用药鉴别

常用中成药	组方特点	主要功能	临证主治
三九胃泰颗粒	苦寒清燥,行散消通	清热燥湿,行气活血,柔肝止痛	脘腹隐痛、饱胀反酸、恶心呕吐、嘈杂纳减等症
加味左金丸	辛开苦降,行气解郁	平肝降逆,疏郁止痛	胸脘痞闷、急躁易怒、嗳气吞酸、胃痛少食

 案例分析

　　一般情况:患者,女,48岁。

　　主诉:胸闷、胃胀疼痛。

　　病史:患者食少、胸闷、咽部吞咽不适,晨起时吐清水、嗳气反酸、四肢不温、畏寒肢冷,胃部饱胀疼痛约半年余。曾服用气滞胃痛颗粒、奥美拉唑、吗丁啉等均未减轻。近三天又因劳累、失眠、生气,出现胸闷、胃脘胀满痞塞,时有疼痛,食后尤甚,同时伴有头晕、心悸、呃逆、舌质淡,苔滑腻。

　　考虑因素:①病程;②四诊信息;③患者体质;④已服用的中西药物。

　　辨证:肝气横逆犯胃,浊阴不降。

　　治疗用药:加味左金丸,1次6g,1日2次。

(武晓红)

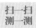

扫一扫
测一测

 复习思考题

　　1. 简述半夏厚朴汤的组成、功效、主治、应用要点。

　　2. 简述理气剂的分类及其适应证。

第十三节　理　血　剂

PPT课件

 培训目标

　　1. 掌握

　　(1) 血府逐瘀汤、补阳还五汤等方剂的组成、功效、主治、方义、应用要点。

　　(2) 通心络胶囊、血府逐瘀胶囊、速效救心丸、血塞通颗粒、麝香通心滴丸、麝香保心丸、芪参益气滴丸、银丹心脑通软胶囊、养心氏片等中成药的组成、功效、主治。

　　(3) 常用中成药的鉴别使用。

　　2. 熟悉理血剂的概念、功用、适应证、应用注意事项。

　　3. 了解血栓心脉宁片、冠心苏合丸、参松养心胶囊、地奥心血康胶囊、芪苈强心胶囊的组成、功效。

一、经典方剂

理血剂以活血和止血药物为主组成,具有活血化瘀及止血功效,适用于各种血瘀证及出血病证。

血府逐瘀汤

【来源】清代王清任《医林改错》

【古方】桃仁四钱 红花三钱 当归三钱 生地黄三钱 川芎一钱半 赤芍二钱 牛膝三钱 桔梗一钱半 柴胡一钱 枳壳二钱 甘草二钱。

【用法】水煎服。

【现代处方规范】柴胡 3g,生地黄 9g,红花 9g,枳壳 6g,川芎 4.5g,桔梗 4.5g,当归 9g,赤芍 6g,桃仁 12g,甘草 6g,牛膝 9g。

【功用】活血化瘀,行气止痛。

【主治】胸中血瘀证。症见胸痛,头痛,日久不愈,痛如针刺而有定处,或呃逆日久不止,或饮水即呛,干呕,或内热瞀闷,或心悸怔忡,失眠多梦,急躁易怒,入暮潮热,唇暗或两目暗黑,舌质暗红,或舌有瘀斑、瘀点,脉涩或弦紧。

【方解】

君	桃仁、红花	(1) 活血化瘀	(2) 通络止痛	
臣	赤芍、川芎	活血祛瘀		
	牛膝	(1) 活血通经	(2) 祛瘀止痛	
佐	枳壳、桔梗	(1) 一升一降	(2) 宽胸行气	
	柴胡	(1) 疏肝解郁	(2) 升达清阳	(3) 理气行滞
	生地黄、当归	(1) 滋阴养血	(2) 清热活血	
使	桔梗	(1) 载药上行	(2) 兼有使药之用	
	甘草	调和诸药		

【运用】

1. 辨证要点 本方广泛用于因胸中瘀血而引起的多种病证。临床应用以胸痛,头痛,痛有定处,舌暗红或有瘀斑,脉涩或弦紧为辨证要点。

2. 使用注意 由于方中活血祛瘀药较多,故孕妇忌用。

补阳还五汤

【来源】清代王清任《医林改错》

【古方】黄芪四两(生) 当归尾二钱 赤芍一钱半 地龙一钱(去土) 川芎一钱 红花一钱 桃仁一钱。

【用法】水煎服。

【现代处方规范】黄芪 120g,当归尾 6g,赤芍 5g,地龙 3g,川芎 3g,红花 3g,桃仁 3g。

【功用】补气,活血,通络。

【主治】中风之气虚血瘀证。症见半身不遂,口眼㖞斜,语言謇涩,口角流涎,小便频数或遗尿失禁,舌暗淡,苔白,脉缓无力。

【方解】

君	黄芪	补气行血
臣	当归尾	活血通经
佐	赤芍、川芎、桃仁、红花	活血化瘀
	地龙	(1)通经活络　(2)力专善走　(3)周行全身

【运用】

1. 辨证要点　本方既是益气活血法的代表方,又是治疗中风后遗症的常用方。临床应用以半身不遂,口眼㖞斜,舌暗淡,苔白,脉缓无力为辨证要点。

2. 使用注意　本方需久服才能有效,愈后还应继续服用,以巩固疗效,防止复发,但若中风后半身不遂属阴虚阳亢,痰阻血瘀,见舌红苔黄、脉洪大有力者,非本方所宜。

二、常用中成药

(一) 功能与主治

本类中成药主要具有活血化瘀之功,兼有行气、止痛、益气、补阴、化痰、息风等作用,适用于气滞、气虚、风痰兼夹等引发的瘀血病证。

(二) 分类

按其功效与适用范围,本类中成药又可分为活血化瘀剂、活血行气剂、益气活血剂、益气补阴活血剂、活血化痰息风剂等5类。其中:

活血化瘀剂主要具有活血化瘀作用,主治瘀血阻滞所致的胸痹,症见胸闷、心前区刺痛、痛有定处;或瘀血阻络所致的中风,症见头晕头痛,神情呆滞、言语謇涩、手足发凉、肢体疼痛、舌紫暗、舌上青紫或瘀点、脉结代等。

活血行气剂主要具有活血行气止痛作用,主治气滞血瘀所致的痛证,症见头痛、胸痛、胃脘痛、腹痛、痛经等,或伴见胀闷、胀满、胀痛等气滞症状,舌紫暗、舌上青紫或瘀点,脉紧或结代。

益气活血剂主要具有益气活血、通络止痛作用,主治气虚血瘀所致的胸痹,症见胸闷、胸痛,刺痛、痛有定处;或气虚血瘀所致的中风,症见半身不遂、口舌㖞斜、言语謇涩;伴见气短、乏力、倦怠、懒言、自汗等气虚症状,舌紫暗、舌上青紫或瘀点,脉沉或结代。

益气补阴活血剂主要具有补气养阴、活血作用,主治气阴两虚、瘀血阻滞所致的胸痹,症见胸部闷痛、心悸不安,或伴见神倦、气短乏力、动则加剧、失眠多梦、盗汗等,舌红少苔或有瘀斑,脉细数。

活血化痰息风剂主要具有活血、化痰息风作用,或兼益气通络作用,主治瘀血夹风痰阻络、经络失养所致中风后遗症或恢复期,症见半身不遂、言语謇涩、口舌㖞斜、肢体麻木,舌淡或有瘀斑,脉沉或结代等。

（三）使用注意事项

本类中成药大多辛散温通,故月经过多、有出血倾向者慎用或忌用,孕妇忌用;药力较猛的活血剂易伤正气,不宜过量或久服。

通心络胶囊

【组成】人参、水蛭、全蝎、赤芍、蝉蜕、土鳖虫、蜈蚣、檀香、降香、乳香(制)、酸枣仁(炒)、冰片。

【药品标准】《中国药典》2015 年版一部

【性状】本品为硬胶囊,内容物为灰棕色至灰褐色的颗粒和粉末;气香、微腥,味微咸、苦。

【功能主治】益气活血,通络止痛。用于冠心病心绞痛属心气虚乏,血瘀络阻证,症见胸部憋闷,刺痛,绞痛,固定不移,心悸自汗,气短乏力,舌质紫暗或有瘀斑,脉细涩或结代。亦用于气虚血瘀络阻型中风,症见半身不遂或偏身麻木,口舌㖞斜,言语不利。

【临床应用】用于治疗心气不足,心血瘀阻,心脉失养所致的胸痹,症见胸闷,心前区刺痛,心悸,气短,乏力,自汗,脉细涩,舌淡色紫;用于气虚血瘀,脉络阻塞不通所致中风,症见半身不遂,周身麻木,口舌㖞斜,言语不利。

现代医学用于冠心病心绞痛、缺血性中风见上述证候者。

【用法与用量】口服。1 次 2~4 粒,1 日 3 次。

【规格】每粒装 0.26g。

【其他剂型】片剂,1 次 2~4 片,1 日 3 次。

【使用注意】孕妇禁用;月经期妇女及有出血倾向者禁用。

【不良反应】个别患者用药后可出现胃部不适、胃痛或腹泻。

【药理作用】本品有抗心肌缺血、抗脑缺血、抗动脉粥样硬化及抗血栓等作用。

速效救心丸

【组成】川芎、冰片(为国家保密品种,完整处方和工艺均为国家级机密保护)。

【药品标准】《中国药典》2015 年版一部

【性状】本品为棕黄色的滴丸;气凉,味微苦。

【功能主治】行气活血,祛瘀止痛,增加冠状动脉血流量,缓解心绞痛。用于气滞血瘀型冠心病,心绞痛。

【临床应用】用于治疗气滞血瘀,心脉闭阻所致的胸痹,症见胸闷而痛,或心悸,或痛有定处或牵引左臂内侧,舌紫暗苔薄,脉细涩。

现代医学用于冠心病心绞痛见上述证候者。

【用法与用量】含服,1 次 4~6 丸,1 日 3 次;急性发作时,1 次 10~15 丸。

【规格】每丸重 40mg。

【使用注意】孕妇禁用;气阴两虚、心肾阴虚之胸痹心痛者慎用;有过敏史者慎用;伴有中重度心力衰竭的心肌缺血者慎用。

【不良反应】临床偶有引发口腔溃疡、口唇肿胀、急性荨麻疹及全身性皮疹的报道。

【药理作用】本品有抗心肌缺血及抗缺氧等作用。

血塞通颗粒

【组成】三七总皂苷。

【药品标准】《中华人民共和国卫生部药品标准：中药成方制剂》第十七册

【性状】本品为白色颗粒；味甘、微苦，水融化后透明，无沉淀。

【功能主治】活血祛瘀，通脉活络。用于瘀血阻络所致的中风偏瘫、肢体活动不利、口眼㖞斜，胸痹心痛、胸闷气憋。

【临床应用】用于治疗瘀阻脑络所致的中风，症见半身不遂，口眼㖞斜，偏身麻木，言语謇涩，舌质暗，脉涩；用于瘀阻心脉所致的胸痹心痛，症见胸部憋闷疼痛，甚则胸痛彻背，痛处固定不移，入夜尤甚，心悸气短，舌质紫暗，脉弦涩。

现代医学用于中风后遗症、冠心病及心绞痛见上述证候者。

【用法与用量】开水冲服，1次1~2袋，1日3次。

【规格】每袋3g。

【其他剂型】片剂，1次50~100mg，1日3次。胶囊剂，1次2粒，1日3次。分散片，1次1~2片，1日3次。

【使用注意】阴虚阳亢或肝阳化风者，不宜单用本品；孕妇慎用。

【药理作用】本品有抗心肌缺血、抗血栓及改善微循环等作用。

麝香通心滴丸

【组成】人工麝香、人参茎叶总皂苷、蟾酥、丹参、人工牛黄、熊胆粉、冰片。

【药品标准】国家食品药品监督管理局标准 YBZ00212008

【性状】本品为薄膜衣滴丸，除去包衣后显棕红色至棕色；气香，味微苦而有持久的麻辣感。

【功能主治】芳香益气通脉，活血化瘀止痛。

【临床应用】用于冠心病稳定型劳力性心绞痛，中医辨证气虚血瘀证，症见胸痛胸闷，心悸气短，身倦乏力。

【用法与用量】口服。1次2丸，1日3次。

【使用注意】孕妇禁用；肝、肾功能不全者慎用；本品含有毒性药材蟾酥，应按说明书规定剂量服用；运动员慎用。

血府逐瘀胶囊

【组成】炒桃仁、红花、地黄、川芎、赤芍、当归、牛膝、柴胡、桔梗、麸炒枳壳、甘草。

【药品标准】《中国药典》2015年版一部

【性状】本品为硬胶囊，内容物为棕色至棕褐色颗粒和粉末；气辛，味微苦。

【功能主治】活血祛瘀，行气止痛。用于气滞血瘀所致的胸痹、头痛日久、痛如针刺而有定处、内热烦闷、心悸失眠、急躁易怒。

【临床应用】用于治疗气滞血瘀，心脉闭塞而致的胸痹，心神失养所致的心悸，瘀血阻络而致的头痛,症见失眠多梦,胸闷不适,胸痛,头痛,痛如针刺而有定处,烦躁,气短,舌暗红或有瘀斑,脉弦紧或涩。

现代医学用于冠心病心绞痛见上述证候者。

【用法与用量】口服。1次6粒,1日2次,1个月为一疗程。

【规格】每粒装0.4g。

【其他剂型】口服液、丸剂、片剂。

【使用注意】孕妇禁用;气虚血瘀者慎用;忌食生冷、油腻食物。

【药理作用】本品有抗心肌缺血、抗血栓、改善微循环、改善血液流变性、降血脂、保肝及抗脑缺血等作用。

参松养心胶囊

【组成】人参、麦冬、山茱萸、桑寄生、土鳖虫、赤芍、黄连、南五味子、龙骨等药味。

【药品标准】《中国药典》2015年版一部

【古方来源】金代张洁古《医学启源》生脉散合清代张锡纯《医学衷中参西录》定心汤。

【性状】本品为硬胶囊,内容物为黄褐色至棕褐色的颗粒和粉末;味苦。

【功能主治】益气养阴,活血通络,清心安神。用于治疗冠心病室性期前收缩属气阴两虚,心络瘀阻证,症见心悸不安,气短乏力,动则加剧,胸部闷痛,失眠多梦,盗汗,神倦懒言。

【临床应用】用于治疗气阴两虚,心络瘀阻所致心悸,症见心悸不安,气短乏力,动则加剧,胸部闷痛,失眠多梦,盗汗,神倦,懒言,舌质暗或有瘀点,少苔,脉细弱或结代;用于气阴两虚,心络瘀阻所致胸痹,症见胸闷不舒,阵发胸痛,心悸,气短,失眠多梦,头晕眼花,神倦懒言,盗汗,舌质暗少苔或有瘀点,脉细弱。

现代医学用于冠心病室性期前收缩、冠心病心绞痛见上述证候者。

【用法与用量】口服。1次2~4粒,1日3次。

【规格】每粒装0.4g。

【使用注意】忌食生冷、辛辣、油腻食物,忌烟酒、浓茶。

【不良反应】个别患者服药期间出现胃胀。

【药理作用】本品有抗心肌缺血、抗心肌损伤及抗心律失常等作用。

麝香保心丸

【组成】人工麝香、人参提取物、肉桂、苏合香、蟾酥、人工牛黄、冰片。

【药品标准】《中国药典》2015年版一部

【古方来源】宋代陈师文《太平惠民和剂局方》苏合香丸。

【性状】本品为黑褐色有光泽的水丸,破碎后断面为棕黄色;味苦、辛凉,有麻舌感。

【功能主治】芳香温通,益气强心。用于气滞血瘀所致的胸痹,症见心前区疼痛、固定不移。

【临床应用】用于治疗气滞血瘀,脉络闭塞而致的胸痹,症见胸痹,胸闷,心前区疼痛,痛处固定不移,舌质暗红或紫,脉弦涩。

现代医学用于冠心病心绞痛、心肌梗死见上述证候者。

【用法与用量】口服。1 次 1~2 丸,1 日 3 次;或症状发作时服用。

【规格】每丸重 22.5mg。

【使用注意】孕妇禁用;不宜与洋地黄类药物同用;忌食生冷、辛辣、油腻食物,忌烟酒。

【不良反应】服用本品可致味觉障碍。

【药理作用】本品有抗心肌缺血、抗慢性心功能不全、降血脂、改善血液流变性和抗心肌纤维化等作用。

地奥心血康胶囊

【组成】地奥心血康。

【药品标准】《中国药典》2015 年版一部

【性状】本品为硬胶囊,内容物为浅黄色至棕黄色的颗粒和粉末;味苦。

【功能主治】活血化瘀,行气止痛,扩张冠状动脉血管,改善心肌缺血。用于预防和治疗冠心病,心绞痛以及瘀血内阻之胸痹、眩晕、气短、心悸、胸闷或痛。

【临床应用】用于治疗瘀血闭阻而致的胸痹,症见胸部疼痛,痛处固定,甚或痛引肩背,时或心悸不宁,眩晕,气短,舌质紫暗或有瘀斑,脉弦涩或结代;用于瘀血闭阻而致的心悸,症见心悸不安,胸闷不舒,心痛时作,气短喘息,或见唇甲青紫,舌质紫暗或有瘀斑,脉涩或结代。

现代医学用于功能性心律失常、冠心病心绞痛见上述证候者。

【用法与用量】口服。1 次 1~2 粒,1 日 3 次,饭后服用,或遵医嘱。

【规格】每粒含地奥心血康 100mg。

【其他剂型】片剂、软胶囊。

【使用注意】有出血倾向者禁用;孕妇及经期妇女慎用;过敏体质者慎用。

【不良反应】文献报道临床可见药疹、肝损害、月经失调等不良反应。

【药理作用】本品有抗心肌缺血、抗脑缺血、抗血栓和降血脂等作用。

芪参益气滴丸

【组成】黄芪、丹参、三七、降香油。

【药品标准】国家药监局单页标准(2008)

【性状】本品为浅棕色至深棕色的滴丸;气微香,味微苦。

【功能主治】益气通脉、活血止痛。用于气虚血瘀所致胸痹,症见胸闷胸痛、气短乏力、心悸、自汗、面色少华、舌体胖有齿痕、舌质暗或有瘀斑、脉沉弦。

【临床应用】用于治疗心气不足,心血瘀滞,心脉痹阻所致的胸痹,症见胸闷心痛,呈隐痛或刺痛,心悸不安,气短懒言,面色少华,自汗,乏力,脉细涩,或结代,舌质淡紫,边有齿痕。

现代医学用于冠心病心绞痛见上述证候者。

【用法与用量】餐后半小时服用,1 次 1 袋,1 日 3 次,4 周为一疗程或遵医嘱。

【规格】每袋装 0.5g。

【使用注意】孕妇慎用,经量多者慎用;忌食生冷、辛辣、油腻食物,忌烟酒、浓茶。

【药理作用】本品有抗心肌缺血、抑制心室重构、抗动脉粥样硬化及抗肝纤维化等作用。

芪苈强心胶囊

【组成】黄芪、人参、黑顺片、丹参、葶苈子、泽泻、玉竹、桂枝、红花、香加皮、陈皮。

【药品标准】《中国药典》2015 年版一部

【性状】本品为硬胶囊,内容物为棕褐色至黑褐色的颗粒,味苦。

【功能主治】益气温阳,活血通络,利水消肿。用于冠心病、高血压所致轻中度充血性心力衰竭证属阳气虚乏,络瘀水停者,症见心慌气短,动则加剧,夜间不能平卧,下肢浮肿,倦怠乏力,小便短少,口唇青紫,畏寒肢冷,咳吐稀白痰等。

【临床应用】用于治疗阳气虚乏,络瘀水停所致心悸,症见心慌气短,动则加剧,夜间不能平卧,下肢浮肿,倦怠乏力,小便短少,口唇青紫,畏寒肢冷,咳痰稀白,舌质淡或紫暗,苔白,脉虚弱,或沉涩。

现代医学用于冠心病、高血压所致轻中度充血性心力衰竭见上述证候者。

【用法与用量】口服。1 次 4 粒,1 日 3 次。

【规格】每粒装 0.3g。

【使用注意】孕妇慎用;宜饭后服用。

【药理作用】本品有抗心力衰竭、抗心室重构等作用。

银丹心脑通软胶囊

【组成】银杏叶、丹参、灯盏细辛、绞股蓝、山楂、大蒜、三七、艾叶。

【药品标准】《中国药典》2015 年版一部

【性状】本品为软胶囊,内容物为棕色至棕褐色的膏状物;气辛,味微苦。

【功能主治】活血化瘀,行气止痛,消食化滞。用于气滞血瘀引起的胸痹,症见胸痛,胸闷,气短,心悸。

【临床应用】用于治疗因气滞血瘀所致的胸痹,症见胸痛,胸闷,气短,心悸,唇舌紫暗,脉涩。

现代医学用于冠心病心绞痛,高脂血症、脑动脉硬化,中风、中风后遗症见上述证候者。

【用法与用量】口服。1 次 2~4 粒,1 日 3 次。

【规格】每粒装 0.4g。

【药理作用】本品有降血脂、抗心肌缺血、改善心功能、抗脑缺血等作用。

血栓心脉宁片

【组成】人参茎叶总皂苷、丹参、人工麝香、人工牛黄、冰片、蟾酥、川芎、水蛭、毛冬青、槐花。

【药品标准】《中国药典》2015 年版一部

【性状】本品为薄膜衣片,除去薄膜衣后显棕色;气微香,味微苦。

【功能主治】益气活血,开窍止痛。用于气虚血瘀所致的中风、胸痹,症见头晕目眩、半身不遂、胸闷心痛、心悸气短。

【临床应用】用于治疗气虚血瘀、脑脉痹阻所致的中风,症见半身不遂,头晕目眩,乏力,动则气短,脉细涩,苔薄舌紫;用于气虚血瘀、心脉痹阻而致的胸痹,症见胸闷,疼痛隐隐、头晕目眩、乏力,动则气短,脉细涩,苔薄舌紫。

现代医学用于冠心病心绞痛、缺血性中风后遗症或恢复期见上述证候者。

【用法与用量】口服。1次2片,1日3次。

【规格】每片重0.4g。

【其他剂型】胶囊剂。

【使用注意】孕妇禁用;寒凝、阴虚血瘀胸痹心痛者不宜单用;经期妇女慎用;久服易伤脾胃,餐后服用为宜;忌食生冷、辛辣、油腻食物,忌烟酒、浓茶;本品中蟾酥有强心作用,正在服用洋地黄类药物的患者慎用。

【不良反应】有服用本品后出现头晕、心悸、上腹胀满、反酸、胃中嘈杂、腹部不适等不良反应的报道。

【药理作用】本品有抗脑缺血损伤、抗心肌缺血、抗血栓和改善血液流变性等作用。

养 心 氏 片

【组成】黄芪、丹参、党参、人参、当归、山楂、葛根、醋延胡索、灵芝、地黄、淫羊藿、黄连、炙甘草。

【药品标准】《中国药典》2015年版一部

【性状】本品为糖衣片或薄膜衣片,除去包衣后显棕褐色;味苦。

【功能主治】益气活血,化瘀止痛。用于气虚血瘀所致的胸痹,症见心悸气短、胸闷、心前区刺痛。

【临床应用】用于治疗心气不足,心脉瘀阻引起的胸闷,心前区刺痛,心悸,自汗,气短,乏力,脉细涩,舌紫。

现代医学用于冠心病心绞痛见上述证候者。

【用法与用量】口服。1次4~6片(规格①③);1次2~3片(规格②),1日3次。

【规格】①薄膜衣片,每片重0.3g;②薄膜衣片,每片重0.6g;③糖衣片,每片重0.3g。

【使用注意】孕妇慎用。

【药理作用】本品有抗心肌缺血、抗血栓、降血脂、改善血液流变性等作用。

冠心苏合丸

【组成】苏合香、冰片、乳香(制)、檀香、土木香。

【药品标准】《中国药典》2015年版一部

【性状】本品为深棕色至棕褐色的大蜜丸;气芳香,味苦、凉。

【功能主治】理气、宽胸、止痛。用于寒凝气滞、心脉不通所致的胸痹,症见胸闷、心前区疼痛。

【临床应用】用于治疗寒凝心脉,阳气不运,闭阻气机所致的胸痹,症见卒然心痛如绞,遇寒即发,形寒肢冷,甚则胸痛彻背,背痛彻胸,舌淡苔薄白,脉沉弦或沉迟。

现代医学用于冠心病及心绞痛见上述证候者。

【用法与用量】嚼碎服,1次1丸,1日1~3次;或遵医嘱。

【规格】每丸重0.4g、0.85g、0.9g、1.0g。

【其他剂型】滴丸、胶囊、软胶囊。

【使用注意】孕妇禁用;阴虚血瘀所致胸痹者慎用;不宜长期服用;胃炎、胃溃疡、食管炎及肾脏疾病患者慎用;本品宜饭后服用;忌食生冷、辛辣、油腻食物,忌烟酒、浓茶。

【不良反应】有文献报道服冠心苏合丸可出现过敏性药疹和肾脏损害。

【药理作用】本品有抗心肌缺血、抗血栓、降血脂及耐缺氧等作用。

理血剂类中成药用药鉴别

常用中成药	组方特点	主要功能	临证主治
麝香保心丸	温寒并用,通补兼施	芳香温通,益气强心	气滞血瘀,脉络闭塞而致的冠心病心绞痛
速效救心丸	温寒并用,化瘀开窍	行气活血,祛瘀止痛	气滞血瘀,心脉闭阻所致的冠心病心绞痛、心肌梗死
参松养心胶囊	温清并有,补通兼施	益气养阴,通络安神	气阴两虚,心络瘀阻所致的冠心病心绞痛
芪参益气滴丸	通中寓补,补中寓通	益气通脉,活血止痛	心气不足,心血瘀滞,心脉痹阻所致的冠心病心绞痛

 案例分析

一般情况:李某,女,47岁。

主诉:近一周,心悸、胸痛伴呼吸困难。

病史:一周前开始常感到心前区胸闷、胸痛,心悸,轻微体力活动后加剧,气短、乏力、自汗。昨日起心前区出现持续性刺痛,痛处固定不移,无恶寒、头痛、咽痛、发热等不适,伴有心悸自汗、气短乏力症状,面苍唇青,舌质紫暗,脉细涩。

考虑因素:①病程;②四诊信息;③患者体质与工作。

辨证:胸痹气虚血瘀证。

治疗用药:通心络胶囊,1次4粒,1日3次。

(郑敏霞)

扫一扫
测一测

PPT 课件
06第14节PPT

 复习思考题

1. 简述补阳还五汤的组成、主治及临床应用。
2. 简述理血剂的分类及其适应证。

第十四节　治　风　剂

 培训目标

1. 掌握
(1) 羚角钩藤汤、镇肝熄风汤等方剂的组成、功效、主治、方义、应用要点。
(2) 川芎茶调丸、芎菊上清丸、化风丹、养血清脑丸等中成药的组成、功效、主治。
(3) 常用中成药的鉴别使用。
2. 熟悉治风剂的概念、功用、适应证、分类、应用注意事项。
3. 了解小活络丸、益肾蠲痹丸、华佗再造丸等方剂的组成、功效。

一、经典方剂

治风剂主要具有疏散外风或平息内风的作用,用于外感六淫之首的风邪所引发的外风病证或者由于脏腑功能失调所引起的内风病证。

羚角钩藤汤

【来源】清代俞根初《通俗伤寒论》

【古方】羚角片一钱半　双钩藤三钱　霜桑叶二钱　滁菊花三钱　鲜生地五钱　生白芍三钱　川贝母四钱　淡竹茹五钱　茯神木三钱　生甘草八分。

【用法】水煎服。其中羚角片宜先煎,淡竹茹宜鲜刮,先煎代水,双钩藤宜后下。

【现代处方规范】羚羊角片 4.5g^{先煎},双钩藤 9g^{后下},霜桑叶 6g,滁菊花 9g,鲜生地黄 15g,生白芍 9g,川贝母 12g,淡竹茹 15g^{鲜刮,先煎代水},茯神木 9g,生甘草 3g。

【功用】凉肝息风,增液舒筋。

【主治】热盛动风证。症见高热不退,烦闷躁扰,手足抽搐,发为痉厥,甚则神昏,舌绛而干,或舌焦起刺,脉弦而数。

【方解】

君	羚羊角、双钩藤	(1) 清热凉肝	(2) 息风解痉
臣	霜桑叶、滁菊花	(1) 清肝肃肺	(2) 清热平肝
佐	白芍、生地黄	(1) 益阴养血	(2) 凉血清热
	川贝母、淡竹茹	清热化痰	
	茯神木	安神定志	
使	甘草	(1) 调和诸药	(2) 酸甘化阴

【运用】

1. 辨证要点　本方为凉肝息风的代表方剂。其配伍特点是以凉肝息风药为主，配伍滋阴化痰、安神之品，主治肝经热极生风病证。本方应用以高热烦躁、手足抽搐、舌绛而干、脉弦数为辨证要点。

2. 使用注意　若温病后期，热势已衰，阴液大亏，虚风内动者，则不宜应用。

镇肝熄风汤

【来源】清代张锡纯《医学衷中参西录》

【古方】怀牛膝一两　生赭石一两　生龙骨五钱　生牡蛎五钱　生龟板五钱　生杭芍五钱　玄参五钱　天冬五钱　川楝子二钱　生麦芽二钱　茵陈二钱　甘草钱半。

【用法】水煎服。生赭石宜轧细先煎，生龙骨、生牡蛎、生龟甲宜捣碎先煎，川楝子宜捣碎煎煮。

【现代处方规范】怀牛膝30g，生赭石30g^{轧细先煎}，生龙骨15g^{捣碎先煎}，生牡蛎15g^{捣碎先煎}，生龟甲15g^{捣碎先煎}，生杭芍15g，玄参15g，天冬15g，川楝子6g^{捣碎}，生麦芽6g，茵陈6g，甘草4.5g。

【功用】镇肝息风，滋阴潜阳。

【主治】类中风。症见头目眩晕，目胀耳鸣，脑部热痛，心中烦热，面色如醉，或时常噫气，或肢体渐觉不利，口角渐形歪斜；甚或眩晕颠仆，昏不知人，移时始醒；或醒后不能复原，脉弦长有力者。

【方解】

君	怀牛膝	（1）引血下行　（2）补益肝肾
臣	生赭石	镇肝降逆
	龙骨、牡蛎	（1）滋阴潜阳　（2）镇肝息风
	龟甲、杭芍	（1）补益肝肾　（2）滋阴养血
佐	玄参、天冬	滋养肝肾
	茵陈、川楝子	（1）清泄肝热　（2）疏肝制阳
	生麦芽	疏肝理气
使	甘草	（1）调和诸药　（2）和胃调中

【运用】

1. 辨证要点　本方为治疗类中风的常用方剂。无论中风前后，如辨证为阴亏阳亢，肝风内动者，均可应用。以头目眩晕，脑部胀痛，面色如醉，心中烦热，脉弦长有力为辨证要点。

2. 使用注意　中风中气虚血瘀类型不可用此方。

二、常用中成药

(一) 功能与主治

治风剂主要具有疏散外风、平息内风作用，适用于外风、内风所致病证。

（二）分类

按其功效与适用范围,本类中成药又可分为疏散外风剂和平肝息风剂两类。其中:

疏散外风剂主要具有疏风、止痛、除湿、止痒作用,主治外感风邪所致头痛、眩晕、面瘫等,症见头痛、恶风、皮肤疹痒、肢体麻木、关节屈伸不利、走注疼痛,或口眼㖞斜等。

平肝息风剂主要具有息风止痉、平抑肝阳、清热泻火、滋补肝肾、补血作用。主治脑动脉硬化、原发性高血压、缺血性脑中风、血管神经性头痛、神经衰弱等,症见眩晕、震颤、四肢抽搐、言语謇涩、半身不遂等。

（三）使用注意事项

治风剂应严格区分外风和内风,合理选用治风制剂。针对内风,要在明确病因病机的基础上选用本剂。

小 活 络 丸

【组成】胆南星、制川乌、制草乌、地龙、乳香(制)、没药(制)。

【药品标准】《中国药典》2015 年版一部

【性状】本品为黑褐色至黑色的小蜜丸或大蜜丸;气腥,味苦。

【功能主治】祛风除湿,化痰通络,活血止痛。用于风寒湿痹,肢体筋脉疼痛,麻木拘挛,关节屈伸不利,疼痛游走不定。

【临床应用】用于治疗风寒湿痹证,症见肢体筋脉疼痛,麻木拘挛,关节屈伸不利,疼痛游走不定等。亦用于中风,手足不仁,日久不愈,经络中有湿痰死血,而见腰腿沉重,或腿臂间作痛。

现代医学多用于风湿性关节炎、类风湿关节炎、坐骨神经痛、骨质增生等属风寒湿邪留阻经络者。

【用法与用量】黄酒或温开水送服,小蜜丸 1 次 3g(15 丸);大蜜丸 1 次 1 丸,1 日 2 次。

【规格】①小蜜丸:每 100 丸重 20g;②大蜜丸:每丸重 3g。

【其他剂型】片剂。

【使用注意】阴血不足及孕妇禁用。

【药理作用】本品有镇痛、抗炎、免疫抑制及改善血液循环等作用。

益肾蠲痹丸

【组成】骨碎补、熟地黄、当归、延胡索、寻骨风、葎草、全蝎、蜂房、地龙、土鳖虫、老鹳草、徐长卿、鸡血藤、淫羊藿、鹿衔草、乌梢蛇、僵蚕、虎杖、蜈蚣、地黄。

【药品标准】《中华人民共和国卫生部药品标准:新药转正标准》中药第一册

【性状】棕褐色的小丸;味微苦、涩。

【功能主治】温补肾阳,益肾壮督,搜风剔邪,蠲痹通络。用于发热,关节疼痛、肿大、红肿热痛、屈伸不利、肌肉疼痛、瘦削或僵硬、畸形的顽痹。

【临床应用】用于治疗症见发热,关节疼痛、肿大、红肿热痛、屈伸不利、肌肉疼痛、瘦削或僵硬、畸形的顽痹。

现代医学多用于治疗风湿性关节炎或类风湿关节炎、腰颈椎骨质增生、肩关节周围炎等。

【用法与用量】口服。1次8~12g,1日3次。

【规格】每袋装8g。

【使用注意】妇女月经期经行量多停用,孕妇禁服;过敏体质和湿热偏盛者慎用。

【药理作用】本品主要有抗炎、消肿、镇痛、调节机体细胞免疫和体液免疫作用。

华佗再造丸

【组成】川芎、吴茱萸、冰片等(本品为国家保密品种,完整处方和工艺均为国家级机密保护)。

【药品标准】《中国药典》2015年版一部

【性状】本品为黑色的浓缩水蜜丸;气香,味苦。

【功能主治】活血化瘀,化痰通络,行气止痛。用于痰瘀阻络之中风恢复期和后遗症,症见半身不遂、拘挛麻木、口眼㖞斜、言语不清。

【临床应用】适用于痰瘀阻络之中风恢复期及后遗症。

现代医学用于治疗冠心病、血栓闭塞性脉管炎、特发性三叉神经痛、精液不液化等。

【用法与用量】口服。1次4~8g,1日2~3次;重症,1次8~16g;或遵医嘱。

【规格】每袋8g。

【使用注意】孕妇忌服。

【药理作用】本品有抗凝血、抗血栓、增加脑部血流量、改善心功能及提高机体免疫功能等作用。

川芎茶调丸

【组成】川芎、白芷、羌活、细辛、防风、荆芥、薄荷、甘草。

【药品标准】《中国药典》2015年版一部

【性状】本品为黄棕色至棕褐色的水丸;气香,味辛、甘、微苦。

【功能主治】疏风止痛。用于外感风邪所致的头痛,或有恶寒、发热、鼻塞。

【临床应用】主要用于治疗外感风邪证,症见头痛,或有恶寒、发热、鼻塞。

现代医学用于外感风邪引起的感冒头痛,神经性头痛、偏头痛、外伤后遗症所致的头痛等。

【用法与用量】饭后清茶送服,1次3~6g,1日2次。

【规格】每8丸相当于原药材3g。

【其他剂型】片剂、散剂、颗粒剂、袋泡剂、口服液。

【使用注意】孕妇慎服。

【不良反应】少数患者会出现腹泻的症状。

【药理作用】本品有镇痛、镇静、抗炎、解热、抑菌、改善微循环等作用。

芎菊上清丸

【组成】川芎、菊花、黄芩、栀子、炒蔓荆子、黄连、薄荷、连翘、荆芥穗、羌活、藁本、桔梗、防风、甘草、白芷。

【药品标准】《中国药典》2015年版一部

【性状】本品为棕黄至棕褐色的水丸;味苦。

【功能主治】清热解表,散风止痛。用于外感风邪引起的恶风身热、偏正头痛、鼻流清涕、牙疼喉痛。

【临床应用】用于头痛,见发热怕风,咽喉肿痛,口渴欲饮,舌薄黄者。

【用法与用量】口服。1次6g,1日2次。

【规格】每100粒重6g。

【其他剂型】片剂、颗粒剂。

【使用注意】体虚者慎用。

【药理作用】本品有解热、镇痛、抗菌及抗炎等作用。

化 风 丹

【组成】天麻、僵蚕、全蝎、天南星(制)、荆芥、雄黄、药母、麝香、朱砂、硼砂、巴豆霜、冰片。

【药品标准】《国家中成药标准汇编:经络肢体脑系分册》

【性状】本品为朱红色的水丸,剖面显棕黄色;有强烈香气,味辛。

【功能主治】息风镇痉,豁痰开窍。用于风痰闭阻、中风偏瘫、癫痫,面神经麻痹,口眼㖞斜。

【临床应用】现代医学用于脑血管疾病如脑梗死、脑栓塞、脑外伤后遗症等,也适用于癫痫、帕金森病引起的痉挛、抽搐等。

【用法与用量】口服。1次8~10丸,1日2~3次,18天为一疗程;或遵医嘱。

【规格】每丸重0.12g。

【使用注意】肝肾功能不全、造血系统疾病、孕妇及哺乳期妇女禁用;儿童慎用。

【药理作用】本品有抗癫痫、抗惊厥、镇静、催眠、改善脑循环等作用。

养血清脑丸

【组成】当归、川芎、白芍、熟地黄、钩藤、鸡血藤、夏枯草、决明子、珍珠母、延胡索、细辛。

【药品标准】《中国药典》2015年版一部

【性状】本品为包薄膜衣的浓缩丸,除去包衣后显深棕色至棕黑色;气微,味特异。

【功能主治】养血平肝,活血通络。用于血虚肝旺所致的头痛眩晕、心烦易怒、失眠多梦。

【临床应用】用于治疗血虚肝旺证,症见头痛眩晕、心烦易怒、失眠多梦等。

现代医学用于头晕、头痛、脑供血不足、高血压、眩晕、失眠等。

【用法与用量】口服。1 次 1 袋,1 日 3 次。

【规格】每袋装 2.5g。

【其他剂型】颗粒剂。

【使用注意】本品有平缓的降压作用,低血压者慎用;孕妇忌服;肝功能失代偿患者禁用。

【不良反应】皮疹、瘙痒、恶心、呕吐、腹胀、腹泻、腹痛、胃烧灼感、口干、头晕、头痛、头胀、耳鸣、心慌、心悸、血压降低、肝生化指标异常等。

【药理作用】本品有降压、改善脑缺血、预防血栓等作用。

治风剂类中成药用药鉴别

常用中成药	组方特点	主要功能	临证主治
川芎茶调散	辛温辛凉并用,祛风止痛力强	疏风散寒,活血止痛	外感风邪头痛,临床表现为头痛,或有恶寒、发热、鼻塞
小活络丸	散通力强,祛邪为主	祛风除湿,化痰通络,活血止痛	风寒湿痹,肢体筋脉疼痛,麻木拘挛,关节屈伸不利,疼痛游走不定
华佗再造丸	祛风散通,止痛力强	活血化瘀,化痰通络,行气止痛	用于痰瘀阻络之风恢复期和后遗症。症见半身不遂、拘挛麻木、口眼㖞斜、言语不清等

 案例分析

一般情况:王某,男,42 岁,体力劳动者。

主诉:反复头痛 1 个月。

病史:患者 1 个月来经常发生头痛,前额及巅顶部位疼痛明显。患者曾先后在当地多家医院就诊,行头颅 CT 及 MRI 等检查未见异常,诊断为:偏头痛。服用多种止痛药效果不佳,现症见:头痛,遇风明显加重,伴头晕、鼻塞,腿软无力,无恶心呕吐,无胸闷心慌,纳可,二便尚调,睡眠可。患者既往体健。舌淡,苔薄白,脉浮紧。

考虑因素:①病程;②四诊信息;③患者体质。

辨证:外感风邪头痛。

治疗用药:川芎茶调散,饭后清茶冲服。1 次 6g,1 日 2 次。

(张景洲)

 复习思考题

1. 简述治风剂适应证与注意事项。

2. 简述小活络丸的组成,以及临床应如何进行用药交代。

第十五节　治　燥　剂

【培训目标】

　　1. 掌握

　　(1) 清燥救肺汤、百合固金汤、麦门冬汤、增液汤等方剂的组成、功效、主治、方义、应用要点。

　　(2) 养阴清肺口服液、川贝雪梨膏、百合固金口服液等中成药的组成、功效、主治。

　　(3) 常用中成药的鉴别使用。

　　2. 熟悉治燥剂的概念、功用、适应证、分类、应用注意事项。

　　3. 了解蜜炼川贝枇杷膏的组成、功效。

一、经典方剂

　　治燥方具有轻宣燥邪或滋阴润燥等作用,适用于感受燥邪或脏腑津液枯耗所致的燥证。

清燥救肺汤

　　【来源】清代喻昌《医门法律》

　　【古方】桑叶三钱(经霜者,去枝、梗,净叶)　石膏二钱五分(煅)　甘草一钱　人参七分　胡麻仁一钱(炒,研)　真阿胶八分　麦门冬一钱二分(去心)　杏仁七分(泡,去皮尖,炒黄)　枇杷叶一片(刷去毛,蜜涂,炙黄)。

　　【用法】水一碗,煎六分,频频二三次,滚热服。

　　【现代处方规范】桑叶 9g,生石膏 8g[先煎],麦冬 4g,炒苦杏仁 2g,蜜枇杷叶 3g,炒胡麻仁 3g[捣碎],阿胶 3g[烊化],人参 2g[另煎],甘草 3g。

　　【功用】清燥润肺,养阴益气。

　　【主治】温燥伤肺,气阴两伤证。症见身热头痛,干咳无痰,气逆而喘,咽喉干燥,鼻燥,心烦口渴,胸满胁痛,舌干少苔,脉虚大而数。

　　【方解】

君	桑叶	(1) 清宣肺燥　(2) 透邪外出
臣	麦冬、生石膏	(1) 清肺中燥热　(2) 养肺中津液
佐	阿胶、炒胡麻仁	养阴润肺
	炒苦杏仁、蜜枇杷叶	(1) 肃降肺气　(2) 化痰止咳
	人参	益气生津
使	甘草	调和诸药

　　【运用】

　　1. 辨证要点　本方为治疗温燥伤肺重证的常用方。临床应用以身热,干咳无痰,气逆而喘,舌红少苔,脉虚大而数为辨证要点。

2. 使用注意　本方不宜用于脾虚痰湿内盛,胸膈满闷者。

增液汤

【来源】清代吴瑭《温病条辨》

【古方】玄参一两　麦冬八钱(连心)　细生地八钱。

【用法】水八杯,煮取三杯,口干则与饮令尽;不便,再作服。

【现代处方规范】玄参 30g,麦冬 24g,生地黄 24g。

【功用】增液润燥。

【主治】阳明温病,津亏便秘证。症见大便秘结,口渴,舌干红,脉细数或沉而无力。

【方解】

君	玄参	(1) 滋阴降火　(2) 润燥生津
臣	麦冬	滋养润燥
	生地黄	(1) 滋阴壮水　(2) 清热润燥

【运用】

1. 辨证要点　本方为治疗津亏肠燥所致大便秘结的常用方,又是治疗多种内伤阴虚液亏病证的基础方。临床应用以便秘、口渴、舌干红、脉细数或沉而无力为辨证要点。

2. 使用注意　本方寒凉甘润,不宜用于肾阳不足或脾气亏虚之便秘者;本方为养阴生津之剂,湿邪未尽时慎用,以免恋邪助湿;本方虽可作泻药之用,但毕竟是滋腻补益之剂,故邪热尚盛,表邪未去者,不可滥用。

麦门冬汤

【来源】汉代张仲景《金匮要略》

【古方】麦门冬七升　半夏一升　人参三两　甘草二两　粳米三合　大枣十二枚。

【用法】上六味,以水一斗二升,煮取六升,温服一升,日三夜一服。

【现代处方规范】麦冬 42g,姜半夏 6g,人参 9g^{另煎},甘草 6g,粳米 3g,大枣 4 枚。

【功用】滋养肺胃,降逆和中。

【主治】虚热肺痿证,症见咳吐涎沫,短气喘促,咽喉干燥,舌红少苔,脉虚数。胃阴不足证,症见气逆呕吐,口渴咽干,舌红少苔,脉虚数。

【方解】

君	麦冬	(1) 滋养肺胃　(2) 清虚火
臣	姜半夏	降逆化痰
佐使	人参	补气生津
	甘草、大枣、粳米	(1) 益气养胃　(2) 合人参益胃生津、培土生金

【运用】

1. 辨证要点　本方为治疗肺胃阴虚,气机上逆所致咳嗽或呕吐之常用方。临床应用以咳吐涎沫,短气喘促,或口干呕逆,舌干红少苔,脉虚数为辨证要点。

2. 使用注意　本方有大剂麦冬,非胃肺干枯者不可轻服。寒痰壅肺之咳逆、脾胃虚寒之呕吐,不宜使用本方。

百合固金汤

【来源】明代周之千《慎斋遗书》

【古方】熟地　生地　归身各三钱　白芍　甘草各一钱　桔梗　玄参各八分　贝母　麦冬　百合各一钱半。

【用法】水煎服。

【现代处方规范】百合 5g,生地黄 9g,熟地黄 9g,麦冬 5g,玄参 3g,白芍 3g,当归 9g,川贝母 5g,桔梗 3g,甘草 3g。

【功用】滋养润肺,止咳化痰。

【主治】肺肾阴虚,虚火上炎证。症见咳嗽气喘,痰中带血,咽喉燥痛,头晕目眩,午后潮热,舌红少苔,脉细数。

【方解】

君	百合	(1) 滋阴清热　(2) 润肺止咳
臣	熟地黄	滋补肾阴
	麦冬、生地黄、玄参	(1) 滋养肺肾之阴　(2) 清降虚火
佐	川贝母	(1) 清热润肺　(2) 化痰止咳
	当归、白芍	养血补虚
	桔梗	(1) 宣利肺气　(2) 化痰止咳
使	甘草	(1) 清热　(2) 调和诸药

【运用】

1. 辨证要点　本方为治疗肺肾阴亏,虚火上炎而致咳嗽痰血证的常用方。临床应用以咳嗽气喘,咽喉燥痛,舌红少苔,脉细数为辨证要点。

2. 使用注意　方中药物多属甘寒滋润,脾虚便溏食少者慎用;风寒咳嗽者不宜服用;痰湿壅盛患者不宜服用;有支气管扩张、肺脓疡、肺结核、肺源性心脏病及糖尿病患者,应遵医嘱。

二、常用中成药

(一) 功能与主治

治燥剂具有轻宣燥邪或滋阴润燥作用,以治燥证为主,有外燥和内燥之分。外燥是指感受秋令燥邪所致的凉燥与温燥,其发病始于肺卫;内燥是指脏腑精亏液耗所致的病证。

（二）分类

依据其病因病机不同,多以轻宣辛散或甘凉滋润药物为主组成,临床常用中成药可分为轻宣外燥剂和滋阴润燥剂两类。

轻宣外燥剂用于外感凉燥或温燥之证,常以轻宣润燥药如桑叶、紫苏叶、苦杏仁、桔梗、石膏等为主组成。

滋阴润燥剂用于脏腑津液不足之内燥证,常以滋阴润燥药如百合、玄参、麦冬、生地黄、熟地黄、川贝母等为主组成。

（三）使用注意事项

治燥剂临床应用时,应根据外燥和内燥病因不同,结合燥邪在脏腑的部位不同,辨证施治,合理选用中成药。

养阴清肺口服液

【组成】地黄、麦冬、玄参、川贝母、白芍、牡丹皮、薄荷、甘草。

【药品标准】《中国药典》2015年版一部

【古方来源】清代郑梅涧《重楼玉钥》养阴清肺汤。

【性状】本品为棕红色的澄清液体;有薄荷及牡丹皮的香气,味甜、微苦,有清凉感。

【功能主治】养阴润燥,清肺利咽。用于阴虚肺燥,咽喉干痛,干咳少痰或痰中带血。

【临床应用】用于治疗阴虚肺燥证,症见咳嗽、口渴咽干、失音声哑、痰中带血、咽喉肿痛等。

现代医学用于白喉、急性扁桃体炎、急性咽炎等。

【用法与用量】口服。一次10ml,一日2~3次。

【规格】每支装10ml。

【其他剂型】糖浆剂、水蜜丸、大蜜丸、膏剂。

【使用注意】忌烟、酒及辛辣、生冷、油腻食物;脾虚便溏、痰多湿盛咳嗽者慎用。

【药理作用】本品有镇痛、止咳、祛痰、抗炎、提高免疫功能等作用。

蜜炼川贝枇杷膏

【组成】川贝母、枇杷叶、桔梗、陈皮、水半夏、北沙参、五味子、款冬花、杏仁水、薄荷脑。

【药品标准】《中华人民共和国卫生部药品标准:中药成方制剂》第十六册

【性状】本品为棕红色的稠厚半流体;气香,味甜,具清凉感。

【功能主治】清热润肺,止咳平喘,理气化痰。用于肺燥之咳嗽,痰多,胸闷,咽喉痛痒,声音沙哑等症。

【临床应用】用于治疗外感燥邪或热感冒引起的咳嗽,症见咳嗽,痰多,痰黄而黏,胸闷,咽喉痛痒,声音沙哑,舌苔薄黄,脉数。

现代医学用于风热感冒、急慢性支气管炎等。

【用法与用量】口服。1次15ml,1日3次,小儿酌减。

【规格】每瓶装75ml、100ml。

【使用注意】风寒感冒者忌用;糖尿病患者慎用;忌烟、酒及辛辣、生冷、油腻食物。

【药理作用】本品有止咳、化痰、平喘、抗炎、提高免疫功能等作用。

川贝雪梨膏

【组成】梨清膏、川贝母、麦冬、百合、款冬花。

【药品标准】《中国药典》2015 年版一部

【性状】本品为棕黄色的稠厚半流体;味甜。

【功能主治】润肺止咳,生津利咽。用于阴虚肺热,咳嗽,喘促,口燥咽干。

【临床应用】用于治疗阴虚肺热证,症见干咳无痰或少痰、咽喉不利、咳声嘶哑、口燥咽干、舌红少苔、脉细数等。

现代医学用于慢性支气管炎等。

【用法与用量】口服。1 次 15g,1 日 2 次。

【规格】每瓶装 250g。

【使用注意】服药期间忌食辛辣食物;脾虚便溏、寒痰阻肺咳嗽者慎用。

【药理作用】本品有解热、抗炎、镇咳、平喘及祛痰等作用。

百合固金口服液

【组成】百合、地黄、熟地黄、麦冬、玄参、川贝母、当归、白芍、桔梗、甘草。

【药品标准】《中国药典》2015 年版一部

【古方来源】明代周之千《慎斋遗书》百合固金汤。

【性状】本品为棕色的液体;气微香,味甘、微苦。

【功能主治】养阴润肺,化痰止咳。用于肺肾阴虚,燥咳少痰,痰中带血,咽干喉痛。

【临床应用】用于治疗肺肾阴亏、虚火上炎证,症见咳嗽气喘、痰中带血、咽喉燥痛、头晕目眩、午后潮热、舌红少苔、脉细数。

现代医学用于咽喉痛、泌尿系感染、口疮、多汗等。

【用法与用量】口服。1 次 10~20ml,1 日 3 次。

【规格】每瓶装 10ml、20ml、100ml。

【其他剂型】水蜜丸、小蜜丸、大蜜丸、浓缩丸、片剂、颗粒剂。

【使用注意】脾虚便溏者忌用。

【药理作用】本品有抗炎、镇咳祛痰、镇静、免疫调节等作用。

治燥剂类中成药用药鉴别

常用中成药	组方特点	主要功能	临证主治
养阴清肺口服液	玄麦合用,养阴润燥	养阴润燥,清肺利咽	肺肾阴虚、燥热内生之虚证,症见咳嗽、口渴咽干、失音声哑、痰中带血、咽喉肿痛等
蜜炼川贝枇杷膏	宣敛结合,清肺润肺	清热润肺,止咳平喘,理气化痰	肺燥及风热感冒引起的咳嗽,症见咳嗽、痰多、胸闷、咽喉痛痒、声音沙哑、舌苔薄黄、脉细数

续表

常用中成药	组方特点	主要功能	临证主治
川贝雪梨膏	诸药合用,养阴润肺	润肺止咳,生津利咽	阴虚肺热证,症见干咳无痰或少痰、咽喉不利、咳声嘶哑、口燥咽干、舌红少苔、脉细数
百合固金口服液	滋肾保肺,金水并调	滋养肺肾,止咳化痰	肺肾阴亏、虚火上炎证,症见咳嗽气喘、痰中带血、咽喉燥痛、头晕目眩、午后潮热、舌红少苔、脉细数

 案例分析

一般情况:赵某,女,67岁。

主诉:咳嗽2周加重伴盗汗3天。

病史:患者近2周内无明显诱因干咳,咳声短促,阵发性,已服用感冒止咳颗粒无效。3天前干咳症状加重,夜间加剧,痰少黏白,不易咳出,伴低热、盗汗、口干、五心烦热。舌红少津,脉细数。

考虑因素:①病程;②四诊信息;③已服用的中西药物;④患者体质。

辨证:肺肾阴亏。

治疗用药:百合固金口服液,1次10~20ml,1日3次。

(陈树和)

 复习思考题

1. 简述百合固金汤的组成、功效、主治。
2. 试述养阴清肺丸与蜜炼川贝枇杷膏的用药鉴别。

第十六节 祛湿剂

 培训目标

1. 掌握
(1) 三仁汤、茵陈蒿汤、真武汤等方剂的组成、功效、主治、方义、应用要点。
(2) 三金片、四妙丸、八正合剂、银花泌炎灵片等中成药的组成、功效、主治。
(3) 常用中成药的鉴别使用。
2. 熟悉祛湿剂的概念、功用、适应证、分类、应用注意事项。
3. 了解草薢分清丸、康肾颗粒、泌淋清胶囊、尿清舒颗粒、黄莪胶囊的组成、功效。

扫一扫
测一测

PPT 课件
06章16节PPT

一、经典方剂

祛湿剂主要具有化湿利水、通淋泄浊、燥湿行气、清热利湿、祛风胜湿等作用,适用于治疗内外水湿病证。在使用苦寒燥湿药时,一定要注意热与湿孰轻孰重,不能过用苦寒以妨碍湿;另外湿邪重浊黏滞,病程疗程较长,且湿去不能忘健脾,以防湿邪从内再生。

三 仁 汤

【来源】清代吴瑭《温病条辨》

【古方】杏仁五钱　飞滑石六钱　白通草二钱　白蔻仁二钱　竹叶二钱　厚朴二钱　生薏苡仁六钱　半夏五钱。

【用法】甘澜水八碗,煮取三碗,每服一碗,日三服。

【现代处方规范】滑石粉 18g^{包煎},燀苦杏仁 15g,薏苡仁 18g,豆蔻 6g^{后下},通草 6g,淡竹叶 6g,厚朴 6g,清半夏 15g。

【功用】宣畅气机,清利湿热。

【主治】湿温初起及暑温夹湿之湿重于热证。症见头痛恶寒,身重疼痛,肢体倦怠,面色淡黄,胸闷不饥,午后身热,苔白不渴,脉弦细而濡。

【方解】

君	杏仁、豆蔻、薏苡仁	(1)通宣上焦肺气　(2)宣畅中焦气机　(3)渗利下焦湿热
臣	滑石、通草、竹叶	清热利水渗湿
佐	半夏、厚朴	(1)行气化湿　(2)畅中和胃

【运用】

1. 辨证要点　本方主治湿温初起,湿重于热之证。临床应用以头痛恶寒,身重疼痛,肢体倦怠,面色淡黄,胸闷不饥,午后身热,苔白不渴,脉弦细而濡为辨证要点。

2. 使用注意　凡湿热并重,热重于湿者不宜使用。另外,临床辨证中注意湿温初起的"三戒":戒汗、戒润、戒下。戒汗:忌用辛温发汗。不可见头痛恶寒,身重疼痛者,以为是伤寒表证,而用辛温发汗。戒润:忌用养阴滋润。不可见午后身热者,以为是阴虚发热,而用养阴滋润。戒下:忌用泻下法。不可见中满不饥者,以为是阳明腑实证,而用泻下法。

茵 陈 蒿 汤

【来源】汉代张仲景《伤寒论》

【古方】茵陈六两　栀子十四枚　大黄二两(去皮)。

【用法】上三味,以水一斗二升,先煮茵陈,减六升,内二味,煮取三升,去滓,分三服。

【现代处方规范】茵陈 18g^{先煎},栀子 12g,大黄 6g^{后下}。

【功用】清热,利湿,退黄。

【主治】湿热黄疸。症见面目俱黄,黄色鲜明,小便短赤,舌苔黄腻,脉滑数。

【方解】

君	茵陈	(1) 清利湿热	(2) 利胆退黄
臣	栀子	(1) 清热降火	(2) 通利三焦,引湿热下行
佐	大黄	(1) 泻热逐瘀	(2) 通利大便,开湿热下行之道

【运用】

1. 辨证要点　本方为治疗湿热黄疸之阳黄常用方,其证属湿热并重。临床应用以一身面目俱黄,黄色鲜明,小便短赤,舌苔黄腻,脉滑数为辨证要点。

2. 使用注意　阴黄或者黄疸初起有表证者不宜使用。

真　武　汤

【来源】汉代张仲景《伤寒论》

【古方】茯苓三两　芍药三两　白术二两　生姜三两　炮附子一枚(破八片)。

【用法】以水八升,煮取三升,去滓,温服七合,日三服。

【现代处方规范】炮附片 9g^{先煎},茯苓 9g,白术 6g,炒白芍 9g,生姜 9g。

【功用】温阳利水。

【主治】阳虚水泛证。症见畏寒肢厥,小便不利,心下悸动不宁,头目眩晕,身体筋肉瞤动,站立不稳,四肢沉重疼痛,浮肿,腰以下为甚;腹痛,泄泻,或咳喘呕逆。舌质淡胖,边有齿痕,舌苔白滑,脉沉细。

【方解】

君	附子	(1) 温阳利水	(2) 散寒止痛
臣	茯苓、生姜	(1) 温阳散寒	(2) 化气行水利尿
佐	白芍、白术	(1) 敛阴缓急	(2) 制附子之燥性

【运用】

1. 辨证要点　本方为温阳利水之基础方。临床应用以小便不利,肢体沉重或浮肿,舌质淡胖,苔白脉沉为辨证要点。

2. 使用注意　湿热内停之尿少身肿者忌用。

二、常用中成药

(一) 功能与主治

凡以祛除水湿,治疗水湿所致的各种病证为主要作用的中药制剂,称为祛湿剂。

本类中成药主要具有祛除水湿之功,兼有清热、利胆、止泻、温阳等作用,适用于水湿、痰湿、湿浊、湿热等引发的病证。

(二) 分类

按其功效与适用范围,本类中成药又可分为清利消肿剂、利尿通淋剂、清利肝胆剂、清热燥湿止泻剂、温化水湿剂等五类。其中：

清利消肿剂主要具有清热、利水湿、消肿作用，主治水湿内蕴化热所致的水肿，症见浮肿、腰痛、尿频、尿血、小便不利、舌红苔黄腻、脉滑数等。

利尿通淋剂主要具有清热通淋、利尿排石等作用，主治水湿内蕴、化热下注所致的淋浊、癃闭，症见尿频、尿急、尿道涩痛、尿血、腰痛、小便点滴不畅、色黄赤，舌红苔黄腻、脉滑数等。

清利肝胆剂主要具有清肝、利胆、退黄、排石等作用，主治肝胆湿热所致的胁痛、黄疸，症见口苦胸闷、胁肋胀痛、脘腹痞胀、呕恶纳呆、大便黏腻不爽或秘结、小便黄赤，或又见身目俱黄、发热，舌红苔黄腻、脉滑数等。

清热燥湿止泻剂主要具有清热燥湿、止泻止痢等作用，主治大肠湿热所致的泄泻、痢疾，症见腹泻、腹痛、里急后重、便利脓血，或泄泻、暴注下迫、腹痛、便下酸腐灼肛，舌红苔黄腻、脉滑数等。

温化水湿剂主要具有温阳化气、利水消肿等作用，主治阳虚水湿不化所致的水肿、癃闭，症见畏寒肢冷，或腰痛、浮肿、夜尿频多，或尿频、尿急、尿少、小便点滴不畅、舌淡红苔白、脉沉滑等。

临证须根据各类及各成药的功效与主治，辨证合理选用。

（三）使用注意事项

本类中成药大多苦寒清燥或清利，有伤阳伤津之弊，故阳虚有寒或阴虚津亏者慎用。而温化水湿剂则温燥渗利，有伤阴助热之弊，故水肿有热或阴虚有热者忌用。

三　金　片

【组成】金樱根、积雪草、菝葜、羊开口、金沙藤。

【药品标准】《中国药典》2015 年版一部

【性状】本品为糖衣片或薄膜衣片，除去包衣后显棕色至黑褐色；味酸、涩、微苦。

【功能主治】清热解毒，利湿通淋，益肾。用于下焦湿热所致的热淋、小便短赤、淋沥涩痛、尿急频数等。

【临床应用】用于治疗下焦湿热证，症见小便短赤、淋沥涩痛、舌红苔黄腻、脉弦滑等。

现代医学用于急慢性肾盂肾炎、膀胱炎、尿路感染、慢性非细菌性前列腺炎等属肾虚兼湿热下注者。

【用法与用量】口服。大片，1 次 3 片；小片，1 次 5 片，1 日 3~4 次。

【规格】①薄膜衣小片：每片重 0.18g（相当于饮片 2.1g）；②薄膜衣大片：每片重 0.29g（相当于饮片 3.5g）；③糖衣小片：每片重 0.17g（相当于饮片 2.1g）；④糖衣大片：每片重 0.28g（相当于饮片 2.1g）。

【其他剂型】颗粒剂、胶囊剂。

【使用注意】孕妇禁用；忌烟、酒及辛辣食物；不宜在服药期间同时服用滋补性中药。

【药理作用】本品有抗菌、抗炎、消肿、清热、利尿、镇痛、提高机体免疫力等作用。

四 妙 丸

【组成】苍术、牛膝、盐黄柏、薏苡仁。

【药品标准】《中国药典》2015 年版一部

【古方来源】金元朱震亨《丹溪心法》二妙散加味。

【性状】本品为浅黄色至黄褐色的水丸;气微;味苦、涩。

【功能主治】清热利湿。用于肝肾不足、湿热下注致成痿证等。

【临床应用】用于治疗湿热下注证,症见关节红肿灼热,疼痛不利,肢体无力,两足麻木,痿软,腰膝酸软,小便热赤,舌苔黄腻,脉弦滑。

现代医学用于治疗丹毒、急慢性肾炎、湿疹、骨髓炎、关节炎等属湿热下注者。

【用法与用量】口服。1 次 6g,1 日 2 次。

【规格】每 15 粒重 1g。

【使用注意】孕妇慎用。

【药理作用】本品有抑菌、解热、抗炎、镇痛及镇静等作用。

八 正 合 剂

【组成】瞿麦、车前子(炒)、萹蓄、大黄、滑石、川木通、栀子、甘草、灯心草。

【药品标准】《中国药典》2015 年版一部

【古方来源】宋代陈师文《太平惠民和剂局方》八正散。

【性状】本品为棕褐色的液体;味苦、微甜。

【功能主治】清热,利尿,通淋。用于尿频尿急,溺时涩痛,淋沥不畅,尿色浑赤,小腹急满,口燥咽干等。

【临床应用】用于治疗湿热下注证,症见小便短赤,淋沥涩痛,少腹急满,甚则癃闭不通,口燥咽干,舌苔黄腻,脉滑数等。

现代医学用于膀胱炎、尿道炎、急性前列腺炎、泌尿系结石、肾盂肾炎、术后或产后尿潴留等属湿热下注者。

【用法与用量】口服。1 次 15~20ml,1 日 3 次,用时摇匀。

【规格】每瓶装 100ml、120ml、200ml。

【其他剂型】颗粒剂、胶囊剂、片剂。

【使用注意】孕妇禁服;忌服辛辣刺激性食物;不宜在服药期间同时服用温补性中成药;本品为含糖剂型,糖尿病患者忌用。

【药理作用】本品有抗感染、抗菌、解热抗炎等作用。

银花泌炎灵片

【组成】金银花、半枝莲、萹蓄、瞿麦、石韦、川木通、车前子、淡竹叶、桑寄生、灯心草。

【药品标准】《中国药典》2010 年版

【古方来源】宋代陈师文《太平惠民和剂局方》八正散加减。

【性状】本品为薄膜衣片,除去薄膜衣后显深褐色;味微苦、涩。

【功能主治】清热解毒,利湿通淋。用于发热恶寒、尿频急、尿道刺痛或尿血、腰痛等。

【临床应用】用于治疗下焦湿热证,症见发热恶寒、尿血、腰痛、尿频数等。

现代医学用于尿路感染、尿道炎、膀胱炎、前列腺炎属下焦湿热者。

【用法与用量】口服。1次4片,1日4次;2周为1个疗程;可连服3个疗程;或遵医嘱。

【规格】每片重0.5g。

【使用注意】孕妇禁用;哺乳期妇女慎用;不宜在服药期间同时服用滋补性中药;忌烟、酒、辛辣食物及油腻、煎炸之物。

【药理作用】本品具有抗菌作用。

萆薢分清丸

【组成】粉萆薢、石菖蒲、甘草、乌药、盐益智仁。

【药品标准】《中国药典》2015年版一部

【古方来源】宋代杨倓《杨氏家藏方》萆薢分清散。

【性状】本品为白色光亮的水丸,除去包衣呈灰棕色;味甜、微苦。

【功能主治】温肾利湿,分清化浊。用于小便浑浊频数,白如米泔,凝如膏糊,舌淡苔白。

【临床应用】用于治疗下焦虚寒证,症见小便频数、时下白浊、凝如膏脂、头晕无力、腰膝痠软、舌淡苔白、脉沉等。

现代医学用于乳糜尿、慢性前列腺炎、慢性肾盂肾炎、慢性肾炎、慢性盆腔炎等属下焦虚寒,湿浊不化者。

【用法与用量】口服。1次6~9g,1日2次。

【规格】丸剂,每20丸重1g。

【使用注意】忌食油腻、茶、醋及辛辣刺激物。

【药理作用】本品有抗菌、促消化、镇静、安神、抗癌等作用。

康 肾 颗 粒

【组成】连钱草、忍冬藤、石韦、白茅根、石菖蒲、葛根、茜草、艾叶、生姜、陈皮、水蜈蚣、老鹳草。

【药品标准】《国家中成药标准汇编:内科肾系分册》

【性状】本品为棕褐色至黑褐色的颗粒;气微香;味微苦、涩(无蔗糖)。

【功能主治】补脾益肾,化湿降浊。用于脾肾两虚,水肿,恶心呕吐等。

【临床应用】用于治疗脾肾两虚证,症见水肿、头痛而晕、恶心呕吐、畏寒肢倦、苔白、脉濡而细等。

现代医学用于肾炎、慢性肾衰竭、糖尿病肾病、IgA肾病、高血压肾病、轻度尿毒症属脾肾两虚者。

【用法与用量】口服。1 次 12g,1 日 3 次;30 天为一疗程;或遵医嘱。

【规格】每袋装 12g。

【其他剂型】丸剂,1 次 6g,1 日 3 次。

【使用注意】高营养低蛋白、低磷、低盐饮食;糖尿病肾病患者请服用无糖型制剂。

【药理作用】本品有抑毒、化毒、排毒等作用。

泌淋清胶囊

【组成】四季红、黄柏、酢浆草、仙鹤草、白茅根、车前草。

【药品标准】《国家中成药标准汇编:内科肾系分册》

【性状】本品为胶囊剂,内容物为棕色至深棕色的颗粒和粉末;气香,味苦。

【功能主治】清热解毒,利尿通淋。用于湿热蕴结所致的小便不利,淋沥涩痛,尿血,急性非特异性尿路感染,前列腺炎见上述证候者。

【临床应用】用于治疗湿热蕴结所致的小便不利,淋沥涩痛,尿血、尿频、尿急、尿痛、尿道灼热感、尿滴沥、尿滴白、阴囊潮湿、舌红、苔黄或黄腻、脉滑数或弦数。

现代医学用于急性非特异性尿路感染(尿道炎、肾盂肾炎、膀胱炎等),前列腺炎见上述证候者。

【用法与用量】口服。1 次 3 粒,1 日 3 次;或遵医嘱。

【规格】每粒装 0.4g

【药理作用】本品有抗菌抗炎、利尿、增强免疫等作用。

尿清舒颗粒

【组成】山木通、野菊花、虎杖、地胆草、车前草、重楼。

【药品标准】《国家中成药标准汇编:内科肾系分册》

【性状】本品为棕黄色至棕褐色的颗粒;味甜、略苦。

【功能主治】清热利湿,利水通淋。用于湿热蕴结所致淋证,小便不利,淋沥涩痛。

【临床应用】用于治疗湿热蕴结证,症见小便频数、尿道灼热疼痛、排便不利,或小腹急痛、苔黄等。

现代医学用于急慢性前列腺炎、良性前列腺增生、尿路感染属湿热蕴结者。

【用法与用量】开水冲服,1 次 10~20g,1 日 3 次。

【规格】每袋装 10g。

【使用注意】孕妇及体质虚寒者慎用。

【药理作用】本品有抗菌、抗炎等作用。

黄　芪　胶　囊

【组成】黄芪、桃仁、莪术、大黄、土茯苓、薏苡仁、益母草、夏枯草、肉桂、北豆根、桔梗、川牛膝。

【药品标准】国家食品药品监督管理局标准 YBZ00202011

【性状】本品为硬胶囊,内容物为棕色的颗粒和粉末;气香,味苦。

【功能主治】益气活血,清利湿热。

【临床应用】用于Ⅰ、Ⅱ期良性前列腺增生症属气虚血瘀、湿热阻滞证。症见排尿困难、尿意频急、或小腹胀满或疼痛,舌质淡紫或有瘀点,苔薄黄腻,脉细。

【用法与用量】口服。1次4粒,1日3次。一疗程为42天。

【使用注意】严重胃炎、胃及十二指肠溃疡者禁用;肝、肾功能不全者慎用。

祛湿剂类中成药用药鉴别

常用中成药	组方特点	主要功能	临证主治
四妙丸	二妙加味,利湿除痹	清热利湿,舒筋壮骨	湿热下注所致的痹病,症见足膝红肿、筋骨疼痛等
八正合剂	苦寒通利,疏凿分清	清热泻火,利尿通淋	湿热下注,症见小便短赤、淋沥涩痛、少腹急满、口燥咽干等
萆薢分清丸	补泻同用,标本兼治	温肾利湿,分清化浊	肾气不足,肾与膀胱气化不利,湿浊下注所致小便频数、浑浊不清、白如米泔或稠如膏糊等症

 案例分析

一般情况:陈某,女,35岁,工人。

主诉:阵发性尿频、尿急、尿痛、尿淋沥不尽2年,复发1周。

病史:两年来患者多于劳累及感冒后出现尿频,尿急,尿痛,大便干,口干咽燥欲饮,舌红苔黄厚腻,脉弦滑。尿常规化验:白细胞(+++),红细胞偶见,蛋白(-),葡萄糖(-),用左氧氟沙星口服3天后,尿痛减,仍感尿频,尿急,尿不利。

考虑因素:①病程2年,反复发作;②尿频、尿急、尿痛、尿时淋沥不尽,便干,舌红苔黄厚腻,脉弦滑;③尿化验示泌尿系感染。

辨证:淋证(湿热下注)。

治疗用药:八正合剂,1次20ml,1日3次,饭后服。

(王晓萍)

扫一扫
测一测

? 复习思考题

1. 简述祛湿剂的概念及适应证。

2. 简述三仁汤的临床应用。

第十七节 祛 痰 剂

 培训目标

1. 掌握

(1) 二陈汤、温胆汤、半夏白术天麻汤等方剂的组成、功效、主治、方义、应用要点。

(2) 通宣理肺丸、三拗片、橘红痰咳液、小青龙合剂、咳速停糖浆、桂龙咳喘宁胶囊、二母宁嗽丸等中成药的组成、功效、主治。

(3) 常用中成药的鉴别使用。

2. 熟悉祛痰剂的概念、功用、适应证、分类、应用注意事项。

3. 了解苏子降气丸、紫贝止咳颗粒等的组成、功效。

一、经典方剂

凡以祛痰药为主组成,具有消除痰饮作用,治疗各种痰病的方剂为祛痰剂。祛痰剂主要用于痰饮咳嗽,胸脘痞闷,恶心呕吐、瘰疬痰核,风痰头晕等病症,具有祛湿化痰,渗湿和中,祛风化痰,清热化痰等作用。

二 陈 汤

【来源】宋代陈师文《太平惠民和剂局方》

【古方】半夏五两(洗) 橘红五两 白茯苓三两 甘草一两半(炙)。

【用法】用水一盏,生姜七片,乌梅一个,同煎六分,去滓,热服,不拘时候。

【现代处方规范】清半夏 15g,橘红 15g,茯苓 9g,蜜甘草 4.5g,生姜 7 片,乌梅肉 6g。

【功用】燥湿化痰,理气,健脾和胃。

【主治】湿痰证。症见咳嗽痰多,色白易咳,胸膈痞闷,恶心呕吐,肢体倦怠,或头眩心悸,舌苔白润,脉滑。

【方解】

君	半夏	(1) 燥湿化痰 (2) 降逆止呕
臣	橘红	理气燥湿
佐	茯苓	利湿化痰
使	蜜甘草	(1) 调和药性 (2) 益肺和中
	生姜	(1) 助半夏降逆 (2) 解半夏毒
	乌梅	敛肺气,与半夏相配,有散有收

【运用】

1. 辨证要点 本方是治疗湿痰的要方。湿痰之成,多因饮食生冷,脾胃不和,运化失健,以致湿聚成痰。以呕恶、咳嗽、痰多色白、苔白润为辨证要点。

2. 使用注意 燥痰者慎用;吐血、消渴、阴虚、血虚者忌用。

温 胆 汤

【来源】宋代陈言《三因极一病证方论》

【古方】半夏二两(洗) 竹茹二两 枳实二两(麸炒去瓤) 陈皮三两 甘草一两(炙) 茯苓一两半。

【用法】上锉为散。每服四大钱,水一盏半,加生姜五片,大枣一枚,煎七分,去滓,食前服。

【现代处方规范】清半夏60g,竹茹60g,枳实60g,陈皮90g,蜜甘草30g,茯苓45g。

【功用】理气化痰,和胃利胆。

【主治】胆胃不和,痰热内扰证。症见胆怯易惊,头眩心悸,心烦不寐,触事易惊,或夜多异梦,或呕恶呃逆,眩晕,或癫痫。苔白腻,脉弦滑。

【方解】

君	半夏	(1) 燥湿化痰 (2) 和胃止呕
臣	竹茹	(1) 清热化痰 (2) 除烦止呕
佐	茯苓	(1) 利湿化痰 (2) 宁心安神
	枳实	破气消痰
	陈皮	(1) 燥湿化痰 (2) 健脾 (3) 增枳实行气之功
使	甘草	(1) 调和药性 (2) 益肺和中
	生姜	(1) 助半夏、竹茹祛痰止呕 (2) 解半夏毒
	大枣	健脾补土以治湿

【运用】

1. 辨证要点 本方为治疗胆郁痰扰所致不眠、惊悸、呕吐以及眩晕、痫证的常用方。临床应用以心烦不寐,眩悸呕恶,苔白腻,脉弦滑为辨证要点。

2. 使用注意 阴虚燥痰者禁用本方;心肝血虚所致虚烦者不宜使用本方。方中有半夏、甘草,应注意配伍禁忌。

半夏白术天麻汤

【来源】清代程钟龄《医学心悟》

【古方】半夏一钱五分 天麻一钱 茯苓一钱 橘红一钱 白术三钱 甘草五分。

【用法】生姜一片,大枣两枚,水煎服。

【现代处方规范】清半夏4.5g,天麻3g,茯苓3g,橘红3g,白术9g,甘草1.5g。

【功用】燥湿化痰,平肝息风。

【主治】风痰上扰证。症见眩晕,头痛,胸膈痞闷,恶心呕吐,舌苔白腻,脉弦滑。

【方解】

君	半夏	(1) 燥湿化痰 (2) 降逆止呕
	天麻	平肝息风
臣	白术	健脾祛湿
	茯苓	利湿化痰
佐	橘红	理气化痰
	甘草	(1) 调和药性 (2) 益肺和中
使	生姜	解半夏毒
	大枣	健脾补土以治湿

【运用】

1. 辨证要点　本方为治风痰眩晕、头痛的常用方。临床上以眩晕头痛,舌苔白腻,脉弦滑为辨证要点。

2. 使用注意　阴虚阳亢,气血不足所致之眩晕,不宜使用。

二、常用中成药

（一）功能与主治

凡以消痰化饮,治疗痰湿或痰饮所致的各种病证为主要作用的中药制剂,称为祛痰剂。

本类中成药主要具有祛痰之功,兼有燥湿、清热、息风、散结等作用,适用于痰湿、痰热、风痰等引发的病证。

（二）分类

按其功效与适用范围,本类中成药又可分为燥湿化痰剂、清化热痰剂、化痰息风剂、化痰散结剂四类。其中:

燥湿化痰剂主要具有祛湿化痰、行气健脾等作用,主治痰浊阻肺所致的咳嗽,症见咳嗽、痰多易咯、黏稠色白、胸脘满闷,舌苔白腻、脉滑。

清化热痰剂主要具有清泻肺热、化痰止咳作用,主治痰热阻肺所致的咳嗽,症见咳嗽、痰稠色黄、咯之不爽、胸膈痞闷、咽干口渴,舌苔黄腻、脉滑数。

化痰息风剂主要具有平肝息风、化痰止咳作用,主治肝风内动、风痰上扰所致的咳嗽,症见咳嗽痰多、眩晕头痛、甚者昏厥不语或发癫痫,舌苔白腻、脉弦滑。

化痰散结剂主要具有软坚散结、祛痰止咳等作用,主治痰火互结所致的瘰疬、瘿瘤。

临证须根据各类及各成药的功效与主治,辨证合理选用。

（三）使用注意事项

本类中成药使用时应区分痰饮性质,有咳血倾向者慎用辛燥的祛痰剂;有高血压、心脏病者宜慎用含有麻黄的祛痰剂。

通宣理肺丸

【组成】紫苏叶、前胡、桔梗、苦杏仁、麻黄、甘草、陈皮、半夏(制)、茯苓、枳壳(炒)、黄芩。

【药品标准】《中国药典》2015 年版一部

【古方来源】宋代陈师文《太平惠民和剂局方》参苏饮加减。

【性状】本品为黑棕色至黑褐色的大蜜丸;味微甜、略苦。

【功能主治】散寒解表,宣肺止嗽。用于风寒束表、肺气不宣所致的感冒咳嗽,症见发热、恶寒、咳嗽、鼻塞流涕、头痛、无汗、肢体酸痛。

【临床应用】用于治疗外感风寒之咳嗽,症见恶寒发热,头痛无汗,肢体疼痛,鼻塞声重,流涕多嚏,咳嗽痰稀,气促,咽痒。

【用法与用量】口服。水蜜丸 1 次 7g,大蜜丸 1 次 2 丸,1 日 2~3 次。

【规格】水蜜丸,每 100 丸重 10g;大蜜丸,每丸重 6g。

【其他剂型】薄膜衣片、糖衣片、胶囊剂、颗粒剂。

【使用注意】风热或痰热咳嗽、阴虚干咳者不适宜;高血压、心脏病患者慎用;忌烟、酒及辛辣、生冷、油腻食物;不宜在服药期间同时服用滋补性中药。

【药理作用】具有抗菌、抗病毒、解热、镇痛、抗炎、缓解肺及支气管痉挛、镇咳、祛痰和平喘作用。

小青龙合剂

【组成】麻黄、桂枝、白芍、干姜、细辛、炙甘草、法半夏、五味子。

【药品标准】《中国药典》2015 年版一部

【古方来源】汉代张仲景《伤寒论》小青龙汤。

【性状】本品为棕褐色至棕黑色液体;气微香,味甜、微辛。

【功能主治】解表化饮,止咳平喘。用于风寒水饮,恶寒发热,无汗,喘咳痰稀。

【临床应用】适用于风寒水饮证,现代医学用于治疗急性支气管炎、慢性支气管炎发作期、过敏性支气管哮喘反复发作、喘息性支气管炎。

【用法与用量】口服。1 次 10~20ml,1 日 3 次。用时摇匀。

【规格】每支装 10ml;每瓶装 100ml、120ml。

【其他剂型】颗粒剂。

【使用注意】内热咳嗽及虚喘者不适用;高血压、心脏病患者慎用;忌烟、酒及辛辣、生冷、油腻食物;不宜在服药期间同时服用滋补性中药。

【药理作用】本品有抗病原微生物、抗炎、抗氧化、抗过敏及抗变态反应、化痰、解热、镇痛、调节免疫功能的作用。

桂龙咳喘宁胶囊

【组成】桂枝、龙骨、白芍、生姜、大枣、炙甘草、牡蛎、黄连、法半夏、瓜蒌皮、炒苦杏仁。

【药品标准】《中国药典》2015 年版一部

【古方来源】汉代张仲景《伤寒论》桂枝汤加味。

【性状】本品为硬胶囊,内容物为浅棕色的粉末;气芳香,味微苦而甜。

【功能主治】止咳化痰,降气平喘。

【临床应用】用于治疗外感风寒,痰湿阻肺引起的咳嗽,气喘,痰涎壅盛等症。现代医学用于治疗急、慢性支气管炎见上述证候者。

【用法与用量】口服。1 次 3 粒,1 日 3 次。

【规格】每粒装 0.5g(相当于饮片 1.67g)。

【其他剂型】颗粒剂,1 次 1 袋,1 日 3 次。

【使用注意】高血压、心脏病患者慎用;服药期间忌烟、酒、猪肉及生冷食物;不宜在服药期间同时服用滋补性中药。

【药理作用】具有显著的镇咳、祛痰及平喘作用。

橘红痰咳液

【组成】化橘红、蜜百部、茯苓、半夏(制)、白前、甘草、苦杏仁、五味子。

【药品标准】《中国药典》2015 年版一部

【古方来源】明代龚信《古今医鉴》清金降火汤加减。

【性状】本品为棕色液体;气芳香、味甜、微苦。

【功能主治】理气祛痰,润肺止咳。用于痰浊阻肺所致的咳嗽、气喘、痰多。

【临床应用】适用于痰浊阻肺证,现代医学用于感冒,支气管炎,咽喉炎见上述证候者。

【用法与用量】口服。1 次 10~20ml,1 日 3 次。

【规格】口服液,每支装 10ml。

【其他剂型】水蜜丸、大蜜丸、片剂、颗粒剂。

【使用注意】孕妇慎用;忌烟、酒及辛辣、生冷、油腻食物;不宜在服药期间同时服用滋补性中药。

【药理作用】本品有止咳、祛痰等作用。

二母宁嗽丸

【组成】川贝母、知母、石膏、炒栀子、黄芩、蜜桑白皮、茯苓、炒瓜蒌子、陈皮、麸炒枳实、炙甘草、五味子(蒸)。

【药品标准】《中国药典》2015 年版一部

【古方来源】明代龚信《古今医鉴》二母宁嗽汤。

【性状】本品为棕褐色的水蜜丸或大蜜丸;气微香,味甜、微苦。

【功能主治】清肺润燥,化痰止咳。用于燥热蕴肺所致的咳嗽,痰黄而黏不易咳出,胸闷气促,久咳不止,声哑喉痛。

【临床应用】用于治疗燥热蕴肺所致的咳嗽,咳痰,胸闷气促,久咳不止,咽喉痛。

【用法与用量】口服。大蜜丸,1 次 1 丸;水蜜丸,1 次 6g,1 日 2 次。

【规格】①大蜜丸:每丸重 6g;②水蜜丸:每 100 丸重 10g。

【使用注意】孕妇禁用;糖尿病患者禁用;脾胃虚寒,症见腹痛、喜暖、泄泻者慎服;忌烟、酒及辛辣、生冷、油腻食物;不宜在服药期间同时服用滋补性中药。

【药理作用】有解热、止咳的作用。

苏子降气丸

【组成】炒紫苏子、厚朴、前胡、甘草、姜半夏、陈皮、沉香、当归。

【药品标准】《中国药典》2015年版一部

【古方来源】宋代陈师文《太平惠民和剂局方》苏子降气汤。

【性状】本品为浅黄色或黄褐色的球形或类球形水丸;气微香,味甜。

【功能主治】降气化痰,温肾纳气。用于上盛下虚、气逆痰壅所致的咳嗽喘息、胸膈痞塞。

【临床应用】用于治疗虚实相兼之咳喘,症见气逆痰壅,咳嗽喘息,胸膈痞塞,腰痛足软。

【用法与用量】口服。1次6g,1日1~2次。

【规格】每13粒重1g。

【使用注意】孕妇慎用;阴虚燥咳者忌服,其表现为干咳少痰、咽干咽痛、口干舌燥;忌烟、酒及辛辣食物。

【药理作用】本品有增强免疫功能、抗炎、抗氧化损伤、解痉、止喘化痰作用。

三　拗　片

【组成】麻黄、苦杏仁、甘草、生姜。

【药品标准】《中国药典》2015年版一部

【古方来源】宋代陈师文《太平惠民和剂局方》三拗汤。

【性状】本品为薄膜衣片,除去薄膜衣后显褐色至棕褐色;气香,味微苦。

【功能主治】宣肺解表。用于风寒袭肺证,症见咳嗽声重,咳嗽痰多,痰白清稀;急性支气管炎见上述证候者。

【临床应用】适用于风寒袭肺证,现代医学用于治疗急性支气管炎见上述证候者。

【用法与用量】口服。1次2片,1日3次。

【规格】每片重0.5g。

【使用注意】运动员慎用。

咳速停糖浆

【组成】枇杷叶、麻黄、罂粟壳、桔梗、桑白皮、吉祥草、百尾参、虎耳草、黄精。

【药品标准】《国家中成药标准汇编:内科肺系(一)分册》

【性状】本品为棕红色至棕褐色的液体;气香,味甜。

【功能主治】补气养阴,润肺止咳,益胃生津。

【临床应用】用于治疗感冒及急、慢性支气管炎引起的咳嗽、咽干、咳痰、气喘等症。

【用法与用量】口服。1次10~20ml,1日3次;或遵医嘱。

【使用注意】心脏病患者慎服;孕妇禁服。

紫贝止咳颗粒

【组成】蜜紫菀、矮地茶、浙贝母、白前、百部、桔梗、桑白皮、法半夏、苦杏仁、陈皮、荆芥、薄荷、甘草。

【药品标准】国家食品药品监督管理总局标准 YBZ00462014

【性状】本品为棕褐色的颗粒;味微甜、苦。

【功能主治】宣降肺气,止咳化痰。

【临床应用】用于急性气管 - 支气管炎属余邪恋肺证,症见咳嗽或遇风加重,咳痰或咳痰不爽、咽痒,气急,胸闷,舌苔薄白或薄腻等。

【用法与用量】口服。1 次 1 袋,1 日 3 次;一疗程 5 天。

【使用注意】平素白细胞总数偏低者慎用;肝功能异常者慎用;体温超过 37.3℃时需要配合其他治疗措施;过敏体质者慎用。

祛痰剂类中成药用药鉴别

常用中成药	组方特点	主要功能	临证主治
通宣理肺丸	化痰与理气兼顾	散寒解表,宣肺止嗽	外感风寒之咳嗽。症见恶寒发热,头痛无汗,肢体疼痛,鼻塞声重,流涕多嚏,咳嗽痰稀,气促,咽痒
小青龙合剂	一散一收,开中有合,使风寒解,水饮去	解表化饮,止咳平喘	外感风寒、内有痰饮之咳嗽。症见恶寒发热无汗,喘咳痰稀
橘红痰咳液	化痰与理气、清热并行,火清则痰消	理气祛痰,润肺止咳	用于痰浊阻肺所致的咳嗽、气喘、痰多;感冒,支气管炎,咽喉炎见上述证候者
二母宁嗽丸	清肺润燥,化痰止咳	清肺滋阴,定喘止嗽	用于燥热蕴肺所致的咳嗽,痰黄而黏不易咳出,胸闷气促,久咳不止,声哑喉痛
苏子降气丸	降气祛痰平喘,君臣相配,以治上实	降气化痰,温肾纳气	虚实相兼之咳喘。症见气逆痰壅,咳嗽喘息,胸膈闭塞,腰痛足软

 案例分析

　　一般情况:患者,男,21 岁。

　　主诉:咳嗽 1 个月,并伴有沫状痰。

　　病史:患者咳嗽 1 个月,白天咳嗽较少,晚上入睡前咳嗽加剧,并伴有沫状痰。曾服枇杷止咳颗粒、银翘片无效。含服甘草片可缓解,但是仍然咳嗽不止。无外感史。舌淡,苔白,脉微弦。

　　考虑因素:四诊合参,诊为寒饮犯肺之咳嗽,拟用小青龙合剂治疗。

　　辨证:寒饮犯肺之咳嗽。

　　治疗用药:小青龙合剂口服,1 次 10~20ml,1 日 3 次。2 日后患者诉咳嗽停止,沫状痰消失而愈。

(张　鑫)

？复习思考题

1. 简述小青龙合剂的组成及主治。
2. 简述祛痰剂的分类及其主治。

第十八节　消　食　剂

培训目标

1. 掌握
(1) 保和丸、枳术丸等方剂的组成、功效、主治、方义、应用要点。
(2) 枳实导滞丸、保和丸、胃肠安丸、健脾丸等中成药的组成、功效、主治。
(3) 常用中成药的鉴别使用。
2. 熟悉消食剂的概念、功用、适应证、应用注意事项。
3. 了解六味安消散、木香槟榔丸的组成、功效。

一、经典方剂

消食剂为攻伐之剂,主要具有消食、化积、导滞、健脾之功,适用于各种食积证。

保　和　丸

【来源】金元朱震亨《丹溪心法》
【古方】山楂六两　神曲二两　半夏三两　茯苓三两　陈皮一两　连翘一两　莱菔子一两。
【用法】上为末,炊饼为丸,如梧桐子大。每服七八十丸,白汤送下。
【现代处方规范】焦山楂 18g,炒六神曲 6g,法半夏 9g,茯苓 9g,陈皮 3g,连翘 3g,炒莱菔子 3g。
【功用】消食,导滞,和胃。
【主治】食积证。症见食积停滞,胸脘痞满,腹胀时痛,嗳腐吞酸,厌食呕逆,或大便泄泻,舌苔厚腻,脉滑。
【方解】

君	山楂	消肉食油腻之积
臣	六神曲	消酒食陈腐之积
	莱菔子	消食下气
佐	半夏	和胃降逆
	陈皮	理气健脾
	茯苓	渗湿止泻
	连翘	清热散结

【运用】

1. 辨证要点　本方消食和胃,为治疗一切食积轻症的常用方。临床应用以脘腹胀满,嗳腐吞酸,厌食吐泻,苔厚腻,脉滑为辨证要点。

2. 使用注意　本方消导之力较缓,适用于食积较轻、正气未虚而偏热者,若正气已虚或偏寒者,应适当加减应用。

枳　术　丸

【来源】金元李东垣《内外伤辨惑论》

【古方】白术二两　枳实一两(麸炒黄色,去瓤)。

【用法】上为极细末,荷叶裹烧饭为丸,如梧桐子大。每服五十丸,用白汤送下。

【现代处方规范】白术 18g,麸炒枳实 9g,荷叶 6g。

【功用】健脾消痞。

【主治】脾虚气滞食积证。症见胸脘痞满,不思饮食,食积不化,舌淡苔白,脉弱。

【方解】

君	白术	补脾益气燥湿
臣	枳实	(1) 行气化滞　(2) 消痞除满
佐	荷叶	(1) 升发清阳　(2) 养脾胃

【运用】

1. 辨证要点　本方为治疗脾胃气虚食积证的常用方,亦是健脾消痞之基本方。临床应用时以脾虚食少脘痞为辨证要点。

2. 使用注意　本方不宜在服药期间服用滋补性中药;胃脘灼热,便秘口苦者不适用。

二、常用中成药

(一) 功能与主治

本类中成药具有消食健脾或化积导滞作用,主要适用于饮食停滞所致的脘腹胀满、嗳气吞酸、恶心呕吐、大便失常、消化不良等。

(二) 分类

按其功效与适用范围,本类中成药又可分为消积导滞剂和健脾消食剂两类。其中:

消积导滞剂主要具有消食、化积、和胃作用,主治饮食积滞所致的胸脘痞闷、嗳腐吞酸、恶食、呕逆、腹痛、泄泻等。

健脾消食剂主要具有健脾、和胃、消食化积作用,主治脾虚食滞所致的脘腹痞满、不思饮食、面黄、体瘦、倦怠乏力、大便溏薄等。

(三) 使用注意事项

本类部分中成药有一定的致泻作用,不宜长期使用;食欲缺乏属体虚无实者不宜使用;服药期间忌食生冷、辛辣、油腻及不易消化的食物。

枳实导滞丸

【组成】大黄、枳实(炒)、六神曲(炒)、茯苓、黄芩、黄连(姜汁炙)、白术(炒)、泽泻。

【药品标准】《中国药典》2015 年版一部

【古方来源】金元李东垣《内外伤辨惑论》枳实导滞丸。

【性状】本品为浅褐色至深褐色的水丸;气微香,味苦。

【功能主治】消食导滞,清热利湿。用于饮食积滞、湿热内阻所致的脘腹胀痛,不思饮食,大便秘结,痢疾里急后重。

【临床应用】用于治疗湿热食积证,症见脘腹胀痛、泻痢或便秘、苔黄腻、脉沉实等。现代医学用于胃肠功能紊乱、细菌性痢疾、肠炎、消化不良等属湿热食积者。

【用法与用量】口服。1 日 6~9g,1 日 2 次。

【规格】每瓶装 36g。

【使用注意】孕妇禁用;泄泻无积滞者慎用。

【药理作用】本品有助消化、调整胃肠道功能、利胆、抑菌等作用。

保 和 丸

【组成】山楂(焦)、六神曲(炒)、半夏(制)、茯苓、陈皮、连翘、莱菔子(炒)、麦芽(炒)。

【药品标准】《中国药典》2015 年版一部

【古方来源】金元朱震亨《丹溪心法》保和丸。

【性状】本品为棕色至褐色的小蜜丸或大蜜丸;气微香,味微酸、涩、甜。或为灰棕色至褐色的水丸;气微香,味微酸、涩。或为红棕色的液体;气香,味甜,微酸。

【功能主治】消食,导滞,和胃。

【临床应用】用于治疗食积证,症见脘腹胀满、嗳腐吞酸,不欲饮食,苔厚腻、脉滑等。现代医学用于消化不良、急慢性胃肠炎等消化系统疾病。

【用法与用量】口服。小蜜丸,1 次 9~18g;大蜜丸,1 日 1~2 丸,1 日 2 次;小儿酌减。

【规格】①小蜜丸:每 100 丸重 20g;②大蜜丸:每丸重 9g。

【其他剂型】水丸、口服液。

【使用注意】正气已虚或寒积者慎用。

【药理作用】本品有促进消化功能的作用。

胃 肠 安 丸

【组成】木香、沉香、枳壳(麸炒)、檀香、大黄、川芎、厚朴(姜炙)、人工麝香、大枣(去核)、巴豆霜。

【药品标准】《中国药典》2015 年版一部

【性状】本品为薄膜包衣水丸,除去包衣后显黄色至棕黄色;气芳香,味甘、苦、辛。或为棕黄色的颗粒;气香,味甘、苦。

【功能主治】芳香化浊,理气止痛,健脾导滞。用于湿浊中阻、食滞不化所致的腹泻、食欲缺乏、恶心、呕吐、腹胀、腹痛;消化不良、肠炎、痢疾见上述证候者。

【临床应用】用于湿浊中阻、消化不良引起的腹泻、肠炎、细菌性痢疾,症见脘腹胀满、腹痛、食积、乳积、苔黄腻、脉滑等。

现代医学用于感染性腹泻如肠炎、细菌性痢疾、秋季腹泻、旅行者腹泻等;非感染性腹泻如小儿食积、乳积、消化不良、酒后腹泻、胃肠不适等。

【用法与用量】口服。小丸,1次20丸,1日3次;小儿酌减。大丸,1次4丸,1日3次。

【规格】小丸,每20丸重0.08g;大丸,每4丸重0.08g。

【其他剂型】颗粒剂,1次1袋,1日3次。

【使用注意】本品含巴豆霜,不宜过量或长期服用;脾胃虚弱者和运动员慎用;孕妇禁用。

【药理作用】本品有止泻、抗病毒、抑菌作用。

木香槟榔丸

【组成】木香、槟榔、枳壳(炒)、陈皮、青皮(醋炒)、香附(醋制)、三棱(醋制)、莪术(醋炙)、黄连、黄柏(酒炒)、大黄、牵牛子(炒)、芒硝。

【药品标准】《中国药典》2015年版一部

【古方来源】金元张从正《儒门事亲》木香槟榔丸。

【性状】本品为灰棕色的水丸;味苦、微咸。

【功能主治】行气导滞,泻热通便。用于湿热内停积滞证,症见赤白痢疾,里急后重,胃肠积滞,脘腹胀痛,大便不通。

【临床应用】用于治疗湿热积滞证,症见脘腹痞满胀痛,或泻泄痢疾,里急后重,或大便秘结、舌苔黄腻、脉沉实。

现代医学用于细菌性痢疾、急慢性胃肠炎、急慢性胆囊炎等属湿热积滞者。

【用法与用量】口服。1次3~6g,1日2~3次。

【规格】每袋装6g。

【使用注意】本品含牵牛子、芒硝,不宜过量或长期服用;孕妇及体质虚弱者禁用。

【药理作用】本品有抑菌、影响胃肠道平滑肌功能等作用。

健 脾 丸

【组成】党参、白术(炒)、枳实(炒)、陈皮、山楂(炒)、麦芽(炒)。

【药品标准】《中国药典》2015年版一部

【古方来源】明代王肯堂《证治准绳》健脾丸加减。

【性状】本品为棕褐色至黑褐色小蜜丸或大蜜丸;味微甜,微苦。或为棕褐色的液体;味微甜,微苦。

【功能主治】健脾开胃。

【临床应用】用于治疗脾虚食滞证,症见脘腹胀满,食少便溏。

现代医学用于治疗慢性胃肠炎、消化不良、婴幼儿腹泻等属脾虚食积证者。

【用法与用量】口服。小蜜丸,1次9g;大蜜丸,1次1丸,1日2次;小儿酌减。

【规格】大蜜丸每丸重9g。

【其他剂型】口服液,1次10ml,1日2~3次。

【使用注意】饮食宜清淡,忌酒及辛辣、生冷、油腻食物;食积属实证者不宜使用。

【药理作用】本品有促进消化、抗溃疡等作用。

六味安消散

【组成】藏木香、大黄、山柰、北寒水石(煅)、诃子、碱花。

【药品标准】《中国药典》2015 年版一部

【性状】本品为灰黄色或黄棕色的粉末;气香,味苦涩、微咸。

【功能主治】和胃健脾,消积导滞,活血止痛。用于脾胃不和、积滞内停所致的胃痛胀满、消化不良、便秘、痛经。

【临床应用】用于治疗脾胃积滞证,症见胃痛胀满、食积不化、便秘、痛经等。

现代医学用于治疗急慢性胃肠炎、消化不良、便秘等属脾胃积滞证者。

【用法与用量】口服。1 次 1.5~3g,1 日 2~3 次。

【规格】每袋装 1.5g、3g、18g。

【其他剂型】胶囊剂,1 次 3~6 粒,1 日 2~3 次。

【使用注意】孕妇忌服;脾胃虚寒者不宜服用。

【药理作用】本品有促进消化、增强胃肠动力、抗菌、镇痛等作用。

消食剂类中成药用药鉴别

常用中成药	组方特点	主要功能	临证主治
保和丸	消散并用,以消为主	消食和胃,散结消积	食滞胃脘,脘腹胀满,嗳腐厌食之一切食积证
枳实导滞丸	消清并用,消重于清,攻积为主	消食导滞,清热利湿	脘腹痞满胀痛,下痢泄泻或大便秘结之湿热食积证
木香槟榔丸	清消并用,清重于消,清利为主	行气导滞,攻积泻热	泄泻痢疾,里急后重,或大便秘结之湿热食积证
健脾丸	补消兼施,补大于消	健脾开胃	脾胃虚弱,脘腹胀满,食少便溏之脾虚食滞证

 案例分析

一般情况:胡某,男,9 岁。

主诉:脘腹胀闷,不思饮食。

病史:患儿两个多月来饮食逐渐减少,嗜食生冷瓜果及香燥之品,近半月来厌食加重,每日少许;喜饮,夜寐不宁,大便干结。自服乳酶生、干酵母、健脾膏等均不见好转。来诊时精神尚好,但性急烦躁,腹胀时痛,舌苔黄白厚腻,脉滑略数。

考虑因素:①病程;②四诊信息;③已服用的中西药物;④患者体质。

辨证:食积证。

治疗用药:保和丸,1 次 3g,1 日 3 次,饭前温开水送服。

(覃　军)

复习思考题

1. 简述保和丸与枳实导滞丸的异同点。
2. 简述枳术丸的组成及方解。

第十九节　驱　虫　剂

培训目标

1. 掌握乌梅丸方剂的组成、功效、主治、方义、应用要点。
2. 熟悉驱虫剂的概念、功用、适应证、应用注意事项。
3. 了解肥儿丸的组成、功效。

PPT 课件

一、经典方剂

　　凡以驱虫、杀虫或安蛔等作用为主,用于治疗人体寄生虫病的方剂,统称为驱虫剂。常见的寄生虫有蛔虫、蛲虫、钩虫、绦虫等人体消化道寄生虫。患者多见脐腹作痛,时发时止,痛定能食,面色萎黄,或青或白,或面白唇红,或面生干癣样白色虫斑,舌苔剥落,脉象乍大乍小等症。如失治迁延日久,可有肌肉消瘦、不思饮食、精神委靡、肚大青筋等疳积证表现。

乌　梅　丸

【来源】汉代张仲景《伤寒论》

【古方】乌梅三百枚　细辛六两　干姜十两　黄连十六两　当归四两　附子六两(炮,去皮)　蜀椒四两(出汗)　桂枝六两(去皮)　人参六两　黄柏六两。

【用法】上十味,异捣筛,合治之。以苦酒渍乌梅一宿,去核,蒸之五斗米下,饭熟捣成泥,和药令相得,内臼中,与蜜杵两千下,丸如梧桐子大,每服十丸,食前以饮送下,日三服,稍加至二十丸。禁生冷、滑物、臭食等。

【现代处方规范】乌梅肉 120g,细辛 18g,干姜 30g,黄连 48g,当归 12g,附子(制)18g先煎,花椒 12g,桂枝 18g,人参 18g,黄柏 18g。

【功用】温脏安蛔。

【主治】蛔厥证。症见腹痛时作,手足厥冷,巅顶头痛,烦闷呕吐,时发时止,得食即呕,常自吐蛔。亦治久泻、久痢。

【方解】

君	乌梅	(1) 安蛔　(2) 涩肠止痢
臣	花椒、细辛	温脏安蛔
	黄连、黄柏	清热下蛔
佐	附子、干姜、桂枝	温脏祛寒
	人参、当归	补养气血

【运用】

1. 辨证要点 本方为治疗蛔厥证代表方。以腹痛时作,常自吐蛔,甚或手足厥冷为辨证要点。

2. 使用注意 蛔虫病发作之时,可先用本方安蛔,再行驱虫。蛔厥寒证或热证明显者不宜。脾肾虚寒久痢者不宜。

二、常用中成药

驱虫剂以驱虫药为主组方。使用驱虫剂,首先应注意辨别寄生虫的种类,有针对性地选择方药。其次要注意掌握某些有毒驱虫药的用量,且不宜连续服用,以免中毒或损伤正气;驱虫后,应注意调理脾胃,以善其后。再者驱虫剂宜空腹服用,服后忌食油腻香甜食物。有时需要适当配伍泻下药物,以助虫体排出。此外,驱虫药多系攻伐之品,年老、体弱者及孕妇等慎用或禁用。

肥 儿 丸

【组成】肉豆蔻(煨)、木香、六神曲(炒)、麦芽(炒)、胡黄连、槟榔、使君子仁。

【药品标准】《中国药典》2015 年版一部

【古方来源】宋代陈师文《太平惠民和剂局方》肥儿丸。

【性状】本品为黑棕色至黑褐色的大蜜丸;味微甜、苦。

【功能主治】杀虫消积,健脾清热。用于小儿虫疳,消化不良,面黄形瘦,肚腹胀大,口臭发热,舌苔黄腻。

【临床应用】用于治疗小儿虫疳证,症见面黄体瘦,肚腹胀大,发热口臭等。

现代医学用于小儿蛔虫病,腹胀,消化不良者。

【用法与用量】口服。1 次 1~2 丸,1 日 1~2 次;3 岁以内小儿酌减。

【规格】每丸重 3g。

【使用注意】忌食生冷油腻。

驱虫剂类中成药用药鉴别

常用中成药	组方特点	主要功能	临证主治
乌梅丸	温脏祛寒配以驱蛔	温脏安蛔	腹痛时作,手足厥冷,巅顶头痛,烦闷呕吐,时发时止,得食即呕,常自吐蛔之蛔厥证。亦治久泻、久痢
肥儿丸	健脾清热配以驱蛔	健脾安蛔	用于小儿虫疳证,证见消化不良,面黄形瘦,肚腹胀大,口臭发热,舌苔黄腻

 案例分析

一般情况:方某,男,47 岁。

主诉:腹泻 3 年余,加重 1 个月。

病史:患者 3 年前出现腹泻,结肠镜检查未见明显异常,西医诊断为肠易激综合征,3 年来曾服西药和中药汤剂治疗,症状反复。1 个月前饮食不慎后腹泻加重,大便每日 3~4 次,质稀溏,无脓血、黏液便,伴下腹部胀痛,便前胀痛明显,便后痛减。饮冷或遇寒后腹泻加重,下腹部及周身畏寒,四末冷。口干苦,纳可,夜寐欠佳。舌淡红、苔黄厚腻、脉弦滑尺弱。

　　考虑因素:①病程;②四诊信息;③患者体质。

　　辨证:脾肾阳虚,湿热内蕴,肝脾失和证。

　　治疗用药:乌梅丸,1 次 2 丸,1 日 3 次。

（原文鹏）

 复习思考题

　　1. 简述驱虫剂的概念及其主治证临床表现。
　　2. 简述乌梅丸的现代处方组成及其临床应用要点。

第二十节 涌 吐 剂

 培训目标

　　1. 掌握瓜蒂散的方剂组成、功效、主治。
　　2. 熟悉涌吐剂的概念、功用、适应证、应用注意事项。

扫一扫
测一测

PPT 课件

06章20节PPT

　　涌吐剂指以涌吐药为主组成,具有涌吐痰涎、宿食、毒物等作用,以治疗痰厥、食积、误食毒物的方剂。使用涌吐剂,要首先辨明患者的体质、病情的缓急。由于涌吐剂是攻伐、治标之剂,其作用迅猛,易伤胃气,易耗津液,故应中病即止,勿使过剂。年老体弱者、孕妇、产后均应慎用。若服后呕吐不止者,可服姜汁少许,或服用冷粥、冰水以止之。倘吐仍不止者,则应根据所服涌吐药的不同而施解救。服药得吐后须避风休息,以防感冒风寒,同时要注意不宜马上进食。

　　随着现代洗胃技术的发展,目前临床已经少有用于涌吐的中成药制剂。

瓜 蒂 散

【来源】汉代张仲景《伤寒论》

【古方】瓜蒂一分(熬黄) 赤小豆一分 香豉一合。

【用法】上二味,各别捣筛,为散已,合治之,取一钱匕,以香豉一合,用热汤七合,煮作稀糜,去滓,取汁和散。温顿服之。不吐者,少少加,得快吐乃止。

【现代处方规范】瓜蒂 2g^{熬黄},赤小豆 2g,淡豆豉 9g。

【功用】涌吐痰涎、宿食。

【主治】痰涎、宿食壅滞胸脘证。症见胸中痞硬,烦懊不安,欲吐不出,气上冲咽喉不得息,寸脉微浮。

【方解】

君	瓜蒂	涌吐痰涎宿食
臣	赤小豆	祛湿除烦满
使	淡豆豉	(1) 安中护胃 (2) 宣解胸中气机

【运用】

1. 辨证要点　本方为涌吐的常用处方。以痰涎壅盛、宿食停滞胸脘,临床见胸脘痞硬,烦懊不安,欲吐出为快,苔多白腻为辨证要点。或误食毒物仍在胃中。

2. 使用注意　因方中瓜蒂苦寒有毒,易于伤气败胃,诸亡血家,虚家,脉弱、脉数者忌之。若食已离胃入肠,痰涎不在胸膈者,均须禁用。

(杨响光)

？ 复习思考题

1. 简述瓜蒂散的组成、功效、主治。
2. 简述瓜蒂散的方解。

第二十一节　痈　疡　剂

培训目标

1. 掌握
(1) 仙方活命饮、阳和汤等方剂的组成、功效、主治、方义、应用要点。
(2) 生肌玉红膏、京万红软膏、当归苦参丸等中成药的组成、功效、主治。
(3) 常用中成药的鉴别使用。
2. 熟悉痈疡剂的概念、功用、适应证、应用注意事项。
3. 了解马应龙麝香痔疮膏、内消瘰疬丸、阳和解凝膏的组成、功效。

一、经典方剂

凡具有解毒消肿、托里排脓、疗疮生肌作用,治疗痈疽疮疡的一类方剂,统称为痈疡剂。

痈疡的成因,一般分为内因、外因两大类。前者如内伤七情,或恣食辛热之物;后者如外感六淫,或外来伤害如烫伤、金刃伤、跌打损伤及虫兽咬伤等。所有这些常可导致经脉阻滞,气血不和,久而积瘀化热,甚则肉腐为脓;或是寒、湿、痰等内生,流注于经脉、肌肉筋膜关节之间,凝聚不散。凡此从发病性质而言,痈疡分为阳证和阴证。从发病部位而言,分为体表痈疡和体内痈疡;体表痈疡之内治法,一般是按痈疡发展过程的三期(初起、脓成、溃后),分别使用消、托、补三法。消法,一般用于痈疡初期,尚未成脓。托法,一般用于痈疡中期,出现邪盛毒深,或正虚邪陷,脓成难溃之症。补法,一般用于痈疡后期,气血皆虚,或脾胃、肝肾不足,而见脓液清稀,疮口久溃不敛等症。体内痈疡,以清热解毒,逐瘀排脓,散结消肿为主。使用痈疡剂,必根据病情变化,随证加减使用。此外,痈疡火毒炽盛时,温补之品应列为慎用,免犯"实实"之戒。

仙方活命饮

【来源】明代薛己《校注妇人良方》

【古方】白芷六分 贝母 防风 赤芍药 当归尾 甘草节 皂角刺(炒) 穿山甲(炙) 天花粉 乳香 没药各一钱 金银花 陈皮各三钱。

【用法】用酒大碗,煎五七沸服(现代用法:水煎服,或水酒各半煎服)。

【现代处方规范】白芷3g,浙贝母、防风、赤芍、当归尾、甘草、皂角刺(炒)、穿山甲(炙)、天花粉、乳香、没药各6g,金银花、陈皮各9g。

【功用】清热解毒,消肿溃坚,活血止痛。

【主治】阳证痈疡肿毒初起,热毒红肿焮痛,身热凛寒,苔薄白或黄,脉数有力。

【方解】

君	金银花	清热解毒疗疮
臣	当归尾、赤芍、乳香、没药、陈皮	(1) 行气活血 (2) 通络 (3) 消肿止痛
佐	白芷、防风	(1) 通滞散结 (2) 透解热毒
	浙贝母、天花粉	清热化痰散结
	穿山甲、皂角刺	(1) 通行经络 (2) 透脓溃坚 (3) 疏散外邪,使热毒从外透解
使	甘草	(1) 清热解毒 (2) 调和诸药

【运用】

1. 辨证要点 本方是治疗热毒痈肿的常用方,临床应用以局部红肿焮痛,甚则伴有身热凛寒,脉数有力为辨证要点。

2. 使用注意 本方只可用于痈肿未溃之前,若已溃断不可用;本方性偏寒凉,阴证疮疡忌用;脾胃本虚,气血不足者均应慎用。

阳 和 汤

【来源】清代王洪绪《外科证治全生集》

【古方】熟地黄一两 麻黄五分 鹿角三钱 白芥子二钱(炒研) 肉桂一钱(去皮研粉) 生甘草一钱 炮姜炭五分。

【用法】水煎服。

【现代处方规范】熟地黄30g,麻黄2g,鹿角胶9g,白芥子(炒研)6g,肉桂(去皮研粉)3g,生甘草3g,炮姜炭2g。

【功用】温阳补血,散寒通滞。

【主治】阴疽。如贴骨疽、脱疽、流注、痰核、鹤膝风等,患处漫肿无头,皮色不变,酸痛无热,口中不渴,舌淡苔白,脉沉细或迟细。

【方解】

君	熟地黄	(1) 滋阴补血 (2) 填精益髓
	鹿角胶	(1) 生精补肾 (2) 养血助阳 (3) 强壮筋骨
臣	肉桂、炮姜炭	(1) 温阳散寒 (2) 温通血脉
佐	白芥子、麻黄	(1) 通阳散滞 (2) 消痰结
使	生甘草	(1) 解脓毒 (2) 调诸药

【运用】

1. 辨证要点　本方是治疗阴疽的常用方。临床应用以患处漫肿无头,皮色不变,酸痛无热为辨证要点。

2. 使用注意　阳证疮疡红肿热痛,或阴虚有热,或疽已溃破,不宜使用本方。

二、常用中成药

(一) 功能与主治

凡以清热解毒、消肿生肌、清热消痤,治疗热毒疮疡或疮疡溃烂不敛、粉刺等为主要作用的中药制剂,称为治疮疡剂。

本类中成药主要具有清热解毒、活血消肿、化腐解毒、拔毒生肌、清热消痤等作用,适用于热毒所致的疮疡丹毒、红肿热痛,或溃烂流脓,脓腐将尽,以及湿热瘀血所致的粉刺、酒渣鼻等。

(二) 分类

按其功效与适应范围,所选中成药可分为解毒消肿剂、生肌敛疮剂和清热消痤剂等三类,其中:

解毒消肿剂主要具有清热解毒、活血祛瘀、消肿止痛等作用,主治热毒蕴结肌肤,或痰瘀互结所致的疮疡,或丹毒流注、瘰疬发背等。

生肌敛疮剂主要具有祛腐生肌、拔毒止痛等作用,主治疮疡溃烂,脓腐将尽,或腐肉未脱,脓液稠厚,久不生肌等。

清热消痤剂主要具有活血、清热、燥湿的作用,主治湿热瘀阻所致的颜面或胸背的粉刺疙瘩、皮肤红赤发热等。

临证须根据各类及各成药的功效与主治,辨证合理选用。

(三) 使用注意事项

本类中成药大多苦寒清泄,阴性疮疡脓水清稀、疮面凹陷者不宜应用;脾胃虚寒者慎用。

生肌玉红膏

【组成】甘草、白芷、当归、紫草、虫白蜡、血竭、轻粉。

【药品标准】《中华人民共和国卫生部药品标准:中药成方制剂》第一册

【古方来源】明代陈实功《外科正宗》生肌玉红膏。

【性状】本品为紫红色的软膏;气微。

【功能主治】解毒消肿,生肌止痛。疮疡肿痛,症见乳痈发背,溃烂流脓,浸淫黄水。

【临床应用】用于疮疡肿痛,症见乳痈发背,溃烂流脓,浸淫黄水;感染性疾病见脓腐不去,新肉不生者。

现代医学用于蜂窝织炎、急性淋巴结炎、急性乳腺炎、体表深浅部脓肿、骨髓炎等病的溃疡期,生肌收口期,红斑水疱。

【用法与用量】疮面洗清后外涂本膏,1日1次。

【规格】每盒装 12g。

【药理作用】本品有抑灭病原微生物、活血、镇痛、解毒作用。

京万红软膏

【组成】地榆、地黄、当归、桃仁、黄连、木鳖子、罂粟壳、血余炭、棕榈、半边莲、土鳖虫、白蔹、黄柏、紫草、金银花、红花、大黄、苦参、五倍子、槐米、木瓜、苍术、白芷、赤芍、黄芩、胡黄连、川芎、栀子、乌梅、冰片、血竭、乳香、没药。

【药品标准】《中国药典》2015 年版一部

【性状】本品为深棕红色的软膏,具特殊的油腻气。

【功能主治】活血解毒,消肿止痛,去腐生肌。用于轻度水、火烫伤,疮疡肿痛,创面溃烂。

【临床应用】现代医学用于烧伤、肛周湿疹、疮疡、烫伤、痔疮、肛裂、创伤性溃疡、毛囊炎、痤疮、脚癣、婴儿尿布皮炎。药物性静脉炎、蚊虫叮咬也可以使用。

【用法与用量】用生理盐水清理创面,涂敷本品或将本品涂于消毒纱布上,敷盖创面,消毒纱布包扎,每日换药 1 次。

【规格】每支装 20g。

【使用注意】孕妇慎用;烫伤局部用药一定要注意创面的清洁干净。

【药理作用】本品有止血和抗菌的作用。

当归苦参丸

【组成】当归、苦参。

【药品标准】《中华人民共和国卫生部药品标准:中药成方制剂》第三册

【性状】本品为黄褐色的大蜜丸;气微,味苦。

【功能主治】凉血,祛湿。

【临床应用】用于因湿热瘀阻所致头面生疮,粉刺疙瘩,湿疹刺痒,酒渣鼻,症见颜面、胸背多发粉刺、炎性丘疹、脓疱或硬结,常伴有疼痛,或鼻、颊、额、下颌部先出现红斑,日久不退,继之起炎性丘疹,脓疱,久而鼻头增大,高突不平,其形如赘。

现代医学用于粉刺、酒渣鼻。

【用法与用量】口服。1次1丸,1日2次。

【规格】6g(10g/100 粒)×6 袋。

【使用注意】切忌以手挤压患处;孕妇或哺乳期妇女慎用。

【药理作用】本品有抑制急慢性炎症、组织水肿和免疫调节作用。

内消瘰疬丸

【组成】夏枯草、玄参、青盐、海藻、川贝母、薄荷叶、天花粉、海蛤粉、白蔹、连翘(去心)、熟大黄、生甘草、生地黄、桔梗、枳壳、当归。

【药品标准】《中华人民共和国卫生部药品标准:中药成方制剂》第十五册

【古方来源】金代张元素《医学启源》内消瘰疬丸。

【性状】本品为棕色至棕褐色的水丸;气微香,味咸、苦。

【功能主治】软坚散结。用于瘰疬痰核或肿或痛。

【临床应用】

现代医学常用于治疗肺、淋巴、髋关节等结核,甲状腺癌、恶性淋巴癌、乳腺肿痛、睾丸肿痛等病症。

【用法用量】口服。每日 1~2 次,每次 9g。

【规格】每袋装 9g。

【其他剂型】浓缩丸,每 10 丸重 1.85g,口服,1 次 8 丸,1 日 3 次。

【使用注意】疮疡阳证者慎用;孕妇慎用。

【药理作用】本品有清火、明目清肝、散结及消肿的作用。

阳和解凝膏

【组成】鲜牛蒡草、鲜凤仙透骨草、生川乌、桂枝、大黄、当归、生草乌、生附子、地龙、僵蚕、赤芍、白芷、白蔹、白及、川芎、续断、防风、荆芥、五灵脂、木香、香橼、陈皮、肉桂、乳香、没药、苏合香、人工麝香。

【药品标准】《中国药典》2015 年版一部

【古方来源】清代王洪绪《外科全生集》阳和解凝膏。

【性状】本品为摊于纸上的黑膏药。

【功能主治】温阳化湿,消肿散结。用于脾肾阳虚、痰瘀互结所致的阴疽、瘰疬未溃、寒湿痹痛。

【临床应用】现代医学常用于治疗乳腺增生、乳腺纤维瘤、软骨增生、肋软骨炎、甲状腺囊肿、甲状腺瘤及淋巴结肿大等属寒湿凝滞筋脉或气血瘀结者。

【用法用量】外用,加温软化,贴于患处。

【规格】每张净重 1.5g、3g、6g、9g。

【使用注意】运动员慎用;患处红肿热或溃脓者忌用,贴后局部皮肤发红作痒者停用。

【药理作用】本品有强心、扩血管、镇痛、抗炎、抗菌等作用。

马应龙麝香痔疮膏

【组成】人工麝香、人工牛黄、珍珠、琥珀、硼砂、冰片、煅炉甘石粉。

【药品标准】《中国药典》2015 年版一部

【性状】本品为浅灰黄色或粉红色的软膏;气香,有清凉感。

【功能主治】清热燥湿,活血消肿,去腐生肌。用于湿热瘀阻所致的各类痔疮、肛裂,症见大便出血,或疼痛、有下坠感;亦用于肛周湿疹。

【临床应用】现代医学用于内痔、外痔、混合痔等各类痔疮或肛裂、肛周湿疹等见上述证候者。

【用法与用量】外用适量,涂搽患处。

【规格】2.5g×5支/盒;4g×6支/盒;5g×1支/盒;10g×1支/盒。

【使用注意】孕妇慎用。

【药理作用】本品有抗炎、镇痛、止血的作用。

痛疡剂类中成药用药鉴别

常用中成药	组方特点	主要功能	临证主治
内消瘰疬丸	清热解毒,燥湿泻火	软坚散结	瘰疬痰核或肿或痛
当归苦参丸	凉血养血,清热燥湿	凉血,祛湿	用于血燥湿热引起的头面生疮,粉刺疙瘩,湿疹刺痒,酒渣鼻
阳和解凝膏	散结消肿,温阳之品	温阳化湿,消肿散结	用于脾肾阳虚、痰瘀互结所致的阴疽、瘰疬未溃、寒湿痹痛
马应龙麝香痔疮膏	寒凉之品,清热活血消肿	清热燥湿,活血消肿,去腐生肌	用于湿热瘀阻所致的各类痔疮、肛裂,症见大便出血,或疼痛、有下坠感;亦用于肛周湿疹
生肌玉红膏	血竭、当归等活血之品配伍白芷、紫草等去腐解毒之品	活血祛腐,解毒生肌	主治痈疽、发背等疮,症见溃烂流脓,以及疔疮、疔根脱出需长肉收口者
京万红软膏	活血,解毒,清热	活血解毒,消肿止痛,去腐生肌	用于轻度水、火烫伤,症见疮疡肿痛,创面溃烂

 案例分析

一般情况:叶某,女,36岁。

主诉:发现甲状腺右侧肿块1个月余。

病史:患者1个月前发现甲状腺右侧约3cm×3cm肿块,质偏硬,压之无疼痛,表面光滑,边缘清楚,行甲状腺B超及相关检查后明确诊断为甲状腺瘤。初诊患者精神疲惫,心情急躁易怒,胃纳不佳,月经不调,经来腹胀腹痛,腰际酸楚,苔薄腻,脉细弦。

辨证:肝气郁结化火,灼伤津液,痰火胶结致成肿核。

治疗用药:内消瘰疬丸每天2次,每次1袋。

(邓德强)

？ 复习思考题

1. 简述仙方活命饮的组成、功效、主治及应用要点。
2. 简述马应龙麝香痔疮膏的功能及临床应用。

第七章

妇科常用方剂与中成药

PPT 课件

07章PPT

培训目标

1. 掌握

（1）活血行气调经剂：益母草颗粒（膏、胶囊、口服液）、桂枝茯苓胶囊的组成、功效、主治。

（2）补虚扶正调经剂：安坤颗粒、女金丸的组成、功效、主治。

（3）温经活血调经剂：少腹逐瘀丸（颗粒）、艾附暖宫丸的组成、功效、主治。

（4）固崩止血剂：固经丸、宫血宁胶囊的组成、功效、主治。

（5）安坤除烦剂：更年安片、坤宝丸的组成、功效、主治。

2. 熟悉妇科常用方剂与中成药的分类及各类的功能、主治、分类。

3. 了解乌鸡白凤丸（片）的功能、主治。

第一节 妇科疾病的病理特点与经典方剂

由于妇女在解剖上有"胞宫"（子宫），在生理上有月经、胎孕、产育、哺乳，在病理上有经、带、胎、产诸病，因此，妇女的脏腑气血活动和男子有所不同。导致妇科疾病的因素，主要有外感和内伤两方面。外感是以寒、热、湿为主；内伤以忧、思、悲、惊和房事不节居多。这些因素往往引起人体气血失调，脏腑功能失常，以致冲任脉受损，而发生妇科疾病。

月经是周期性的子宫出血，通常 28 天左右一次。如果月经提前或延后 1 周以上，行经的时间过长或过短，经量超过平时或少于平时，或行经腹痛等，属于月经病。临床常见的月经病有：月经先期、月经后期、痛经、经闭、崩漏以及绝经前后诸症等。

一、月经先期

月经先期也叫经期超前或赶前，是指每个月来潮提前七八天，或 1 个月来两次。月经先期，主要分为血热和气虚两型。

1. **血热** 主要分为阴虚血热、肝郁化热和血分实热 3 种类型。

(1) 阴虚血热：因素体血虚，肾阴不足，水亏火旺所致。症见月经先期，量少，色红或紫，两颧发赤，手心发热，烦躁口干等。治宜滋阴补血。可服乌鸡白凤丸、安坤颗粒等。

(2) 肝郁化热：因肝郁气滞，日久化热，冲任功能失常所致。症见经来先期不畅，色紫有块，兼有胸胁、乳房和小腹胀痛，烦躁易怒等。治宜疏肝清热。可服加味逍遥丸等。

(3) 血分实热：因血分热盛，迫血妄行所致。症见月经先期，量多，色紫稠黏，心胸烦闷等。治宜清热凉血。可服宫血宁胶囊等。

2. **气虚** 多因劳累过度，饮食失调，脾虚不能统摄血液所致。症见月经提前，量少，色淡稀薄，身乏，气短心悸等。治宜补气养血。可服人参归脾丸等。

二、月经后期

月经后期也叫月经错后，是指每个月来经错后八九天，甚至每隔四五十天来一次。月经后期，主要分为血虚、血寒和气滞 3 种类型：

1. **血虚** 多因大病、久病之后，身体虚弱，生血不足，或因长期失血所致。症见月经错后，色淡量少，面色苍白或萎黄，头晕眼花，心悸，小腹疼痛，身体瘦弱，精神疲倦等。治宜补血益气。可服八珍益母丸、内补养荣丸、人参养荣丸等。

2. **血寒** 多因行经之际感受寒凉，或冒雨涉水，或过食生冷，造成血为寒凝，经期错后。症见经量少，色暗红，小腹冷痛，喜暖喜按等。治宜温经活血。可服艾附暖宫九、女金丸等。

3. **气滞** 多因精神抑郁，忧思忿怒引起气机郁结，血液运行不畅所致。症见月经错后，经色正常、量少，小腹胀痛、以胀为重，胸闷，两胁胀满等。治宜疏肝解郁。可服七制香附丸、坤顺丸、得生丸等。

三、痛经

痛经，又叫月经痛、月经困难，尤以青年女子为多见。一般妇女行经期间，多感觉小腹及腰部轻微疼痛和不适，属于正常现象。如果行经前后或正在行经期，小腹及腰部疼痛较重，甚至剧痛难忍，并随着月经周期持续发作，方属痛经。

发生本病的原因，主要为气血运行不畅所致。因为血随气行，气滞血亦滞，如果气充血足，气顺血和，则经行畅通无阻，不会发生此病。相反，如气虚血少，气滞血瘀，致使经行滞涩，不通则痛。本病在临床上一般分为气滞血瘀、寒湿凝滞、气血两虚 3 种类型：

1. **气滞血瘀** 由于肝气郁结，气机不畅所致。症见经前或正在经期，小腹胀痛或阵痛，乳房胀痛，经量少，淋漓不畅，经色紫黑，夹有血块等。治宜疏气化瘀。气滞较重者，可服七制香附丸、坤顺丸、妇科十味片等；血瘀较重者，可服妇女痛经丸、得生丸等。

2. **寒湿凝滞** 由于寒湿之邪，客于胞中，冲任阻滞，血行不畅所致。症见小腹冷痛，喜按、喜暖，经量少，夹有血块，或如黑豆汁等。治宜温经散寒。可服调经丸、艾附暖宫丸、女金丸等。

3. 气血两虚　多属肝、脾、肾三脏亏损,以致血海不足,胞脉失养所致。症见经期或经后小腹隐隐作痛有下坠感,揉按则疼痛减轻,面色苍白或萎黄,气短乏力等。治宜补气养血。可服宁坤养血丸、人参养荣丸、十全大补丸等。

四、闭经

闭经又叫"经闭"。发育正常的女子,一般在 14 岁左右月经开始来潮。如果超龄过久,月经没来,称为"原发性闭经";若月经曾经来过而又中断 3 个月以上者,称为"继发性闭经"。但绝经后期、妊娠期和哺乳期没有月经,属于正常生理现象。

发生闭经的原因,可分为虚、实两种。虚者多阴血不足,无血可下;实者多为实邪阻滞脉道不通,血不得下行。闭经一般分为脾虚、血虚、气滞血瘀和寒湿阻滞 4 种类型:

1. 脾虚　因运化功能失常,气血生化之源不足,致使冲任失养,血海不满,经闭不行。症见闭经数个月、面色淡黄、精神倦息、心悸气短、食少便溏,甚至浮肿等。治宜补脾益气养血。用人参归脾丸或合服参苓白术散。

2. 血虚　多因久病损耗阴血,或生育过多等因素,以致血虚而月经不来。症见经闭不行,面色苍白、头晕目眩,心悸怔忡,大便干燥等。治宜益气补血。可服益坤丸、八珍益母丸、人参养荣丸等。如进一步发展至阴亏血枯,症见潮热盗汗、两颧发红、手足心热等,可用八珍丸与知柏地黄丸合服。

3. 气滞血瘀　多因情志不遂,忧思恼怒,肝气不疏,气机不利所致。症见月经数个月不来,精神抑郁,烦躁易怒,胸闷,两胁胀满,小腹胀痛;如血瘀内阻较重者,小腹胀痛更甚,或舌边有紫斑等。偏于气滞者,宜行气解郁为主,可服七制香附丸、舒肝保坤丸等;偏于血瘀者,宜活血化瘀为主,可服通经甘露丸、得生丸、益母草膏;如血瘀日久,小腹按之有硬块,疼痛不移,身体消瘦,肌肤甲错,午后发热等,此为瘀血重证,宜破血化瘀,可服大黄䗪虫丸、妇科回生丸、乌金丸等。

4. 寒湿阻滞　由受寒引起,寒湿与经血相凝,瘀结不畅所致。症见经血忽然停止,小腹冷痛,喜热喜按,面色青白、大便溏泄等。治宜温散寒湿,通经活血。可服调经丸、艾附暖宫丸等。

固 经 丸

【来源】金元朱震亨《丹溪心法》

【古方】黄芩　白芍　龟板各一两　黄柏三钱　椿根皮七钱　香附二钱半。

【用法】上为末,酒糊丸,如梧桐子大,每服 50 丸,空心温酒或白汤下。

【现代处方规范】酒黄芩 30g,炒白芍 30g,醋龟甲 30g[先煎],盐黄柏 9g,炒椿根皮 21g,醋香附 8g。

【功用】滋阴清热,固经止血。

【主治】阴虚内热。经行不止,及崩中漏下,血色深红,或夹紫黑瘀块,心胸烦热,腹痛溲赤,舌红,脉弦数者。

【方解】

君	黄芩、龟甲、白芍	滋阴清热止血
臣	黄柏	苦寒泻火坚阴
佐	椿根皮、香附	(1) 固经止血 (2) 调气活血

【运用】

1. 辨证要点　本方为治疗阴虚血热之月经过多及崩漏的常用方。临床应用以血色深红甚或紫黑稠黏,舌红,脉弦数为辨证要点。

2. 使用注意　感冒发热者不宜服用。服药期间禁食辛辣、生冷食物。

第二节　常用中成药

针对不同疾病,妇科调经类中成药可分为活血行气调经剂、补虚扶正调经剂、温经活血调经剂、固崩止血剂和安坤除烦剂。

一、活血行气调经剂

活血行气调经剂主要由活血化瘀药物组成,可配行气调经药,用于瘀血所致的月经不调、痛经、月经过多、月经后期、闭经等。

益 母 草 膏

【组成】益母草。

【药品标准】《中国药典》2015 年版一部

【性状】本品为棕黑色稠厚的半流体;气微,味苦、甜。

【功能主治】活血调经。用于血瘀所致的月经不调、产后恶露不绝,症见月经量少、淋漓不净、产后出血时间过长;产后子宫复旧不全见上述证候者。

【临床应用】

1. 月经不调　因瘀血内停冲任,气血运行阻滞所致。症见经水量少、淋漓不净、经色紫暗、有血块、行经腹痛、块下痛减,或经期错后,舌紫暗或有瘀点,脉涩;功能性月经失调见上述证候者。

2. 产后恶露不绝　因产后瘀血阻滞,胞脉不畅,冲任失和,新血不得归经所致。症见产后出血时间过长,小腹疼痛、面色不华、倦怠神疲,舌紫暗或有瘀点,脉弦涩;产后子宫复旧不全见上述证候者。

【用法与用量】口服。1 次 10g,1 日 1~2 次。

【规格】每瓶装 100g。

【其他剂型】片剂、颗粒剂、胶囊剂。

【使用注意】孕妇禁用;平素月经正常,突然出现月经过少,或经期错后,或阴道不规则出血者应去医院就诊。

【不良反应】皮肤发红、胸闷心慌、呼吸加快。

【药理作用】本品有促进子宫平滑肌收缩、镇痛、抗炎、抗凝血、促纤维蛋白溶解、改善微循环等作用。

桂枝茯苓胶囊

【组成】桂枝、茯苓、牡丹皮、桃仁、白芍。

【药品标准】《中国药典》2015 年版一部

【古方来源】汉代张仲景《金匮要略》桂枝茯苓丸。

【性状】本品为硬胶囊,内容物为棕黄色至棕褐色的颗粒和粉末;气微香,味微苦。

【功能主治】活血,化瘀,消癥。用于妇人瘀血阻络所致癥块、经闭、痛经、产后恶露不尽;子宫肌瘤,慢性盆腔炎包块,痛经,子宫内膜异位症,卵巢囊肿。

【临床应用】

1. 癥瘕 因瘀血内停、瘀阻冲任所致。症见下腹包块,推之可移,界限清楚,妇女月经不畅,血色暗紫,有小血块,腹痛如刺,痛处拒按,舌暗,有瘀斑,脉沉弦或沉涩,按之有力;子宫肌瘤、慢性盆腔炎性包块、卵巢囊肿见上述证候者。

2. 痛经 因瘀血内阻所致。症见经前或经期小腹刺痛拒按,量多或少,色暗红有血块,血块下后痛减,舌暗或有瘀点,脉沉弦或涩;原发性痛经、子宫内膜异位症见上述证候者。

3. 闭经 因瘀血内阻所致。症见经闭不行,小腹刺痛拒按,舌暗或有瘀点,脉沉涩;继发性闭经见上述证候者。

4. 产后恶露不尽 因瘀血阻滞胞宫所致。症见产后恶露淋漓,量少,色紫暗有块,小腹疼痛拒按,舌紫暗或边有瘀点,脉弦涩;产后子宫复旧不全见上述证候者。

【用法与用量】口服。1 次 3 粒,1 日 3 次。饭后服。

【规格】每粒装 0.31g。

【其他剂型】丸剂、片剂。

【使用注意】孕妇忌服;体弱、阴道出血量多者慎用;经期停服。

【不良反应】偶见服药后胃脘不适、隐痛,停药后可自行消失。

【药理作用】本品有抗炎、镇痛、抗肿瘤、提高免疫力、调节内分泌和平滑肌等作用。

二、补虚扶正调经剂

补虚扶正调经剂主要由补血益气药物组成,用于气血两虚所致的月经不调、痛经、月经先期、崩漏、月经过少、经期延长、闭经等。

安 坤 颗 粒

【组成】牡丹皮、栀子、当归、白术、白芍、茯苓、女贞子、墨旱莲、益母草。

【药品标准】《中华人民共和国卫生部药品标准:中药成方制剂》第十九册

【性状】本品为黄棕色或棕色的颗粒;味甜、微苦。

【功能主治】滋阴清热,健脾养血。用于放环后引起的出血,月经提前、量多或月经紊乱,腰骶酸痛,下腹坠痛,心烦易怒,手足心热。

【临床应用】用于节育放环术后引起的出血,月经紊乱,症见腰骶痛,下腹坠痛,心烦易怒,手足心热。

【用法与用量】开水冲服。每次 10g,每日 2 次。

【规格】每袋装 10g。

【其他剂型】片剂、胶囊剂。

【使用注意】孕妇禁用。

乌鸡白凤丸

【组成】乌鸡(去毛爪肠)、人参、黄芪、山药、熟地黄、当归、白芍、川芎、丹参、鹿角霜、鹿角胶、鳖甲(制)、地黄、天冬、香附(醋制)、银柴胡、芡实(炒)、桑螵蛸、牡蛎(煅)、甘草。

【药品标准】《中国药典》2015 年版一部

【古方来源】明代龚廷贤《寿世保元》乌鸡丸加减。

【性状】本品为黑褐色至黑色的水蜜丸、小蜜丸或大蜜丸;味甜、微苦。

【功能主治】补气养血,调经止带。用于气血两虚,身体瘦弱,腰膝酸软,月经不调,崩漏带下。

【临床应用】用于气血两虚。症见月经不调,崩漏带下,腰腿痛,身体消瘦,阴虚盗汗;尤其对阴虚血热,月经提前及气虚崩漏不止等疗效更为显著。

现代医学用于功能失调性子宫出血、带下量多、慢性肝炎、血小板减少症、神经性耳鸣等证属气血两虚者。

【用法与用量】口服。水蜜丸 1 次 6g,小蜜丸 1 次 9g,大蜜丸 1 次 1 丸,1 日 2 次。

【规格】水蜜丸每 10 丸重 1g;小蜜丸每 45 粒重 9g;大蜜丸每丸重 9g。

【其他剂型】片剂、颗粒剂。

【使用注意】孕妇禁用;感冒时不宜服用;经行有血块伴腹痛拒按或胸胁胀痛者不宜选用。

【药理作用】本品有促进造血功能、止血、性激素样作用,还有抑制子宫平滑肌收缩、保肝、抗炎、镇痛以及降血脂等作用。

女 金 丸

【组成】当归、熟地黄、白芍、川芎、茯苓、白术(炒)、甘草、党参、肉桂、益母草、牡丹皮、没药(制)、延胡索(醋)、藁本、白芷、黄芩、白薇、香附(醋)、砂仁、陈皮、鹿角霜、赤石脂(煅)、阿胶。

【药品标准】《中国药典》2015 年版一部

【古方来源】明代张介宾《景岳全书》女金丹。

【性状】本品为棕褐色至黑棕色的水蜜丸、小蜜丸或大蜜丸;气芳香,味甜、微苦。

【功能主治】益气养血,理气活血,止痛。用于气血两虚、气滞血瘀所致的月经不调,症见月经提前、月经错后、月经量多、神疲乏力、经水淋漓不净、行经腹痛。

【临床应用】用于气血不足,胞宫寒冷。症见经期提前或错后、行经期间小腹冷痛、白带过多、腰膝痛、四肢乏力等。

现代医学用于子宫发育不良、痛经、不孕、更年期综合征等属血虚寒凝者。

【用法与用量】姜汤或温开水送服。大蜜丸,1 次 1 丸,水蜜丸 1 次 5g,小蜜丸 1次 9g(45 丸),1 日 2 次。

【规格】大蜜丸每丸重 9g;水蜜丸每 10 丸重 2g;小蜜丸每 100 丸重 20g。

【其他剂型】片剂、胶囊剂、糖浆剂。

【使用注意】孕妇慎用;感冒发热患者不宜服用;湿热蕴结者不宜服用。

【药理作用】本品有抑制子宫平滑肌收缩、镇痛、抗子宫内膜异位症的作用。

三、温经活血调经剂

温经活血调经剂主要由温经和活血药物组成,用于寒凝血滞所致的痛经、闭经、月经先期、月经过少,经期延长、闭经、崩漏等。

少腹逐瘀丸

【组成】当归、蒲黄、五灵脂(醋炒)、赤芍、小茴香(盐炒)、延胡索(醋制)、没药(炒)、川芎、肉桂、炮姜。

【药品标准】《中国药典》2015 年版一部

【古方来源】清代王清任《医林改错》少腹逐瘀汤。

【性状】本品为棕黑色的大蜜丸;气芳香,味辛、苦。

【功能主治】温经活血,散寒止痛。用于寒凝血瘀所致的月经后期、痛经、产后腹痛,症见行经后错,行经小腹冷痛,经血紫暗、有血块,产后小腹疼痛喜热、拒按。

【临床应用】用于寒凝血瘀所致月经失调,痛经。

【用法与用量】温黄酒或温开水送服。1 次 1 丸,1 日 2~3 次。

【规格】大蜜丸每丸重 9g。

【其他剂型】胶囊剂、颗粒剂。

【使用注意】孕妇忌服;湿热为患、阴虚有热者慎用;治疗产后腹痛应排除胚胎或胎盘组织残留。

【不良反应】偶见胃肠道不适及轻度皮肤过敏。

【药理作用】本品有镇痛、抗炎、改善血液流变性等作用。

艾附暖宫丸

【组成】艾叶(炭)、当归、白芍(酒炒)、生地黄、川芎、黄芪(炙)、香附(醋)、吴茱萸(制)、肉桂、续断。

【药品标准】《中国药典》2015 年版一部

【古方来源】明代龚廷贤《寿世保元》艾附暖宫丸。

【性状】本品为深褐色至黑色的小蜜丸或大蜜丸;气微,味甘而后苦、辛。

【功能主治】理气养血,暖宫调经。用于血虚气滞、下焦虚寒所致的月经不调、痛经,症见行经后错,经量少、有血块,小腹疼痛,经行小腹冷痛喜热、腰膝酸痛。

【临床应用】用于子宫虚寒。症见月经失调,行经少腹冷痛,喜暖喜按,腰部酸疼,白带过多等。

　　现代医学用于不孕症、月经紊乱、闭经、宫颈炎等属血虚寒凝者。

　　【用法与用量】口服。小蜜丸 1 次 9g,大蜜丸 1 次 1 丸,1 日 2~3 次。

　　【规格】大蜜丸每丸重 9g。

　　【使用注意】不宜洗凉水澡;感冒发热患者不宜服用;治疗痛经,宜在经前 3~5 天开始服药,连服 1 周。

　　【药理作用】本品有镇痛、改善血液流变性等作用。

四、固崩止血剂

　　固崩止血剂主要由收敛止血、凉血止血,或滋阴清热、固涩止血、补肾敛阴、固冲止血等各类药物组成,用于月经过多、崩漏等。

固 经 丸

　　【组成】关黄柏(盐)、黄芩(酒)、椿皮(麸炒)、香附(醋)、白芍(炒)、龟甲(醋)。

　　【药品标准】《中国药典》2015 年版一部

　　【古方来源】金元朱震亨《丹溪心法》固经丸。

　　【性状】本品为黄色至黄棕色的水丸;味苦。

　　【功能主治】滋阴清热,固经止带。用于阴虚血热,月经先期,经血量多,色紫黑,赤白带下。

　　【临床应用】用于阴虚血热之崩漏。症见经水过期不止,或下血量多,血色深红或紫黑黏稠,手足心热,腰膝酸软,舌红,脉弦数。

　　现代医学用于青春期月经不调、更年期崩漏、生育期月经过多、人工流产术后月经过多等。

　　【用法与用量】口服。1 次 6g,1 日 2 次。

　　【规格】水丸。

　　【使用注意】感冒发热患者不宜服用;脾胃虚寒者慎用;有瘀者不宜使用。

　　【药理作用】本品通过提高子宫张力、促进子宫内膜剥脱以减少局部充血,缩短血液凝固时间,使血量减少,以达止血目的。

宫血宁胶囊

　　【组成】重楼。

　　【药品标准】《中国药典》2015 年版一部

　　【性状】本品为硬胶囊,内容物为浅黄棕色至灰棕色的粉末;味苦。

　　【功能主治】凉血止血,清热除湿,化瘀止痛。用于血热妄行所致的出血和湿热瘀结所致的少腹痛、腰骶痛、带下增多。

　　【临床应用】用于血热妄行。症见崩漏下血,月经过多,产后或流产后宫缩不良出血及功能失调性子宫出血属血热妄行者,以及慢性盆腔炎之湿热瘀结所致的少腹痛、腰骶痛、带下增多。

　　现代医学用于功能失调性子宫出血、子宫内膜炎等引起的出血。

【用法与用量】口服。月经过多或子宫出血期 1 次 1~2 粒,1 日 3 次,血止停服;慢性盆腔炎 1 次 2 粒,1 日 3 次,4 周为一疗程。

【规格】每粒装 0.13g。

【使用注意】孕妇忌服;胃肠道疾病患者慎用或减量服用。

【药理作用】本品有收缩子宫及止血等作用。

五、安坤除烦剂

安坤除烦剂以补肾、养阴和安神药物为主,具有滋阴清热、补肾安神的功效,用于围绝经期综合征。需辨别阴虚证或阳虚证后合理使用。

更 年 安 片

【组成】地黄、熟地黄、茯苓、仙茅、何首乌(制)、首乌藤、泽泻、牡丹皮、五味子、浮小麦、磁石、珍珠母、玄参、麦冬、钩藤。

【药品标准】《中国药典》2015 年版一部

【性状】本品为糖衣片或薄膜衣片,除去包衣后显黑灰色;味甘。

【功能主治】滋阴清热,除烦安神。用于肾阴虚所致的绝经前后诸证,症见烦热出汗、眩晕耳鸣、手足心热、烦躁不安;更年期综合征见上述证候者。

【临床应用】现代医学不仅用于妇女更年期,男性更年期也可服用。

【用法与用量】口服。1 次 6 片,1 日 2~3 次。

【规格】薄膜衣片,每片重 0.31g;糖衣片,片芯重 0.3g。

【其他剂型】胶囊剂,1 次 3 粒,1 日 3 次。丸剂,1 次 1 袋,1 日 3 次。

【使用注意】脾肾阳虚者慎用;感冒发热患者不宜服用。

【药理作用】本品有镇静、提高耐疲劳能力、抗氧化及雌激素样作用等。

坤 宝 丸

【组成】女贞子(酒)、覆盆子、菟丝子、枸杞子、何首乌(制)、龟甲、地骨皮、南沙参、麦冬、酸枣仁(炒)、地黄、白芍、赤芍、当归、鸡血藤、珍珠母、石斛、菊花、墨旱莲、桑叶、白薇、知母、黄芩。

【药品标准】《中国药典》2015 年版一部

【性状】本品为深棕色的水蜜丸;味甘、微苦。

【功能主治】滋补肝肾,养血安神。用于肝肾阴虚所致绝经前后诸证,症见烘热汗出、心烦易怒、少寐健忘、头晕耳鸣、口渴咽干、四肢酸楚;更年期综合征见上述证候者。

【临床应用】现代医学用于妇女更年期综合征、闭经、月经失调、不孕症等属肝肾阴虚,肝阳上亢者。

【用法与用量】口服。1 次 50 丸,1 日 2 次,连续服用 2 个月,或遵医嘱。

【规格】每 100 丸重 10g。

【使用注意】脾肾阳虚症状明显者,如表现形寒肢冷、大便溏薄、面浮肢肿等症,不宜服用;感冒时不宜服用本药。

【不良反应】文献报道本品可致过敏性荨麻疹。

【药理作用】本品有改善睡眠障碍的作用。

妇科常用中成药用药鉴别

常用中成药	组方特点	主要功能	临证主治
益母草膏	补血养血作用较强	活血调经	用于血瘀所致的月经不调、产后恶露不绝
安坤颗粒	凉血化瘀为主	滋阴清热,健脾养血	用于放环术后引起的出血,月经紊乱,腰骶痛,下腹坠痛,心烦易怒,手足心热
乌鸡白凤丸	以补气养血为主	补气养血,调经止带	适用于气血两虚,身体瘦弱,腰膝酸软,月经不调,崩漏带下
桂枝茯苓胶囊	活血化瘀,缓消癥块	活血,化瘀,消癥	用于妇人宿有癥块,或血瘀经闭,行经腹痛,产后恶露不尽
女金丸	理气活血作用力强	益气养血,理气活血,止痛	适用于气血两虚、气滞血瘀所致的月经不调
少腹逐瘀丸	活血作用较强	温经活血,散寒止痛	用于寒凝血瘀所致的月经后期、痛经、产后腹痛
艾附暖宫丸	散寒作用较强	理气养血,暖宫调经	用于子宫虚寒。症见月经失调、行经少腹冷痛、喜暖喜按、腰部酸疼、白带过多等
固经丸	滋阴清热	滋阴清热,固经止带	用于阴虚血热之崩漏。症见经水过期不止,或下血量多,血色深红或紫黑黏稠,手足心热,腰膝酸软
宫血宁胶囊	凉血止血	凉血止血,清热除湿,化瘀止痛	用于血热妄行。症见崩漏下血,月经过多,产后宫缩不良出血及功能失调性子宫出血
更年安片	潜阳安神	滋阴清热,除烦安神	肾阴虚引起的更年期综合征
坤宝丸	养血安神	滋补肝肾,养血安神	更年期综合征属肝肾阴虚证者

 案例分析

一般情况:王某,女,35岁,职员。

主诉:月经不调。

病史:患者14岁月经初潮,18岁后月经规律,周期28~30天,经期5~7天。3个月前因行人流术后,出现月经40余日一至,量较过去稍减,色紫黑有块,块大而多,小腹疼痛。舌质暗,边有瘀斑。脉弦细而涩。生殖系统B超及妇科内诊等检查未见异常。诊为月经后期证属血瘀。

考虑因素:①病程;②四诊信息;③既往病史;④患者体质。

辨证:瘀血阻滞。

治疗用药:少腹逐瘀丸,口服,1次1丸,1日2~3次。

(张　颖　张碧华)

？复习思考题

1. 简述妇科常用中成药的分类。
2. 试述固经丸的功能和主治。

第八章

儿科常用方剂与中成药

培训目标

1. 掌握

(1) 解表剂:泻白散、小儿咽扁颗粒、小儿豉翘清热颗粒、小儿柴桂退热颗粒、芩香清解口服液的组成、功效、主治。

(2) 止泻剂:小儿泻速停颗粒、止泻灵颗粒的组成、功效、主治。

(3) 消导剂:保和丸、小儿消食片、健脾消食丸、小儿化食口服液的组成、功效、主治。

(4) 治咳喘剂:小儿咳喘灵颗粒、小儿消积止咳口服液的组成、功效、主治。

(5) 补虚剂:七味白术散、六味地黄丸、小儿扶脾颗粒、龙牡壮骨颗粒的组成、功效、主治。

(6) 镇惊息风剂:抱龙丸、琥珀抱龙丸、牛黄抱龙丸的组成、功效、主治。

2. 熟悉儿科常用方剂与中成药的分类及各类的功能、主治、分类。

3. 了解小儿热速清口服液、馥感啉口服液、太子金颗粒的功能、主治。

第一节　儿科疾病的病理特点与经典方剂

一、儿科疾病的病理特点

1. **易生病**　在《灵枢·逆顺肥瘦篇》中,记载有"婴儿者,其肉脆,血少气弱",《诸病源候论·小儿杂病诸候》曾说"小儿脏腑之气软弱",后世医家基于此总结小儿的生理特点是"脏腑娇嫩,形气未充"。意思是说,小儿自出生后,虽具有五脏六腑之形,但是各组织器官的功能尚未发育健全,故而对于疾病的抗病能力较差,相较成人易于生病。再加上小儿常常寒暖不能自调,饮食不知自节,导致外易为六淫之邪所侵,内易为饮食所伤,临床表现出肺脾两脏疾病发病率高的特点。

2. **易变化**　小儿不仅发病容易,而且变化迅速,即寒热虚实的变化比成人更为迅速,更显复杂,在临床上表现出"易虚易实,易寒易热"的特点。例如小儿机体柔弱,感邪后每易病势嚣张,易出现实证。但邪气既盛,则正气易伤,又可迅速转为虚证,或虚实并见。在易寒易热的病理变化方面,和小儿"稚阴稚阳"的生理特点有密切关系。"稚阴未长",故患病后,易呈阴伤阳亢,表现出热的症候群;而"稚阳未充",机体脆弱,又有容易衰竭的一面,出现寒的症候群。因此要求儿科医生辨证准确,治疗及时且有针对性。否则调治不当,就会贻误病机,甚至会使轻病变重,重病转危。

3. 易康复 与成人相比,小儿脏腑少七情之伤,无色欲之念,故而病情相对单纯。加之小儿的机体生机蓬勃,脏腑之气清灵,所以对各种治疗反应灵敏。因而小儿之病虽具有发病容易、传变迅速的特点,但一般说来,若能得到及时的治疗和护理,其疾病恢复的速度较成人更快、疾病治愈的可能也较成人更大。明代《景岳全书·小儿则》中曾这样描述小儿:"脏气清灵,随拨随应,但能确得其本而撮取之,则一药可愈。"可谓是对小儿"易于康复"这一病理特点的概括。

二、儿科常用方剂的分类及各类方剂的功能、主治

按方剂的功效与适用范围,儿科临床上常用的方剂可分为解表剂、止泻剂、消导剂、治咳喘剂、补虚剂、镇惊息风剂。儿科解表剂主要具有疏散外感风热或发散外感风寒之功,兼有泻火利咽、宣肺化痰等作用,适用于外感六淫所引发的表证。儿科止泻剂主要具有清热利湿、健脾止泻之功,适用于湿热泻痢或脾虚腹泻所导致的泄泻。儿科消导剂主要具有消食化滞之功,兼有通利大便、健脾和胃的作用,适用于小儿食滞肠胃或脾运不健所导致的饮食积滞证。儿科治咳喘剂主要具有止咳平喘作用,适用于小儿咳嗽喘息病证。儿科补虚剂主要具有补气益阴的作用,适用于气虚、阴虚或气阴两虚所致的小儿发育迟缓证。儿科镇惊息风剂主要具有镇惊息风止痉的作用,适用于惊风抽搐证。

保 和 丸

【来源】金元朱震亨《丹溪心法》

【古方】山楂六两 神曲二两 半夏三两 茯苓三两 陈皮一两 连翘一两 莱菔子一两。

【用法】上为末,炊饼丸如梧桐子大。每服七八十丸,食远白汤下。

【现代处方规范】焦山楂180g,炒六神曲60g,法半夏90g,茯苓90g,陈皮30g,连翘30g,炒莱菔子30g。

【功用】消食和胃。

【主治】食积证。脘腹痞满胀痛,嗳腐吞酸,恶食呕恶,或大便泄泻,舌苔厚腻微黄,脉滑。

【方解】

君	山楂	消食化滞,擅消肉食之积
臣	神曲	消食健脾,擅消酒食之积
	莱菔子	下气消食,擅消谷面之积
佐	半夏、陈皮、连翘、茯苓	理气和胃,清热散结,燥湿化痰

【运用】

1. 辨证要点　本方为治疗小儿食积证之代表方。临床应用以脘腹胀满,嗳腐厌食,苔厚腻,脉滑为辨证要点。

2. 使用注意　本方属攻伐之剂,故不宜久服。考虑十八反,因本方中含有半夏,故含有川乌、草乌、附子的药物不宜与本方同时使用。服药期间不宜同时服用滋补性中药。

泻　白　散

【来源】宋代钱乙《小儿药证直诀》

【古方】地骨皮一两　桑白皮一两　甘草一钱。

【用法】上锉散,入粳米一撮,水二小盏,煎七分,食前服。

【现代处方规范】地骨皮 30g,桑白皮 30g,甘草 3g。

【功用】清泻肺热,止咳平喘。

【主治】肺热咳喘证。气喘咳嗽,皮肤蒸热,日晡尤甚,舌红苔黄,脉细数。

【方解】

君	桑白皮	清泻肺热,平喘止咳
臣	地骨皮	清泻肺火,养肺阴
佐	甘草	益气和中

【运用】

1. 辨证要点　本方为治疗小儿肺热咳喘证之代表方。临床应用以咳喘气急,皮肤蒸热,舌红苔黄,脉细数为辨证要点。

2. 使用注意　外感风寒咳嗽,或虚寒性咳嗽均不宜使用。考虑十八反,因本方中含有甘草,故含有海藻、大戟、甘遂、芫花的药物不宜与本药同时使用。

六味地黄丸

【来源】宋代钱乙《小儿药证直诀》

【古方】熟地黄(炒)八钱　山茱萸四钱　山药四钱　泽泻三钱　牡丹皮三钱　茯苓三钱(去皮)。

【用法】上为末,炼蜜为丸,如梧桐子大,空心温水化下三丸。

【现代处方规范】熟地黄 24g,山茱萸 12g,山药 12g,泽泻 9g,牡丹皮 9g,茯苓 9g。

【功用】滋补肝肾。

【主治】肝肾阴虚证。头晕目眩,耳聋耳鸣,腰膝酸软,羸瘦骨蒸;小儿肾阴不足所致的五迟五软、囟门久不闭合、筋骨痿软、口燥咽干、手足心热等症。

【方解】

君	熟地黄	滋阴补肾,填精益髓
臣	山茱萸、山药	养肝涩精,补脾固精
佐	泽泻、牡丹皮、茯苓	泻肾利湿,清泻肝火,健脾渗湿

【运用】

1. 辨证要点　本方为治疗小儿肾阴不足证之代表方,也是治疗肝肾阴虚的基础方。临床应用以腰膝酸软、头晕目眩、口干咽燥、潮热盗汗、舌红少苔、脉沉细弱为辨证要点。

2. 使用注意　本方药性平稳,适宜长期服用,但脾虚腹胀,食少便溏者应慎用。

七味白术散

【来源】宋代钱乙《小儿药证直诀》

【古方】人参二钱五分　白茯苓五钱　白术五钱(炒)　藿香叶五钱　木香二钱　甘草一钱　葛根五钱。

【用法】上七味,呚咀,小儿每服三钱,水煎服。

【现代处方规范】党参或太子参 7.5g,茯苓 15g,麸炒白术或土炒白术 15g,藿香 15g,木香 6g,甘草 3g,葛根 15g。

【功用】健脾益气,生津止泻。

【主治】小儿脾虚泄泻证。小儿若出现面色萎黄,腹泻稀水,夹不消化食物,烦躁不安,口渴不止,食欲缺乏,小便短少等。

【方解】

君	人参	益气健脾
臣	炒白术、茯苓	健脾燥湿止泻
佐	葛根、藿香叶、木香	(1) 行气化湿　(2) 升阳止泻
使	甘草	调和诸药

【运用】

1. 辨证要点　本方为治疗小儿脾虚泄泻证的基础方,也是治大泻作渴之代表方。临床应用以食少便溏、面色萎黄、困倦乏力、腹泻纳呆、口渴小便少、舌淡苔白、脉缓为辨证要点。

2. 使用注意　湿热内蕴所致泄泻、厌食、水肿及痰火咳嗽者不宜使用。考虑十八反十九畏,因本方中含有甘草,故含有海藻、大戟、甘遂、芫花的药物不宜与本药同时使用;因为本方含有人参(党参或太子参),服药期间不宜同时服用藜芦、五灵脂、皂荚或其制剂。

抱　龙　丸

【来源】宋代钱乙《小儿药证直诀》

【古方】天竺黄一两　雄黄一钱(水飞)　辰砂半两(研)　麝香半两(研)　天南星四两(腊月酿牛胆中,阴干百日,如无,只将生者去皮脐,锉,炒干用)。

【用法】上为细末,煮甘草水和丸,皂子大,温水化下服之。百日小儿,每丸分作三、四服;五岁一、二丸;大人三、五丸。

【现代处方规范】天竺黄 30g,雄黄 3g,朱砂 15g,麝香 15g,胆南星 120g。

【功用】清热化痰,开窍安神。

【主治】痰热动风证。小儿急惊,痰热内壅,身热昏睡,发惊发厥,四肢抽搐,喉中痰鸣,舌红,苔黄腻,脉滑数。

【方解】

君	天竺黄、胆南星	清热解痉,涤痰息风
臣	朱砂、麝香	镇惊安神,开窍醒神
佐	雄黄	解毒祛痰

【运用】

1. 辨证要点　本方为治疗小儿痰热内闭证之代表方,也是治疗小儿惊风的基础方。临床应用以小儿急惊风、四肢搐搦、身热昏睡、喉中痰鸣、舌红、苔黄垢腻、脉滑数为辨证要点。

2. 使用注意　本品为急救之方,中病即止,不适合久用。本品含朱砂、雄黄,均有小毒,不宜过量,也不可久用,以免中毒。

第二节　常用中成药

儿科常用中成药主要用于儿童感冒、急性咽炎、急性扁桃体炎、急性支气管炎、肺炎等呼吸道感染疾病,小儿腹泻、消化不良及消化功能紊乱、小儿厌食症及营养不良、高热惊厥等病。大致可分为解表剂、止泻剂、消导剂、治咳喘剂、补虚剂、镇惊息风剂,临床应用时应辨证施治,选用相适应的中成药,并根据儿童年龄、体重合理选择给药剂量。

一、解表剂

儿科解表剂常以辛温解表药物、辛凉解表药物、清热解毒药物为主,配伍止咳化痰、健脾和胃消食药物等,主要具有疏散外感风热或发散外感风寒之功,兼有泻火利咽、宣肺化痰等作用,适用于外感六淫所引发的表证。

小儿豉翘清热颗粒

【组成】连翘、淡豆豉、薄荷、荆芥、炒栀子、大黄、青蒿、赤芍、槟榔、厚朴、黄芩、半夏、柴胡、甘草。

【药品标准】《中国药典》2015年版一部

【性状】本品为棕褐色颗粒;味甘,微苦。

【功能主治】疏风解表,清热导滞。用于小儿风热感冒夹滞证,症见发热咳嗽,鼻塞流涕,咽红肿痛,纳呆口渴,脘腹胀满,便秘或大便酸臭,溲黄。

【临床应用】用于治疗小儿风热感冒夹滞证,症见发热咳嗽、鼻塞流涕、咽红肿痛、纳呆口渴、脘腹胀满、便秘、大便酸臭、溲黄、小儿指纹紫滞、舌质红苔腻、脉浮数或滑数等。

现代医学用于小儿急性上呼吸道感染属外感风热夹滞者。

【用法与用量】开水冲服。6个月至1岁,1次1~2g;1~3岁,1次2~3g;4~6岁,1次3~4g;7~9岁,1次4~5g,10岁以上,1次6g。1日3次。

【规格】有糖型:每袋2g、4g。无糖型:每袋2g、4g。

【使用注意】脾胃虚寒,大便稀溏,腹泻者忌用;风寒感冒不适用。

【不良反应】曾有服药后出现胃肠道不适的报道。

【药理作用】本品有解热、抗炎、镇痛、抑菌、抗病毒、促进排便等作用。

小儿咽扁颗粒

【组成】金银花、射干、金果榄、桔梗、玄参、麦冬、人工牛黄、冰片。

【药品标准】《中国药典》2015年版一部

【性状】本品为黄棕色至棕褐色的颗粒;味甜、微苦。或味微甜、微苦(无糖型)。

【功能主治】清热利咽,解毒止痛。用于小儿肺卫热盛所致的喉痹、乳蛾,症见咽喉肿痛、咳嗽痰盛、口舌糜烂;急性咽炎、急性扁桃腺炎见上述证候者。

【临床应用】现代医学用于小儿急性咽炎、急性扁桃体炎属肺卫热盛者。

【用法与用量】开水冲服,1~2岁,1次4g或2g(无糖型),1日2次;3~5岁,1次4g或2g(无糖型),1日3次;6~14岁,1次8g或4g(无糖型),1日2~3次。

【规格】每袋8g(有糖型);4g(无糖型)。

【使用注意】1岁以内婴儿禁服;虚火所致乳蛾、喉痹者慎用;因病重者可能存在呼吸困难而窒息的急性喉炎患儿(症见咳嗽伴有犬鸣声者)不适用此药。

【药理作用】本品有抗菌、抗病毒、解热镇惊等作用。

小儿柴桂退热颗粒

【组成】柴胡、桂枝、葛根、浮萍、黄芩、白芍、蝉蜕。

【药品标准】《中国药典》2015年版一部

【性状】本品为浅棕黄色至棕黄色的颗粒;气香,味甜、微苦。

【功能主治】发汗解表,清里退热。用于小儿外感发热。症见发热,头身痛,流涕,口渴,咽红,溲黄,便干。

【临床应用】用于小儿外感所致的发热、头身痛、流涕、口渴、咽红、溲黄、便干等症状。

现代医学用于治疗普通感冒、流行性感冒、手足口病、疱疹性咽颊炎等见上述证候者。

【用法与用量】开水冲服。周岁以内,1次0.5袋;1~3岁,1次1袋;4~6岁,1次1.5袋;7~14岁,1次2袋;1日4次,3天为一个疗程。

【规格】每袋装4g。

【药理作用】本品有解热、抗炎、发汗、抗菌、抗病毒、镇静止惊等作用。

芩香清解口服液

【组成】黄芩、广藿香、蝉蜕、石膏、葛根、大黄、赤芍、板蓝根、桔梗、玄参、山豆根、甘草。

【药品标准】国家食品药品监督管理局标准 YBZ00612009

【性状】本品为棕红色的澄清液体,久置后可有微量沉淀;味甜、微苦。

【功能主治】疏散风热,清泻里热,解毒利咽。

【临床应用】用于治疗外感风热且表里俱热证,症见发热烦躁、口渴便秘、鼻塞流涕、咳嗽、咽红肿痛、舌红苔黄、脉滑数等。

现代医学用于小儿上呼吸道感染属外感风热且表里俱热者。

【用法与用量】口服。6 个月~3 岁,1 次 5ml;3~7 岁,1 次 10ml;7~14 岁,1 次 15ml。1 日 3 次。

【规格】10ml。

【使用注意】6 个月以下的患儿不宜使用。

【不良反应】曾有轻度呕吐、腹泻、不消化便等不良反应的文献报道。

【药理作用】本品有抗菌、抗病毒、镇痛、镇咳、解热、抗炎、祛痰等作用。

馥感啉口服液

【组成】鬼针草、野菊花、西洋参、黄芪、板蓝根、香菇、浙贝母、麻黄、前胡、甘草。

【药品标准】《国家中成药标准汇编:口腔肿瘤儿科分册》

【性状】本品为棕褐色透明液体;味甜、微苦、涩。

【功能主治】清热解毒,止咳平喘,益气疏表。用于小儿气虚感冒所引起的发烧发热、咳嗽、气喘、咽喉肿痛。

【临床应用】用于治疗小儿气虚外感风热证,症见发热头痛、咳嗽、气喘、咽喉肿痛、舌质红,苔薄白或薄黄,脉浮数而无力。

现代医学用于小儿感冒、急性上呼吸道感染、反复上呼吸道感染属气虚外感风热轻证者。

【用法与用量】口服。1 岁以内小儿 1 次 5ml,1 日 3 次;1~3 岁 1 次 10ml,1 日 3 次;4~6 岁 1 次 10ml,1 日 4 次;7~12 岁 1 次 10ml,1 日 5 次。

【规格】10ml。

【使用注意】有心脏病的患儿禁用;属风寒感冒者、脾虚腹泻频繁者忌用;本品含有麻黄,高血压患儿慎用;本品仅适用于小儿气虚外感风热轻证。

【不良反应】曾有服药后出现皮疹、皮肤潮红、轻微腹泻、大便稀薄、呕吐、食欲差的文献报道。

【药理作用】本品有解热、抗病毒、镇痛、抗炎、镇咳、平喘、抑菌、提高细胞免疫功能等作用。

小儿热速清口服液

【组成】柴胡、黄芩、板蓝根、葛根、金银花、水牛角、连翘、大黄。

【药品标准】《中国药典》2015 年版一部

【性状】本品为红棕色的澄清液体;气香,味甜、微苦。

【功能主治】清热解毒,泻火利咽。用于小儿外感风热所致的感冒,症见高热、头痛、咽喉肿痛、鼻塞流涕、咳嗽、大便干结。

【临床应用】用于治疗外感风热证,症见头痛发热、咽喉肿痛、鼻塞流涕、咳嗽、大便干结、舌质红、苔黄、脉数等。

现代医学用于小儿感冒、化脓性扁桃体炎属外感风热者。

【用法与用量】口服。1岁以内,2.5~5ml/次;1~3岁,5~10ml/次;3~7岁,10~15ml/次;7~12岁,15~20ml/次。1日3~4次。

【规格】10ml。

【其他剂型】颗粒剂、糖浆剂。

【使用注意】风寒感冒者或脾虚易腹泻,大便次数多者忌用;不宜在服药期间同时服用滋补性中药。

【不良反应】曾有服药后出现皮疹的报道。

【药理作用】本品有抗病毒、解热、镇咳、抗炎、祛痰、增强免疫功能等作用。

二、止泻剂

儿科止泻剂常以清热利湿止泻、健脾止泻、温中止泻的药物组成,配伍理气止痛和渗湿利水的药物等,主要具有清热利湿、健脾止泻之功,适用于湿热泻痢或脾虚腹泻所导致的泄泻。

小儿泻速停颗粒

【组成】地锦草、儿茶、乌梅、焦山楂、茯苓、白芍、甘草。

【药品标准】《中国药典》2015年版一部

【性状】本品为棕黄色的颗粒;味甜、微涩。

【功能主治】清热利湿,健脾止泻,缓急止痛。用于小儿湿热壅遏大肠所致的泄泻,症见大便稀薄如水样、腹痛、纳差;小儿秋季腹泻及迁延性、慢性腹泻见上述证候者。

【临床应用】现代医学用于小儿秋季腹泻及迁延性腹泻、慢性腹泻属湿热内盛兼有脾虚者。

【用法与用量】开水冲服。6个月以下,1次1.5~3g;6个月至1岁以内,1次3~6g;1~3岁,1次6~9g;3~7岁,1次10~15g;7~12岁,1次15~20g。1日3~4次;或遵医嘱。

【规格】3g、5g、10g。

【使用注意】属脾胃虚寒者忌服;腹泻严重,有脱水表现者应及时进行口服或静脉补液,以纠正水、电解质紊乱,纠正酸中毒。

【药理作用】本品有抑制肠蠕动、解痉、镇痛、改善肠功能等作用。

止泻灵颗粒

【组成】党参、白术(炒)、陈皮、白扁豆(炒)、甘草、薏苡仁(炒)、山药、莲子、泽泻、茯苓。

【药品标准】《中华人民共和国卫生部药品标准:中药成方制剂》第十七册

【性状】本品为棕色或棕褐色的颗粒;味甜、微辛。

【功能主治】补脾益气,渗湿止泻。用于脾胃虚弱所致的大便溏泄,饮食减少,食后腹胀,倦怠懒言。

【临床应用】用于小儿脾虚夹湿证,症见腹泻、四肢无力、形体羸弱、饮食不化、或吐或泻,倦怠无力。

现代医学用于小儿腹泻、慢性肠炎属脾虚夹湿者。

【用法与用量】口服。1 次 12g,6 岁以下儿童减半或遵医嘱。1 日 3 次。

【规格】6g、12g。

【使用注意】糖尿病患者慎用;因感受外邪、内伤饮食或湿热蕴盛所致的腹泻者慎用;久泻不止,有脱水表现者应及时进行口服或静脉补液治疗,以纠正水、电解质紊乱,纠正酸中毒。

【药理作用】本品有止泻作用。

三、消导剂

儿科消导剂常以消食化积、健脾和胃药物为主,配伍理气健脾、清热燥湿药物等,主要具有消食化滞之功,兼有通利大便、健脾和胃的作用,适用于小儿食滞肠胃或脾运不健所导致的饮食积滞证。

小儿消食片

【组成】鸡内金(炒)、山楂、六神曲(炒)、麦芽(炒)、槟榔、陈皮。

【药品标准】《中国药典》2015 年版一部

【性状】本品为浅棕色片;或为异型薄膜衣片,除去包衣后显浅棕色;气微,味甘,微酸。

【功能主治】消食化滞,健脾和胃。用于食滞肠胃所致积滞,症见食少,便秘,脘腹胀满,面黄肌瘦。

【临床应用】用于小儿乳食内积之实证,症见食欲缺乏、便秘、脘腹胀满、面色萎黄、烦躁不安、舌苔厚腻、脉滑、指纹沉滞。

现代医学用于小儿消化功能紊乱、消化不良属乳食内积之实证者。

【用法与用量】口服或咀嚼。1~3 岁 1 次 2~4 片,3~7 岁 1 次 4~6 片,成人 1 次 6~8 片;1 日 3 次。

【规格】0.3g;薄膜衣片 0.4g。

【使用注意】脾胃虚弱,内无积滞者不宜用;脾虚泄泻,大便溏薄,次数多者应慎用或不用;有消化道溃疡者慎用。

【药理作用】本品有促进胃肠蠕动、促进消化液分泌、利胆等作用。

太子金颗粒

【组成】太子参、枳实(炒)、砂仁、鸡内金(醋制)、山楂(炒焦)、鳖甲(醋制)、穿山甲(制)。

【药品标准】国家食品药品监督管理局标准颁布件(2011)

【性状】本品为棕色的颗粒;气香,味甜、微酸。

【功能主治】健脾和胃,消积增食。用于小儿乳食内滞,厌食,消化不良,脘腹胀满,面色无华,形体消瘦,大便失调的辅助治疗。

【临床应用】用于治疗小儿脾虚食滞证,症见厌食、消化不良、脘腹胀满、面色无华、形体消瘦、大便失调、舌淡、苔薄白等。

现代医学用于小儿厌食、消化不良、营养不良属脾虚食滞者。

【用法与用量】开水冲服,1~3 岁每次 1/3~1g,3~6 岁每次 1~1.5g,6~9 岁每次 1.5~3g,9~12 岁每次 3~4.5g;1 日 3~4 次,或遵医嘱。

【规格】1g、3g。

【使用注意】1 岁以下婴儿慎服;感冒期间不宜服用。

健脾消食丸

【组成】白术(炒)、枳实(炒)、木香、草豆蔻、鸡内金(醋炙)、槟榔(炒焦)、荸荠粉。

【药品标准】《中华人民共和国卫生部药品标准:中药成方制剂》第七册

【性状】本品为棕褐色大蜜丸;气香,味苦、微甜。

【功能主治】健脾,消食,化积。用于小儿脾胃不健引起的乳食停滞,脘腹胀满,食欲缺乏,面黄肌瘦,大便不调。

【临床应用】用于小儿脾胃气虚疳证,症见乳食停滞、脘腹胀满、食欲缺乏、面黄肌瘦、大便不调、气味酸臭、舌质淡、苔白腻、脉滑无力。

现代医学用于非溃疡性消化不良属小儿脾虚夹积者。

【用法与用量】口服。1 岁以内每次服半丸,1~2 岁每次服 1 丸,2~4 岁每次服 1 丸半,4 岁以上每次服 2 丸;1 日 2 次,或遵医嘱。

【规格】3g。

【使用注意】伴感冒发热,表证未解者慎用;大便稀溏者不宜服用;有消化道溃疡者慎用。

【药理作用】本品有促进胃肠蠕动、促进胃液分泌、增强免疫功能等作用。

小儿化食口服液

【组成】六神曲(炒焦)、焦山楂、焦麦芽、焦槟榔、醋莪术、三棱(麸炒)、大黄、炒牵牛子。

【药品标准】《中国药典》2015 年版一部

【性状】本品为棕色的液体;气微,味甜。

【功能主治】消食化滞,泻火通便。用于小儿胃热停滞,脘腹胀满,恶心呕吐,烦躁,口渴,大便干燥。

【临床应用】用于治疗小儿功能性消化不良、功能性便秘等实证、热证,表现为食欲缺乏、厌食,恶心呕吐,便秘,腹泻,腹胀气,不明原因的腹痛,反复呼吸道感染,烦躁,口渴。

【用法与用量】口服。1~3 岁(含)1 次 5ml,1 日 2 次;3~7 岁(含)1 次 10ml,1 日 2 次;7~14 岁(含)1 次 10ml,1 日 3 次;14 天一个疗程。

【规格】每支 10ml。

【其他剂型】丸剂。

【使用注意】忌食辛辣生冷油腻食物;过敏体质者慎用。

四、治咳喘剂

治咳喘剂常以宣肺降气、止咳平喘药物为主,配伍清热解毒药及祛痰药组合而成。具有宣肺降气,止咳平喘,清热化痰功能,用于小儿急性支气管炎、上呼吸道感染,百日咳,食积所见的咳嗽、喘促。咳喘甚者,应结合其他疗法,如食积咳嗽,配伍山楂等消食化滞药。

小儿咳喘灵颗粒

【组成】麻黄、金银花、苦杏仁、板蓝根、石膏、甘草、瓜蒌。

【药品标准】《中华人民共和国卫生部药品标准:中药成方制剂》第四册

【古方来源】东汉张仲景《伤寒论》麻黄汤加味。

【性状】本品为黄棕色颗粒;味甜,微苦、辛。

【功能主治】宣肺清热,化痰止咳平喘。

【临床应用】用于风热郁肺,症见身热,咳嗽气促,有痰,口渴,苔黄,脉数,以及上呼吸道感染、气管炎、肺炎见有上述证候者。

现代医学用于上呼吸道感染引起的咳嗽、急性支气管炎、肺炎等。

【用法与用量】开水冲服,2 岁以内 1 次 1g,3~4 岁 1 次 1.5g,5~7 岁 1 次 2g;1 日 3~4 次。

【规格】颗粒剂,每袋装 10g。

【其他剂型】口服液、泡腾片、泡腾颗粒。

【使用注意】服用本品应停止服用补益中成药。

【药理作用】本品有解热、平喘、镇咳、抗菌等作用。

小儿消积止咳口服液

【组成】山楂(炒)、槟榔、枳实、枇杷叶(蜜炙)、瓜蒌、莱菔子(炒)、葶苈子(炒)、桔梗、连翘、蝉蜕。

【药品标准】《中国药典》2015 年版一部

【性状】本品为棕红色的液体;味甜,微苦。

【功能主治】清热肃肺,消积止咳。

【临床应用】用于小儿饮食积滞,痰热蕴肺所致的咳嗽、夜间加重、喉间痰鸣、腹胀、口臭。

现代医学用于小儿上呼吸道感染、急性支气管炎、支气管肺炎等。

【用法与用量】口服。周岁以内 1 次 5ml,1~2 岁 1 次 10ml,3~4 岁 1 次 15ml,5 岁以上 1 次 20ml;1 日 3 次,5 日为一疗程。

【规格】每支装 10ml。

【其他剂型】颗粒剂:每袋装 3g。开水冲服。1 岁以内 1 次 3g(1 袋),1~2 岁 1 次 6g(2

袋),3~4 岁 1 次 9g(3 袋),5 岁以上 1 次 12g(4 袋);1 日 3 次,5 日为一疗程。

【使用注意】体质虚弱,肺气不足,肺虚久咳,大便溏薄者慎用;3 个月以下婴儿不宜服用。

【不良反应】文献报道本品可引起腹泻。

五、补虚剂

儿科补虚剂分为健脾益气、益气养阴和补气养血三类。健脾益气主要由补益药物组成,配伍运脾开胃药物,用于小儿营养不良、厌食症、非感染性腹泻等。益气养阴剂主要由补气药和养阴药组成,用于小儿佝偻、软骨病等。补气养血类由补气药和养血药组成,用于小儿贫血。

小儿扶脾颗粒

【组成】白术、陈皮、山楂、党参、莲子、茯苓。

【药品标准】《中国药典》2015 年版第一增补本

【性状】本品为黄棕色的颗粒;味甜、微酸。

【功能主治】健脾胃,助消化。用于小儿脾胃气虚,消化不良,体质消瘦。

【临床应用】用于小儿脾胃气虚,消化不良,体质消瘦。

现代医学用于小儿挑食、厌食、积食、疳证。

【用法与用量】开水冲服,1 次 5~10g,1 日 2~3 次。

【规格】每袋装 5g。

【使用注意】过敏体质者慎用;感冒时不宜服用。

【药理作用】本品可促进胃肠运动和胃肠激素分泌,提高网状内皮系统吞噬功能,缓解体力疲劳。

龙牡壮骨颗粒

【组成】党参、黄芪、山麦冬、醋龟甲、炒白术、山药、醋南五味子、龙骨、煅牡蛎、茯苓、大枣、甘草、乳酸钙、炒鸡内金、维生素 D_2、葡萄糖酸钙。

【药品标准】《中国药典》2015 年版一部

【性状】本品为淡黄色至黄棕色的颗粒;气香,味甜。

【功能主治】强筋壮骨,和胃健脾。用于治疗和预防小儿佝偻病、软骨病;对小儿多汗、夜惊、食欲不振、消化不良、发育迟缓也有治疗作用。

【临床应用】用于脾胃虚损,肝肾不足之小儿佝偻病及消化不良。治疗和预防小儿佝偻病、软骨病,小儿多汗、夜惊、食欲缺乏、消化不良、发育迟缓,症见形体消瘦,面色萎黄,纳差,性情易躁易惊,夜啼多汗,囟门不合,重者发育迟缓,鸡胸龟背,大便稀溏或干,舌质淡,苔薄白,脉细无力。

现代医学用于治疗和预防小儿佝偻病、软骨病、钙缺乏症、厌食、习惯性便秘等。

【用法与用量】开水冲服。2 岁以下 1 次 5g 或 3g(无蔗糖),2~7 岁 1 次 7.5g 或 4.5g(无蔗糖),7 岁以上 1 次 10g 或 6g(无蔗糖),1 日 3 次。

【规格】颗粒剂。每袋装 5g;每袋装 3g(无蔗糖)。

【其他剂型】咀嚼片。

【使用注意】服药期间应多晒太阳,多食含钙及易消化的食品;实热证者慎用,感冒发热患者不宜服用;本品含维生素 D_2、乳酸钙、葡萄糖酸钙,应按推荐剂量服用,不可超量服用;佝偻病合并手足口搐搦者应配合其他治疗。

【不良反应】文献报道服用本品后出现荨麻疹和过敏性皮疹。

【药理作用】本品有促进钙的吸收、抗骨质疏松、增进食欲等作用。

六、镇惊息风剂

镇惊息风剂常以息风止痉药物及镇静安神药物组成,配伍芳香开窍之品,具有平肝息风、镇静安神作用。用于小儿高热惊厥、癫痫。诸剂寒凉,含朱砂、雄黄之品,当中病即止,不得过量、过久服用。

琥珀抱龙丸

【组成】山药(炒)、朱砂、甘草、琥珀、天竺黄、檀香、枳壳(炒)、茯苓、胆南星、枳实(炒)、红参。

【药品标准】《中国药典》2015 年版一部

【古方来源】明代方广《丹溪心法附余》抱龙丸加减。

【性状】为棕红色的大蜜丸;味甘、微苦、辛。

【功能主治】清热化痰,镇静安神。用于饮食内伤所致的痰食型急惊风,症见发热抽搐、烦躁不安、痰喘气急、惊痫不安。

【临床应用】现代医学用于高热惊厥、小儿癫痫、手足搐搦症、咳嗽(上呼吸道感染、支气管炎)。

【用法与用量】口服。1 次 1 丸,1 日 2 次;婴儿每次 1/3 丸,化服。

【规格】每丸重 1.8g。

【其他剂型】胶囊剂。

【使用注意】慢惊及久病、气虚者忌服;外伤瘀血、痢疾者不宜单用本品;寒痰停饮咳嗽者慎用;本品含有朱砂,不宜过量久服;脾胃虚弱、阴虚火旺者慎用。

牛黄抱龙丸

【组成】人工牛黄、胆南星、天竺黄、茯苓、琥珀、人工麝香、全蝎、僵蚕(炒)、雄黄、朱砂。

【药品标准】《中国药典》2015 年版一部

【古方来源】明代方广《丹溪心法附余》抱龙丸加减。

【性状】为黄棕色至红棕色的大蜜丸;气微香,味略苦。

【功能主治】清热镇惊,祛风化痰。用于小儿风痰壅盛所致的惊风,症见高热神昏、惊风抽搐。

【临床应用】用于小儿痰热内闭引起的高热神昏,症见惊风抽搐、呼吸气促、痰涎壅盛、牙关紧闭、目直天吊、两手紧握等。

现代医学用于急性传染性疾病,急性感染性疾病之高热痉厥属痰热蒙蔽,风动者,小儿急惊风。

【用法与用量】口服。1次1丸,1日1~2次,周岁以内小儿酌减。

【规格】每丸重1.5g。

【其他剂型】片剂。

【使用注意】慢惊风者不宜使用;方中含有朱砂、雄黄,不可久服;运动员慎用。

儿科中成药用药鉴别

常用中成药	组方特点	主要功能	临证主治
小儿咽扁颗粒	清宣疏散,利咽为主	清热利咽,解毒止痛	小儿肺实热引起的咽喉肿痛,咳嗽痰盛,咽炎
小儿豉翘清热颗粒	清轻力专,疏风清解	疏风解表,清热导滞	小儿风热犯卫,症见发热咳嗽、鼻塞流涕、咽红肿痛、纳呆口渴、脘腹胀满、便秘或大便酸臭、溲黄
芩香清解口服液	清宣解表,清热化湿和中,利咽生津	疏散风热,清泻里热,解毒利咽	外感风热兼有里热之小儿发热咳嗽,症见咽喉红肿热痛、便秘、口渴烦躁
小儿热速清口服液	表里双解,清热利咽,凉血解毒	清热解毒,泻火利咽	外感风热所致的感冒,症见发热、头痛、咽喉肿痛、鼻塞流涕、咳嗽、大便干结
馥感啉口服液	清热益气,补益作用较强	清热解毒,止咳平喘,益气疏表	小儿气虚感冒所引起的发热、咳嗽、气喘、咽喉肿痛
小儿泻速停颗粒	清热利湿止泻,消食导滞,涩不敛邪	清热利湿,健脾止泻,缓急止痛	小儿脾虚湿热壅遏,症见腹痛泄泻,大便稀薄,纳差(尤适用秋季腹泻,慢性腹泻)
止泻灵颗粒	健脾,补中益气,利水渗湿	补脾益气,渗湿止泻	小儿脾虚夹湿证,症见腹泻、四肢无力、形体羸弱、饮食不化、或吐或泻,倦怠无力
小儿消食片	健脾开胃,消一切饮食积滞	消食化滞,健脾和胃	小儿乳食内积之实证,症见脾胃不和,消化不良,食欲缺乏,便秘,食滞,疳积
健脾消食丸	健脾祛湿,运脾消食,下气化滞	健脾,消食,化积	小儿脾胃气虚疳证,症见脾胃不健、乳食停滞所致的脘腹胀满,食欲缺乏,面黄肌瘦,大便不调
小儿咳喘灵颗粒	宣肺平喘,清泄肺胃之热为主	宣肺清热,化痰止咳平喘	风热郁肺,症见身热,咳嗽气促,有痰,口渴,苔黄,脉数,以及上呼吸道感染、气管炎、肺炎见有上述证候者
小儿消积止咳口服液	调理肺脾,清热祛痰	清热肃肺,消积止咳	小儿饮食积滞,痰热蕴肺所致的咳嗽、夜间加重,喉间痰鸣,腹胀,口臭
小儿扶脾颗粒	消食行气,补脾健脾为主	健脾胃,助消化	小儿脾胃气虚,消化不良,体质消瘦

续表

常用中成药	组方特点	主要功能	临证主治
龙牡壮骨颗粒	益气固表,健脾和胃消食,补而不滞	强筋壮骨,和胃健脾	脾胃虚损,肝肾不足之小儿佝偻病及消化不良
太子金颗粒	补气健脾,化湿醒脾	健脾和胃,消积增食	小儿乳食内滞所致厌食、消化不良,脘腹胀满,面色无华,形体消瘦,大便失调的辅助治疗
琥珀抱龙丸	清心凉肝,镇静安神,长于清热解毒	清热化痰,镇静安神	饮食内伤所致的痰食型急惊风。表邪未解,里热炽盛引起的高热无汗、烦躁不宁、面赤唇紫、呼吸气促、睡眠不实、惊惕抽搐等
牛黄抱龙丸	清热解毒,豁痰开窍,长于息风止痉	清热镇惊,祛风化痰	小儿风痰壅盛所致的惊风,症见高热神昏、惊风抽搐。温热实邪,入里化热,逆传心包,引起痰热内闭,症见高热不退,神昏谵语,口噤痰鸣

 案例分析

一般情况:患儿,男,5岁。

主诉:家属代诉患儿咳嗽、咳痰,2日余。

病史:2日前,患儿出现咳嗽,痰多,鼻流黄涕。痰色黄黏稠,不易咳出,间或喉间痰鸣,以夜重;素日偏食,偏好肉食,不爱吃蔬菜,嘴里有异味,饮食所伤致纳差,脘腹胀满,大便秘结。舌质红,苔黄厚腻,脉滑数。双肺呼吸音粗糙及湿性啰音。上呼吸道发炎。

考虑因素:①病程;②四诊信息;③患者体质。

辨证:痰食蕴积证。

治疗用药:小儿消积止咳口服液。

(孔祥文 刘 丽)

 复习思考题

1. 简述儿科常用方剂的分类和功能主治。
2. 简述儿科解表剂常用的中成药及其功效。

第九章

外科、皮肤科常用方剂与中成药

培训目标

1. 掌握消风止痒颗粒、参柏洗液、外用应急软膏的组成、功效、主治。
2. 熟悉外科、皮肤科常用方剂与中成药的分类及各类的功能、主治、分类。
3. 了解消银片、复方黄柏液涂剂的功能、主治。

第一节　经典方剂

中医外科疾病主要包括疮疡、乳房病、瘿、瘤、岩、肛门直肠疾病、男性前阴病、皮肤病及性传播疾病、外伤性疾病与周围血管病等。其中皮肤性疾病发病原因主要包括外因和内因,当人体受风邪、热邪等侵袭,或因饮食不节、七情过度而导致脏腑失调、气血不和时,便会生风、生湿、化燥、致虚、致瘀、化热甚至伤阴,进而发生不同程度的皮肤疾病,主要表现为皮肤出现斑疹、丘疹、风团,或有鳞屑、糜烂、溃疡,可自觉瘙痒、疼痛。临床治宜选用祛风止痒或清热解毒类方剂,如消风散、普济消毒饮等。

消　风　散

【来源】明代陈实功《外科正宗》

【古方】荆芥　防风　炒牛蒡子　蝉蜕　麸炒苍术　苦参　知母　煅石膏　当归　生地　炒胡麻仁各一钱　川木通　生甘草各五分。

【用法】水二盅,煎八分,食远服(水煎,空腹服)。

【现代处方规范】荆芥、防风、牛蒡子、蝉蜕、苍术、苦参、知母、石膏、当归、生地黄、胡麻仁各 3g,木通、甘草各 1.5g。

【功用】疏风养血,清热除湿。

【主治】风疹,湿疹。症见皮肤疹出红色,或遍身云片斑点,瘙痒,抓破后渗出津水,苔白或黄,脉浮数有力。

【方解】

君	荆芥、防风、牛蒡子、蝉蜕	疏散风邪
臣	苍术、苦参、木通、石膏、知母	(1) 燥湿利湿 (2) 清热泻火
佐	当归、生地黄、胡麻仁	(1) 养血滋阴 (2) 养血活血
使	甘草	(1) 清热解毒 (2) 调和诸药

【运用】

1. 辨证要点 本方主要治疗瘾疹。临床应用以风团鲜红、灼热,遇热皮损加重,风盛则剧痒,舌红、苔薄黄或薄白,脉浮数等为辨证要点。

2. 使用注意 风疹属虚寒者不宜用。

普济消毒饮

【来源】金元李东垣《东垣试效方》

【古方】酒炒黄芩 酒炒黄连各五钱 牛蒡子 薄荷 连翘 马勃 板蓝根各一钱 僵蚕 升麻各七分 玄参 桔梗 甘草(生用) 橘红(去白) 柴胡各两钱。

【用法】上方为末,汤调,时时服之,或蜜拌为丸,嚼化。亦有加大黄治便秘者,或酒浸,或煨用(按原方比例酌减,水煎服)。

【现代处方规范】酒炒黄芩、酒炒黄连各15g,牛蒡子、薄荷、连翘、马勃、板蓝根各3g,僵蚕、升麻各2g,玄参、桔梗、甘草、橘红、柴胡各6g。

【功用】疏风散邪,清热解毒。

【主治】大头瘟。风热疫毒之邪,壅于上焦,发于头面,症见恶寒发热,头面红肿焮痛,目不能开,咽喉不利,舌燥口渴,舌红苔白兼黄,脉浮数有力。

【方解】

君	黄芩、黄连	清泻上焦热毒
臣	牛蒡子、薄荷、连翘、僵蚕	疏散头面风热
佐	玄参、马勃、板蓝根、桔梗、甘草、橘红	(1) 清热解毒 (2) 清利咽喉 (3) 理气疏壅,散邪热郁结
使	升麻、柴胡	(1) 引药上行 (2) 散火解毒

【运用】

1. 辨证要点 本方为治疗大头瘟的常用方剂,以头面红肿焮痛,恶寒发热,舌红苔白兼黄,脉浮数为辨证要点。

2. 使用注意 用于治疗腮腺炎时应酌情减量,升麻、柴胡用量宜小,治疗过程中注意大便情况。

如意金黄散

【来源】明代陈实功《外科正宗》

【古方】黄柏 大黄 姜黄 白芷各五斤 天花粉十斤 厚朴 陈皮 苍

术 生南星 甘草各二斤。

【用法】药为细末,瓷器收贮,勿令泄气,随证调敷。红肿、烦热、疼痛,用清茶调敷;漫肿无头,用醋或葱酒调敷。亦可用植物油或蜂蜜调敷;1日数次。

【现代处方规范】大黄、黄柏(色重者)、姜黄、白芷各2.5kg,天花粉(上白)5kg,紫厚朴、陈皮、苍术、天南星、甘草各1kg。

【功用】清热解毒,消肿止痛。

【主治】疮疡肿毒,丹毒流注,跌打损伤。

【方解】

君	黄柏、大黄	清热解毒,逐瘀燥湿
臣	天花粉、姜黄	祛瘀消肿止痛
佐	厚朴、陈皮、苍术、白芷、生南星	行气燥湿,散结消肿止痛
使	甘草	解毒,调和诸药

【运用】

1. 辨证要点 本方为治疗一切疮疡急性阳证及局部有红、肿、热、痛诸症者。

2. 使用注意 痈疽疮疡已溃之口、阴疽证忌用;跌仆损伤后脓已成者,皮色不红者忌用;严重糖尿病患者慎用。本方含生天南星,不宜长期或大面积使用。

第二节 常用中成药

外科、皮肤科常用中成药可分为清热解毒剂、清肝胆湿热剂、活血化瘀剂、凉血止血剂、祛风止痒剂等。

清热解毒剂可清热解毒,用于治疗热毒、湿热引起的疾病,如阳证疮疡、热证湿疹等。

清肝胆湿热剂具有清泻肝胆湿热或实火之功,适于肝胆湿热或实火循经上蒸下注所致的皮肤病。

活血化瘀剂具有活血化瘀、通行经络之功,适于气血瘀滞,经脉涩滞引起的皮肤病。

凉血止血剂具有清热泻火、凉血止血之功,适用于热毒内蕴,迫血妄行,外发体肤所致的皮肤病。

祛风止痒剂能清热除湿,消风止痒,亦有凉血之效,可治疗因风湿热邪外蕴肌肤或血虚风燥而导致的各类瘙痒性疾病。

消风止痒颗粒

【组成】防风、蝉蜕、地骨皮、炒苍术、亚麻子、当归、地黄、关木通、荆芥、石膏、甘草。

【药品标准】《中华人民共和国卫生部药品标准:中药成方制剂》第十五册

【古方来源】明代陈实功《外科正宗》消风散。

【性状】本品为浅棕色颗粒或方形块状;气香,味甜。

【功能主治】清热除湿,消风止痒。用于丘疹样荨麻疹,湿疹,皮肤瘙痒症。

【临床应用】用于风湿热邪蕴阻肌肤所致的湿疮、风瘙痒,症见皮肤丘疹、水疱、抓痕、血痂,或见梭形或纺锤形水肿性风团,中央出现小水疱,瘙痒剧烈。

【用法与用量】开水冲服。1岁以内1~2袋/天,1~4岁2~4袋/天,5~9岁3~6袋/天,10~14岁4~8袋/天,15岁以上6~12袋/天;分2~3次服用。

【规格】每袋装3g或6g(无蔗糖);每袋装15g。

【使用注意】孕妇禁用,阴血亏虚者不宜服用。用药期间忌鲜鱼海腥、葱蒜辛辣等物。服药期间如出现胃脘疼痛、腹泻,应及时停用。

【药理作用】本品有抗过敏及抗炎作用。

消 银 片

【组成】地黄、牡丹皮、赤芍、当归、苦参、金银花、玄参、牛蒡子、蝉蜕、白鲜皮、防风、大青叶、红花。

【药品标准】《中国药典》2015年版一部

【性状】本品为糖衣片或薄膜衣片,去除包衣后显棕褐色;味苦。

【功能主治】清热凉血,养血润燥,祛风止痒。用于血热风燥型和血虚风燥型白疕,症见皮疹为点滴状、基底鲜红色、表面覆有银白色鳞屑,或皮疹表面覆有较厚的银白色鳞屑、较干燥、基底淡红色、瘙痒较甚。

【临床应用】用于治疗白疕。

【用法与用量】口服。1次5~7片,1日3次。

【规格】薄膜衣片,每片重0.32g;糖衣片,片芯重0.3g。

【其他剂型】胶囊剂,1次5~7粒,1日3次。

【使用注意】孕妇、脾胃虚寒者、有慢性肝病或肝功能异常者、有出血倾向者慎用;儿童用量宜减。建议服药期间定期检查肝功能。

【药理作用】本品有抗银屑病、抗过敏、改善微循环、改善血液流变性等作用。

小 金 丸

【组成】麝香或人工麝香、木鳖子(去壳去油)、制草乌、枫香脂、醋乳香、醋没药、五灵脂(醋炒)、酒当归、地龙、香墨。

【药品标准】《中国药典》2015年版一部

【性状】本品为黑褐色的糊丸;气香,味微苦。

【功能主治】散结消肿,化瘀止痛。

【临床应用】用于痰气凝滞所致的瘰疬、瘿瘤、乳岩、乳癖,症见肌肤或肌肤下肿块一处或数处,推之能动,或骨及骨关节肿大、皮色不变、肿硬作痛。

【用法与用量】打碎后口服。1次1.2~3g,1日2次,小儿酌减。

【使用注意】本品含制草乌,应在医师指导下服用;孕妇禁用;过敏体质、脾胃虚弱者、肝肾功能不全者慎用;运动员慎用。

复方黄柏液涂剂

【组成】连翘、黄柏、金银花、蒲公英、蜈蚣。

【药品标准】《中国药典》2015 年版一部

【性状】本品为红棕色液体。

【功能主治】清热解毒,消肿祛腐。用于疮疡溃后伤口感染,属阳证者。

【临床应用】用于治疗疮疡。

【用法与用量】外用。浸泡纱布条外敷于感染伤口内,或破溃的脓肿内。若溃疡较深,可以注射器抽取本品进行冲洗。用量一般 10~20ml,每日 1 次。

【规格】每瓶装 20ml、100ml、120ml、150ml。

【使用注意】孕妇慎用。使用前应注意按常规换药法清洁或清创病灶。

【药理作用】本品有抗革兰氏阳性菌、促进伤口愈合、抗炎的作用。

参 柏 洗 液

【组成】苦参、黄柏、丹参、大青叶、硼砂、大黄、黄芩、黄连、甘草、蛇床子、土茯苓。

【药品标准】国家药品标准 WS-5059-(B-0059)-2012Z-2015

【性状】本品为深褐色有光泽的黏稠液体;气芳香,久置有少量沉淀。

【功能主治】清热燥湿,杀虫止痒。用于慢性湿疹类皮炎以及阴痒、带下的辅助治疗。

【临床应用】用于慢性湿疹,白带增多、白带异味或外阴瘙痒的辅助治疗。

【用法与用量】外用。以本品适量直接洗浴 3~5 分钟,或加水稀释后浸泡,然后用清水冲洗即可。

【规格】每瓶装 100ml、200ml、300ml。

【使用注意】阴痒、带下用药于妊娠期、月经期禁用,皮肤严重破溃者不宜使用。不适用于糖尿病、肾病、肝病、肿瘤及外阴白色病变所诱发的皮肤瘙痒。

外用应急软膏

【组成】黄芩、白芍、丹参、补骨脂、人参、党参、金银花、茯苓、益母草、鱼腥草、鸭跖草、辛夷、甘草、青蒿、樟脑。

【药品标准】《中华人民共和国卫生部药品标准:新药转正标准》中药第七册

【性状】本品为淡黄色软膏,具有特殊的樟脑气味。

【功能主治】消肿,止痛,抗感染,促进伤口愈合。

【临床应用】用于冻疮,Ⅰ~Ⅱ度烫伤,手足皲裂及小面积轻度擦挫伤。

【用法与用量】外用。涂于患处周围适量,每日 1 次。

【规格】每支 10g。

【使用注意】涂药后不可用塑料薄膜覆盖,如出现粟粒样疹,小水疱或疼痛,减少药量即自动消失,不影响继续治疗。

【药理作用】本品有抗菌、促进创口愈合、镇痛的作用。

外科、皮肤科中成药用药鉴别

常用中成药	组方特点	主要功能	临证主治
消风止痒颗粒	上疏下渗,外清内解,寄治血于治风之中,邪正标本兼顾	消风清热,除湿止痒	风热外袭肌表所致的丘疹样荨麻疹、湿疹、皮肤瘙痒症、银屑病,症见皮疹位于头面、上肢或躯干上部,呈深红色,此起彼伏,游走不定,灼热瘙痒难忍,伴口干心烦,便干,尿黄
消银片	疏散风热兼顾养血润燥	清热凉血,养血润燥,祛风止痒	血热风燥型、血虚风燥型白疕,症见皮疹呈点滴状,基底鲜红色,表面覆有银白色鳞屑;或皮疹表面覆有较厚银白色鳞屑,较干燥,基底淡红色,瘙痒较甚
复方黄柏液涂剂	清热解毒力专,抑菌消肿	清解热毒,消肿祛腐	疮疡溃后,伤口感染,属阳证者,症见皮损局部焮热发红,或红肿热痛,恶寒发热,口渴口苦,便秘、尿黄,舌红苔黄,脉数
参柏洗液	燥湿止痒,清化湿热	清热燥湿,杀虫止痒	湿热内蕴所致慢性湿疹,症见红斑嫩红成片、丘疹、水疱、糜烂、渗液,口渴不欲饮,小便短赤,或灼痛溢脓,舌苔黄腻,脉数

 案例分析

　　一般情况:孙某,男,8岁,学生。

　　主诉:家人代诉全身起红疙瘩、水疱1个月余。

　　病史:患者1个月前无明显诱因全身出现红疙瘩、水疱,此起彼伏,瘙痒剧烈。

现症见:周身散在黄豆至花生大小水肿性红色风团,呈纺锤形,中心有坚硬小水疱,部分糜烂、结痂,舌尖红,苔薄白,脉数。

　　考虑因素:①病程;②丘疹信息;③患者体质。

　　辨证:外感风热之瘾疹。

　　治疗药物:消风止痒颗粒,1次6g,1日3次。

(韩永龙　年　华)

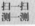

扫一扫
测一测

? 复习思考题

1. 试述如意金黄散的功效和主治和用法。

2. 简述外科、皮肤科常用的外用中成药及其功效。

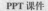

第十章

眼科常用方剂与中成药

 培训目标

1. 掌握明目蒺藜丸、石斛夜光丸、和血明目片的组成、功效、主治。
2. 熟悉眼科常用方剂与中成药的分类及各类的功能、主治、分类。
3. 了解八宝眼药散、明目地黄丸的功能、主治。

第一节 经典方剂

肝开窍于目。肝血不足,则视物模糊,甚至失明,其病因为肝肾阴亏所致的虚证,中医治疗多用扶正剂;若内蕴积热,或外受风热之邪,因肝火上攻,则见白睛红赤、灼热疼痛、畏光等症状,其病因为肝火内盛的实证,中医治疗多为清热剂。

石斛夜光丸

【来源】明代倪维德《原机启微》

【古方】天冬　人参　茯苓各二两　炒五味子　白蒺藜　石斛　肉苁蓉　川芎　炙甘草　炒枳壳　青葙子　防风　黄连　犀角　羚羊角各五钱　菊花　菟丝子(酒浸)　山药　枸杞子各七钱　牛膝　苦杏仁各七钱五分　麦冬　熟地黄　生地黄各一两　草决明八钱。

【用法】上药为细末,炼蜜为丸,梧桐子大。每服三十至五十丸,温酒或盐汤送下。

【现代处方规范】石斛30g,人参120g,山药45g,茯苓120g,甘草30g,肉苁蓉30g,枸杞子45g,菟丝子45g,地黄60g,熟地黄60g,五味子30g,天冬120g,麦冬60g,苦杏仁45g,防风30g,川芎30g,麸炒枳壳30g,黄连30g,牛膝45g,菊花45g,盐蒺藜30g,青葙子30g,决明子45g,水牛角浓缩粉60g,山羊角300g。

【功用】滋阴补肾,清肝明目。

【主治】用于肝肾亏虚,阴虚火旺,症见内障目翳,视物昏花,或眼前如烟雾,模糊不清,或瞳仁散大。

【方解】

君	石斛、麦冬、天冬、生地黄、熟地黄、枸杞子、肉苁蓉、菟丝子、五味子、怀牛膝	滋肾养肝,益精明目
臣	人参、山药、茯苓、甘草	扶脾养胃,以资生气血
佐	白蒺藜、菊花、川芎、青葙子、防风、草决明、黄连	清肝泻火,疏风明目
	枳壳	理气
	苦杏仁	利肺润燥
	羚羊角、犀角	凉血热,清肝明目

【运用】

1. 辨证要点　以内障目暗,视物昏花,舌质红苔少,脉弦细为辨证要点。

2. 使用注意　凡属脾肾阳虚、肝火上炎、肝胆湿热、肝郁气滞者,均不宜使用本方。

第二节　常用中成药

眼科常用中成药依据其性能、功效和适应证的不同,可分为清热剂和扶正剂。清热剂具有清泻肝火、宣散风热之功,兼有退翳、消肿、止痛、利尿通便等作用。适用于风热上攻、外感风热、内郁化火、火热上攻等引发的眼疾。主治白睛红赤、灼热疼痛、眼睑浮肿、畏光等。

扶正剂具有滋补肝肾、育阴明目之功,兼有退翳、降火、活血消肿等作用。适用于肝肾亏虚、气阴两虚或血瘀等引发的眼疾。主治视物昏花、眼冒金星、头晕耳鸣,或眼球浑浊,或两眼流泪、迎风流泪等。

明目蒺藜丸

【组成】黄连、川芎、白芷、蒺藜(盐水炙)、地黄、荆芥、旋覆花、菊花、薄荷、蔓荆子(微炒)、黄柏、连翘、密蒙花、防风、赤芍、栀子(姜水炙)、当归、甘草、决明子(炒)、黄芩、蝉蜕、木贼、石决明。

【药品标准】《中华人民共和国卫生部药品标准:中药成方制剂》第六册

【性状】本品为黄褐色的水丸;气微,味微辛、苦。

【功能主治】清热散风,明目退翳。用于上焦火盛引起的暴发火眼,云蒙障翳,畏光多眵,眼边赤烂,红肿痛痒,迎风流泪。

【临床应用】眼睑脓肿、外睑腺炎、虹膜睫状体炎、进行性角膜溃疡、急性球后视神经炎及由微小核糖核酸病毒感染引起的急性出血性结膜炎、腺病毒8型感染引起的流行性角膜结膜炎等病,证属风热所致者。

【用法与用量】口服。1次9g,1日2次。

【规格】每20粒重1g。

【使用注意】孕妇忌服;脾胃虚寒,大便溏薄者慎用;小儿、老年人用量酌减。

八宝眼药散

【组成】炉甘石(三黄汤飞)、地栗粉、熊胆、硼砂(炒)、冰片、珍珠、朱砂、海螵蛸(去壳)、麝香。

【药品标准】《中华人民共和国卫生部药品标准:中药成方制剂》第六册

【功能主治】消肿止痛,退翳明目。用于肝胃火盛所致的目赤肿痛、眼缘溃烂、畏光怕风、眼角涩痒。

【临床应用】急性出血性结膜炎、流行性角膜结膜炎早期、眦部睑缘炎、溃疡性睑缘炎等,证属肝胃火盛者。

【用法与用量】眼用。洗净患处,取少许点于眼角,1 日 2~3 次。

【规格】每瓶 1.2g。

【使用注意】孕妇慎用。点药后,轻轻闭眼 5 分钟以上。

【药理作用】本品能促进角膜上皮及角膜溃疡的修复,有抑制角膜炎性浸润的作用。

和血明目片

【组成】蒲黄、丹参、地黄、旱墨莲、菊花、黄芩(炒炭)、决明子、车前子、茺蔚子、女贞子、夏枯草、龙胆、郁金、木贼、赤芍、牡丹皮、山楂、当归、川芎。

【药品标准】《中国药典》2015 年版第一增补本

【性状】本品为糖衣片或薄膜衣片,除去包衣后显棕褐色;气微香,味苦、辛。

【功能主治】凉血止血,滋阴化瘀,养肝明目。用于阴虚肝旺,热伤络脉所引起的眼底出血。

【临床应用】用于阴虚火旺、热伤络脉所致眼底出血、眼睛干涩、五心烦热、腰膝酸软、失眠等症。

现代医学用于治疗糖尿病视网膜病变、视网膜静脉阻塞、高度近视性眼底出血、湿性年龄相关性黄斑变性、高血压视网膜病变、视网膜静脉周围炎、玻璃体积血等。

【用法用量】口服,1 次 5 片,1 日 3 次。

【规格】糖衣片,片芯重 0.3g;薄膜衣片,每片重 0.31g。

【药理作用】本品有促进血小板聚集、促凝血,改善微循环、促进血块吸收,抑制渗出、抗炎消肿的作用。

明目地黄丸

【组成】熟地黄、酒萸肉、牡丹皮、山药、茯苓、泽泻、枸杞子、菊花、当归、白芍、蒺藜、煅石决明。

【药品标准】《中国药典》2015 年版一部

【古方来源】明代龚廷贤《万病回春》明目地黄丸加减。

【性状】本品为黑褐色至黑色的水蜜丸、黑色的小蜜丸或大蜜丸;气微香,味先甜而后苦、涩。

【功能主治】滋肾,养肝,明目。用于肝肾阴虚,目涩畏光,视物模糊,迎风流泪。

【临床应用】视神经萎缩、青光眼、干燥性角膜炎、老年性泪腺萎缩、老年性早期白内障及黄斑区出血、水肿、视网膜脱离等,证属肝肾阴虚者。

【用法与用量】口服。水蜜丸1次6g,小蜜丸1次9g,大蜜丸1次1丸,1日2次。

【规格】大蜜丸每丸重9g,水蜜丸每100丸重4g,小蜜丸每瓶装120g。

【其他剂型】浓缩丸,1次8~10丸,1日3次。

【使用注意】暴发火眼者禁用。

石斛夜光丸

【组成】石斛、人参、山药、茯苓、甘草、肉苁蓉、枸杞子、菟丝子、地黄、熟地黄、五味子、天冬、麦冬、苦杏仁、防风、川芎、麸炒枳壳、黄连、牛膝、菊花、盐蒺藜、青葙子、决明子、水牛角浓缩粉、山羊角。

【药品标准】《中国药典》2015年版一部

【古方来源】明代倪维德《原机启微》石斛夜光丸加减。

【性状】本品为棕色的水蜜丸,棕黑色的小蜜丸或大蜜丸;味甜而苦。

【功能主治】滋阴补肾,清肝明目。用于肝肾两亏,阴虚火旺,内障目暗,视物昏花。

【临床应用】老年性视力减退、白内障、视神经萎缩、视神经炎、慢性单纯性青光眼、青盲等病,证属肝肾阴虚者。

【用法与用量】口服。水蜜丸1次7.3g,大蜜丸1次1丸或2丸,小蜜丸1次9g;1日2次。

【规格】水蜜丸每10丸重2g,大蜜丸每丸重9g或5.5g,小蜜丸每瓶装27g。

【其他剂型】颗粒剂,1次1袋,1日2次。

【使用注意】肝经风热、肝火上攻实证者慎用;脾胃虚弱,运化失调者慎用;孕妇慎用。

【药理作用】本品有改善微循环、增强免疫、抗疲劳等作用。

眼科中成药用药鉴别

常用中成药	组方特点	主要功能	临证主治
明目蒺藜丸	疏散上焦风热达明目退翳之功	清热散风,明目退翳	上焦火盛引起的暴发火眼,云蒙障翳等实证
八宝眼药散	清热解毒凉血,达消痈、明目去翳之功	凉血消痈,明目退翳	肝胃火盛所致的目赤肿痛、眼缘溃烂、畏光怕风、眼角涩痒
和血明目片	凉血止血,滋阴化瘀	养肝明目	阴虚肝旺,热伤络脉所致眼底出血
明目地黄丸	滋肾阴以明目	滋肾,养肝,明目	肝肾阴虚之眼疾诸症
石斛夜光丸	滋补肝肾,降虚火	滋阴补肾,清肝明目	肝肾两亏,阴虚火旺之眼疾诸症

案例分析

一般情况:赵某,男,29 岁,职员。

主诉:眼部红肿、眼眵黏、口干。

病史:患者平素喜食肥甘厚腻食物,一天前过量食用辛辣肉类及海鲜等,出现眼部不适症状。现症见:眼部疼痛、发红、肿胀、眼眵多并黏稠、口干、口渴、便秘、尿赤等不适,舌质红,苔黄,脉数。

考虑因素:①病程;②四诊信息;③患者体质。

辨证:上焦火盛证。

治疗:明目蒺藜丸,1 次 9g,1 日 2 次。

(刘　芳)

 复习思考题

扫一扫
测一测

1. 试述石斛夜光丸的功效、主治及用法。
2. 试述眼科常用中成药分类和代表药物。

第十一章

耳鼻喉、口腔科常用方剂与中成药

 培训目标

1. 掌握

(1) 治耳病剂:耳聋丸、耳聋左慈丸的组成、功效、主治。

(2) 治鼻病剂:藿胆丸、鼻康片的组成、功效、主治。

(3) 治咽喉病剂:冰硼散、清咽滴丸的组成、功效、主治。

(4) 常用中成药的鉴别使用。

2. 熟悉耳鼻喉、口腔科常用方剂与中成药的分类及各类的功能、主治。

3. 了解千柏鼻炎片、黄氏响声丸、西帕依固龈液、喉咽清口服液的功能、主治。

第一节　经典方剂

肾开窍于耳,肾气通于耳,胆和三焦的经络环绕耳部,故耳部疾病与胆(肝)三焦和肾有关。如肝胆、三焦实火,循经上壅于耳,症见耳聋耳鸣,耳底肿痛,并伴有头晕目眩,目赤口苦,大便燥结等,治宜清泻肝胆实火。若肾阳不足,虚火上炎,症见耳鸣、头晕,伴有目暗昏花、视物不清、体倦无力等,治宜滋肾养肝。

鼻病与肺有关。若外感风寒、风热,以致肺气壅塞,鼻窍不通,治以发散风邪为主。若风热入脑,或湿热壅滞,或对某些物质过敏,症见鼻窍阻塞,时发时止,鼻流黄涕,稠浊味臭,嗅不出味,头晕头胀,前额隐痛,鼻黏膜充血肿胀、疼痛等,治宜清热解毒,或清热化湿、宣肺通窍。

咽与食管相连,为胃之通道;喉与气管相连,为肺之通道,故咽喉疾病与肺、胃有密切关系。本病多因外感风热或时疫瘟毒从口鼻上受,或因肺胃积热,火毒上蒸所致。临床治宜解毒消肿或疏风清热、化痰利咽。

六　神　丸

【来源】清代沈善谦《喉科心法》

【古方】关西黄一钱五分　上辰砂(须镜面劈砂)一钱五分　杜蟾酥(烧酒化)一分五厘　粗珍珠一分五厘　当门子一分五厘　百草霜五分。

【用法】上为细末,米浆为丸,如芥菜子大,以百草霜为衣,瓷瓶收贮,勿使泄气。每服五丸、七丸、十丸不等,视病势轻重服之;茶汤不能进者,每用10丸,以开水化之,徐徐咽下。重者再进一服。

【现代处方规范】牛黄(人工牛黄)、珍珠、蟾酥(酒制)、雄黄、麝香、冰片。

【功用】清热解毒,消肿止痛。

【主治】热毒咽喉肿痛,单双乳蛾,烂喉丹毒,喉痹失音,口舌糜烂,痈疽疮疖,无名肿痛。

【方解】

君	牛黄、珍珠	清热解毒
臣	蟾酥、雄黄	解毒散结,消肿止痛
佐	麝香、冰片	芳香走窜,透肌活血,增强解毒消肿之功

【运用】

1. 辨证要点　本方以清热解毒、消肿散结为主,不仅可以治疗咽喉的时邪疠毒,烂喉丹痧,喉风喉痛,双单乳蛾;研末外敷也可治疗疔疮对口,痈疽发背,肠痈腹疽,乳痈乳岩,一切无名肿毒。

2. 使用注意　本方含有毒性中药雄黄,不宜多服久服;蟾酥易引起过敏,有过敏史的患者慎用;含有麝香,孕妇禁服。

第二节　常用中成药

治疗耳部疾病的中成药依据其性能、功效和适应证的不同,大致可分为清泻肝胆实火药和滋肾养肝药。清泻肝胆实火药用于肝胆、三焦实火引起的头晕目眩,目赤口苦,大便燥结等症,常以龙胆、黄芩、栀子等药组成;滋肾养肝药用于肾阳不足,虚火上炎引起的耳鸣、头晕视物不清、体倦无力等症,常以磁石、熟地黄、山茱萸、牡丹皮等组成。

治疗鼻部疾病的中成药依据其性能、功效和适应证的不同,大致可分为发散风邪药和宣肺通窍药。发散风邪药用于外感风寒、风热,以致肺气壅塞、鼻窍不通等症状,常见的有通宣理肺丸、桑菊感冒片等;宣肺通窍药又分为清热解毒宣肺通窍药和清热化湿宣肺通窍药,常见的有千柏鼻炎片、藿胆丸。

治疗咽喉疾病的中成药依据其性能、功效和适应证的不同,大致可分为宣散表邪药和疏风清热利咽药。常见的宣散表邪药有银翘解毒丸和清瘟解毒丸;疏风清热利咽药又分为解毒利咽类和化痰散结治咽类,常见的解毒利咽类有清咽滴丸,化痰散结治咽类有黄氏响声丸。

耳　聋　丸

【组成】龙胆、黄芩、栀子、泽泻、木通、地黄、当归、九节菖蒲、羚羊角、甘草。

【药品标准】《中国药典》2015 年版一部

【性状】本品为黑褐色的小蜜丸或大蜜丸;味苦。

【功能主治】清肝泻火,利湿通窍。用于肝胆湿热所致的头晕头痛、耳聋耳鸣、耳内流脓。

【临床应用】用于治疗肝胆火盛或肝经湿热证,症见耳内生疮,肿痛刺痒,破流脓水,久不收敛,听力下降,耳鸣伴头痛,眩晕,面红,目赤,口苦咽干,烦躁易怒,舌红苔黄,脉弦数。

现代医学用于神经性耳聋、化脓性中耳炎属肝胆火盛或肝经湿热证。

【用法与用量】口服。小蜜丸 1 次 7g,大蜜丸 1 次 1 丸;1 日 2 次。

【规格】小蜜丸每 45 粒重约 7g,大蜜丸每丸重 7g。

【其他剂型】片剂、胶囊剂。

【使用注意】脾胃虚寒者慎用;孕妇慎用。

【药理作用】本品有镇痛、抗炎、抑菌作用。

耳聋左慈丸

【组成】磁石(煅)、熟地黄、山茱萸(制)、牡丹皮、山药、茯苓、泽泻、竹叶柴胡。

【药品标准】《中国药典》2015 年版一部

【古方来源】清代凌奂《饲鹤亭集方》耳聋左慈丸。

【性状】本品为棕黑色的水蜜丸,或为黑褐色的大蜜丸;味甜、微酸。

【功能主治】滋肾平肝。用于肝肾阴虚,耳鸣耳聋,头晕目眩。

【临床应用】用于治疗肝肾阴虚证,症见耳内蝉鸣,听力下降,伴头晕,头痛,面红,目赤,口苦咽干,烦躁不宁,或有手足心热,盗汗,腰膝酸软,舌红,苔少,脉弦细数。

现代医学用于神经性耳鸣属肝肾阴虚证者。

【用法与用量】口服。水蜜丸 1 次 6g,大蜜丸 1 次 1 丸,1 日 2 次;浓缩丸 1 次 8 丸,1 日 3 次。

【规格】水蜜丸每 10 丸重 1g 或每 15 丸重 3g,大蜜丸每丸重 9g,浓缩丸每 8 丸相当于原生药 3g。

【使用注意】突发性耳鸣者禁用,痰瘀阻滞证者慎用。

【药理作用】本品有抗耳损伤作用。

千柏鼻炎片

【组成】千里光、卷柏、羌活、决明子、麻黄、川芎、白芷。

【药品标准】《中国药典》2015 年版一部

【性状】本品为糖衣片或薄膜衣片,除去包衣后显棕褐色至棕黑色;味苦。

【功能主治】清热解毒,活血祛风,宣肺通窍。用于风热犯肺、内郁化火、凝滞气血所致的鼻塞、鼻痒气热、流涕黄稠,或持续鼻塞、嗅觉迟钝;急慢性鼻炎、急慢性鼻窦炎见上述证候者。

【临床应用】用于治疗风热犯肺、内郁化火、凝滞气血所致的鼻塞、鼻窒、鼻渊。

现代医学用于急性鼻炎、慢性鼻炎、急慢性鼻窦炎证属风热犯肺、内郁化火、凝滞气血者。

　　【用法与用量】口服。1次3~4片,1日3次。

　　【规格】薄膜衣片每片重0.44g或0.3g,糖衣片每片重0.25g或0.3g。

　　【其他剂型】胶囊剂。

　　【使用注意】孕妇及运动员慎用,外感风寒、肺脾气虚者慎用。用药期间不宜同时服用温补性中成药。不宜过量、久服。

　　【不良反应】临床报道服用本品偶有胸痛、口干及肝脏损害等不良反应。

　　【药理作用】本品有抗炎、抗过敏和抗菌作用。

藿 胆 丸

　　【组成】广藿香叶、猪胆粉。

　　【药品标准】《中国药典》2015年版一部

　　【古方来源】清代吴谦《医宗金鉴》奇授藿香丸。

　　【性状】本品为黑色的包衣水丸,除去包衣后显灰棕色至棕褐色;气特异,味苦。

　　【功能主治】芳香化浊,清热通窍。用于湿浊内蕴,胆经郁火所致的鼻塞、流清涕或浊涕、前额头痛。

　　【临床应用】用于治疗湿浊内蕴,胆经郁火证,症见鼻塞、流清涕或浊涕、前额头痛等。

　　现代医学用于鼻炎、鼻窦炎属湿浊内蕴,胆经郁火证者。

　　【用法与用量】口服。1次3~6g,1日2次。

　　【规格】水丸每瓶装36g。

　　【其他剂型】片剂、滴丸。

　　【使用注意】不适用于慢性鼻炎属虚寒证者。用药期间不宜同时服用滋补性中药。

鼻 康 片

　　【组成】羊耳菊、鱼腥草、绣线菊、大蓟根、漆姑草、路路通、鹅不食草。

　　【药品标准】中成药地方标准上升国家标准部分(耳鼻喉科眼科皮肤科分册)WS-11418(ZD-1418)-2002

　　【性状】本品为薄膜衣片或糖衣片,除去薄膜衣或糖衣显棕褐色;味略苦。

　　【功能主治】清热解毒,疏风消肿,利咽通窍。用于风热所致的急慢性鼻炎、鼻窦炎及咽喉炎。

　　【临床应用】现代医学用于急慢性鼻炎、鼻窦炎及咽喉炎等属风热者。

　　【用法与用量】口服。1次4~5片,1日3次,餐后服。

　　【规格】薄膜衣片,每片重0.3g;糖衣片,片芯重0.35g。

　　【其他剂型】胶囊剂。

　　【使用注意】孕妇禁用,脾虚便溏者慎用。用药期间不宜同时服用温补性中药。

冰 硼 散

　　【组成】冰片、硼砂(煅)、朱砂、玄明粉。

【药品标准】《中国药典》2015 年版一部

【古方来源】明代陈实功《外科正宗》冰硼散。

【性状】本品为粉红色的粉末;气芳香,味辛凉。

【功能主治】清热解毒,消肿止痛。用于热毒蕴结所致的咽喉疼痛、牙龈肿痛、口舌生疮。

【临床应用】用于治疗热毒蕴结证,症见咽喉疼痛、牙龈肿痛、口舌生疮。

现代医学用于牙周炎、扁桃体炎、口腔溃疡等口腔疾病,流行性腮腺炎、百日咳、小儿疱疹性咽峡炎、新生儿脐炎、带状疱疹、急慢性中耳炎、真菌性阴道炎、宫颈糜烂等属热毒蕴结之证。

【用法与用量】口腔给药,吹敷患处。每次少量,1 日数次。

【规格】每瓶装 0.6g、2g、3g;每袋装 1g、1.5g。

【其他剂型】口含片,1 次 1~2 片,1 日 4~5 次。

【使用注意】哺乳期妇女、孕妇慎用,虚火上炎者慎用。本品含朱砂有小毒,不宜长期大剂量使用。

【不良反应】有严重过敏性口腔炎、腹部剧痛的个案报道。

【药理作用】本品有抗溃疡、镇痛、抗炎、抗菌等作用。

西帕依固龈液

【组成】没食子。

【药品标准】国家食品药品监督管理局标准 WS3-BW-0123-2001(Z)

【性状】本品为淡黄色至淡棕黄色的液体;气清香,味涩、微甜。

【功能主治】健齿固龈,清血止痛。用于牙周疾病引起的牙齿酸软,咀嚼无力,松动移位,牙龈出血以及口舌生疮,咽喉肿痛,口臭烟臭。

【临床应用】用于治疗牙周炎、阿弗他溃疡(口腔溃疡)、牙龈炎、口腔黏膜炎、根管消毒、妊娠期冠周炎、根管消毒及慢性咽炎急性发作期。

【用法用量】含漱 2~3 分钟,吞服无妨。1 次 3~5ml,1 日 3~5 次。

【规格】每瓶装 30ml、100ml、150ml、200ml。

【不良反应】尚不明确。

【使用注意】忌烟、酒及辛辣食物;以牙龈出血为主症者,应排除血液系统疾病后方可使用。

【药理作用】本品具有抗炎、镇痛作用。

清咽滴丸

【组成】薄荷脑、青黛、冰片、诃子、甘草、人工牛黄。

【药品标准】《中华人民共和国卫生部药品标准:新药转正标准》中药第十四册

【性状】本品为褐色至黑褐色的滴丸,味微苦涩,气辛凉。

【功能主治】疏风清热,解毒利咽。用于风热邪毒侵袭,肺胃有热而致的咽喉疾病。

【临床应用】用于治疗风热喉痹,临床表现为咽痛、咽干、口渴,或微恶风、发热、咽部红肿等。

现代医学用于急性咽炎、咽喉炎、口腔溃疡。

【用法与用量】含服。1 次 4~6 粒,1 日 3 次。

【规格】每丸重 20mg。

【使用注意】过敏体质及孕妇慎用,用药期间不宜同时服用滋补类药物。

【药理作用】本品有抗病毒作用。

黄氏响声丸

【组成】薄荷、浙贝母、连翘、蝉蜕、胖大海、酒大黄、川芎、儿茶、桔梗、诃子肉、甘草、薄荷脑。

【药品标准】《中国药典》2015 年版一部

【性状】本品为糖衣或炭衣浓缩水丸,除去包衣后显褐色或棕褐色;味苦、清凉。

【功能主治】疏风清热,化痰散结,利咽开音。用于风热外束,痰热内盛所致的急、慢性喉瘖,症见声音嘶哑、咽喉肿痛、咽干灼热、咽中有痰,或寒热头痛,或便秘尿赤;急慢性喉炎及声带小结、声带息肉初起见上述证候者。

【临床应用】现代医学用于喉炎、声音嘶哑、慢性咽炎、慢性咽喉炎、声带息肉、声带结节、喉返神经麻痹和顽固性咳嗽。

【用法与用量】口服。炭衣丸 1 次 8 丸或 6 丸,糖衣丸 1 次 20 丸;1 日 3 次,餐后服用,儿童减半。

【规格】炭衣丸每丸重 0.1g 或 0.133g;糖衣丸每瓶装 400 丸。

【其他剂型】含片、茶。

【使用注意】凡声嘶、咽痛兼见恶寒发热、鼻流清涕等外感风寒者慎用;胃寒便溏者慎用;过敏体质及孕妇慎用。用药期间不宜同时服用温补性中药。

喉咽清口服液

【组成】土牛膝、马兰草、车前草、天名精。

【药品标准】《中国药典》2015 年版一部

【性状】本品为棕褐色的液体;味甜、微苦,具清凉感。

【功能主治】清热解毒,利咽止痛。用于肺胃实热所致的咽部红肿、咽痛、发热、口渴、便秘;急性扁桃体炎、急性咽炎见上述证候者。

【临床应用】现代医学用于急性扁桃体炎、急性咽炎等属肺胃实热者。

【用法与用量】口服。1 次 10~20ml,1 日 3 次。小儿酌减。

【规格】每支 10ml。

【其他剂型】颗粒剂,1 次 1~2 袋,1 日 3 次。

【使用注意】孕妇禁用。忌食辛辣、油腻、厚味食物。

耳鼻喉、口腔科中成药用药鉴别

分类	常用中成药	组方特点	主要功能	临证主治
治耳病剂	耳聋丸	龙胆泻肝丸加通窍九节菖蒲	清肝泻火,利湿通窍	上焦湿热所致头晕头痛、耳聋耳鸣、耳内流脓
	耳聋左慈丸	六味地黄丸加疏肝药柴胡和潜阳药磁石	滋阴,平肝	肝肾阴虚所致耳聋耳鸣、头晕目眩
治鼻病剂	千柏鼻炎片	清热解毒与活血为伍	清热解毒,活血祛风,宣肺通窍	风热犯肺、内郁化火、凝滞气血所致的鼻塞、鼻窒、鼻渊
	藿胆丸	清热与芳香化湿合法	清热化湿,宣通鼻窍	湿热所致的鼻部疾病
治喉病剂	清咽滴丸	疏风与清热合用	疏风清热,解毒利咽	风热喉痹
	黄氏响声丸	疏风化痰与清热药合用	疏风清热,化痰散结,利咽开音	风热痰湿性喉痹

 案例分析

一般情况:赵某,女,16 岁,学生。

主诉:鼻塞,流黄涕 2 周。

病史:患者 2 周前患流感,迁延不愈,鼻涕由清逐渐变黄,随后出现鼻塞、头痛等症状。现症见:鼻塞、头痛、流黄涕、口苦、咽干、便秘,舌质红,苔黄,脉弦数。专科检查显示鼻黏膜充血,双下鼻甲肿胀,中鼻道少许脓性分泌物。

考虑因素:①病程;②四诊信息;③患者体质。

辨证:湿热蕴结鼻窍证。

治疗药物:藿胆丸,1 次 3~6g,1 日 2 次。

(孙洪胜)

复习思考题

1. 试述六神丸的功效和主治。

2. 试述治疗耳部疾病的常用中成药分类和代表药物。

PPT 课件

骨伤科常用方剂与中成药

1. 掌握接骨七厘片、金天格胶囊、痛舒片、消痛贴膏的组成、功效、主治。
2. 熟悉骨科常用方剂与中成药的分类及各类的功能、主治。
3. 了解七厘散、跌打丸的功能主治。

第一节 经典方剂

凡以接骨疗伤,治疗皮肉、筋骨、气血、脏腑经络损伤疾病为主要作用的中药制剂,称接骨疗伤剂。主要具有活血化瘀、接骨续筋、消肿止痛之功,兼有通络、益气血、补肝肾等作用,适用于外伤或内伤等引发的跌打肿痛、闪腰岔气、骨折筋伤等病症。按其功效与适用范围,可分为疗伤理损类和补肾健骨类。

骨伤科疾病的发病原因有外因和内因,外因主要系外力伤害,而外力伤害与外感六淫之邪及邪毒感染也有密切关系。如损伤后感受风寒湿邪的侵袭,可引起腰部和四肢关节疼痛或活动不利;若感受毒邪,则可引起局部或全身感染,出现各种变证;若开放性骨折处理不当,则可引起化脓性骨髓炎等。人体受外力影响而遭受的局部损伤,会导致脏腑、经络、气血的功能紊乱;脏腑不和,由里达表,引起经络、气血、津液病变,亦可导致皮肉筋骨病损。

七 厘 散

【来源】清代谢元庆《良方集腋》

【古方】血竭一两 乳香一钱五分 没药一钱五分 红花一钱五分 麝香一分二厘 冰片一分二厘 儿茶二钱四分 朱砂一钱二分。

【用法】上八味,研极细末,收贮瓷瓶,黄蜡封口。急用干渗,定痛止血,先将此药七厘冲烧酒服之,后用烧酒调敷,轻者不必服。

【现代处方规范】血竭 30g,醋乳香 5g,醋没药 5g,红花 5g,麝香 0.4g,冰片 0.4g,

儿茶 7.5g,朱砂粉 4g。

【功用】活血散瘀,定痛止血。

【主治】跌打损伤,筋断骨折之瘀血肿痛,或刀伤出血。并治一切无名肿毒,烧伤、烫伤等。

【方解】

君	血竭	(1) 活血祛瘀　(2) 止血生肌
臣	红花、乳香、没药	(1) 活血　(2) 行气　(3) 散瘀　(4) 消肿止痛
佐	冰片、麝香	芳香走窜,通气化瘀,增强消肿止痛效果
	儿茶	(1) 收敛、清热　(2) 助君药止血生肌
	朱砂	定惊安神,以治因外伤疼痛引起的心神不安

【运用】

1. 辨证要点　本方既可祛瘀行气、止痛消肿,又可生肌止血、收敛清热,是外敷、内服的常用伤科方剂,以外伤出血、伤处皮肤青红紫斑、肿胀刺痛、活动受限,或筋断骨折、疼痛剧烈,舌紫暗,脉涩或弦为辨证要点。

2. 使用注意　孕妇忌服;内含朱砂,不宜久服。

接骨紫金丹

【来源】明代陈文治《疡科选粹》

【古方】乳香(炙去油) 紫荆皮 血竭 归尾 土鳖(浸酒烧死瓦焙干) 自然铜(煅淬七次) 骨碎补 大黄 硼砂各一两。

【用法】上九味,研为细末,每服七分半,热酒调服。

【现代处方规范】醋乳香、紫荆皮、血竭、当归尾、土鳖虫、自然铜、骨碎补、大黄、硼砂各 3g。

【功用】活血化瘀,消肿止痛。

【主治】跌打损伤、皮肤青肿、伤筋动骨、闪腰岔气、瘀血作痛等症。

【方解】

君	乳香、紫荆皮、血竭、当归尾	活血化瘀消肿
臣	土鳖虫、自然铜	消肿止痛
佐	骨碎补	活血疗伤
使	大黄、硼砂	(1) 清热解毒　(2) 消肿止痛

【运用】

1. 辨证要点　本方寓泻火毒于接骨续筋之中,善治骨折损伤,瘀血攻心,甚至发热昏晕,不省人事,是续筋接骨法的代表方剂。

2. 加减变化　骨折中后期,去大黄、硼砂,加续断、杜仲、补骨脂。

3. 使用注意　孕妇忌用。

第二节　常用中成药

骨伤科中成药根据其用药方法可分为内治法与外治法两种。其中内治法按患者的具体情况,临床一般采用三期辨证而选择使用,损伤初期有瘀者,常选用活血化瘀、行气止痛的中成药;损伤中期,局部肿胀基本消退,疼痛逐渐消失,瘀未尽去,筋骨未连接,常选用接骨续筋、舒筋活络的中成药;损伤后期,由于气血耗损,往往出现虚象,常采用补气养血、补肾健骨的中成药。外治法是对损伤局部进行治疗的方法,外用中成药大致可分为活血化瘀类和散寒止痛类,可根据损伤部位的症状属瘀血阻滞型或寒湿瘀阻型辨证使用。

接骨七厘片

【组成】醋乳香、醋没药、当归、土鳖虫、烫骨碎补、硼砂、龙血竭、煅自然铜、酒大黄。

【药品标准】《中华人民共和国卫生部药品标准:中药成方制剂》第十八册

【古方来源】清代谢元庆《良方集腋》七厘散加减。

【性状】本品为薄膜衣片,除去包衣显棕褐色;味微苦、微涩。

【功能主治】活血化瘀,接骨止痛。用于跌打损伤,续筋接骨,血瘀疼痛。

【临床应用】用于治疗跌打损伤,症见瘀血阻滞,经络不通,伤处剧烈疼痛,肢体畸形,活动受限,焮肿疼痛,青紫斑块,舌红或暗,脉弦或弦数。

【用法与用量】温开水或黄酒送服。1次5片,1日2次。

【规格】薄膜衣片每片相当于原生药0.3g。

【其他剂型】丸剂、散剂、胶囊。

【使用注意】孕妇禁用,脾胃虚弱者慎用。

【药理作用】本品有促进骨折愈合、镇痛、抗炎等作用。

七　厘　散

【组成】血竭、乳香(制)、没药(制)、红花、儿茶、冰片、人工麝香、朱砂。

【药品标准】《中国药典》2015年版一部

【古方来源】清代谢元庆《良方集腋》七厘散。

【性状】本品为朱红色至紫红色的粉末或易松散的块;气香,味辛、苦,有清凉感。

【功能主治】化瘀消肿,止痛止血。用于跌仆损伤,血瘀疼痛,外伤出血。

【临床应用】用于治疗由外伤、扭挫所致伤处肿胀疼痛,青紫或出血,活动受限,舌质紫暗,脉弦涩。

现代医学用于急性扭挫伤、肱骨外上踝炎、压疮、肌注部位硬结、腱鞘炎、手术后切口感染、风湿性关节炎、慢性咽炎、乳痈、产后乳汁不下、冠心病、带状疱疹、带状疱疹后遗神经痛、痔等病症。

【用法与用量】口服。1次1~1.5g,1日1~3次;外用,调敷患处。

【规格】每瓶装1.5g;每袋装3g。

【其他剂型】胶囊剂。

【使用注意】孕妇禁用;肝、肾功能不全者慎用;运动员慎用。本品含朱砂,不宜过量久服。

【药理作用】本品有抗炎、镇痛、改善血液流变性、促进创面修复、促进骨折愈合等作用。

金天格胶囊

【组成】人工虎骨粉。

【药品标准】《中华人民共和国卫生部药品标准:新药转正标准》中药第七十八册

【性状】本品为胶囊剂,内容物为类白色或淡黄色粉末;气微,无味。

【功能主治】健骨。用于腰背疼痛、腰膝酸软、下肢痿弱、步履艰难等症状的改善。

【临床应用】用于治疗骨质疏松症,骨质疏松性骨折,骨性关节炎,慢性腰腿痛,软组织损伤,骨折后的康复。

【用法与用量】口服。1 次 3 粒,1 日 3 次。

【规格】每粒装 0.4g。

【药理作用】本品有抗炎、镇痛、镇静作用,具有一定促进骨生长的作用。

跌 打 丸

【组成】三七、当归、白芍、赤芍、桃仁、红花、血竭、北刘寄奴、烫骨碎补、续断、苏木、牡丹皮、乳香(制)、没药(制)、姜黄、醋三棱、防风、甜瓜子、枳实(炒)、桔梗、甘草、木通、煅自然铜、土鳖虫。

【药品标准】《中国药典》2015 年版一部

【古方来源】明代陈文治《疡科选粹》接骨紫金丹加减。

【性状】本品为黑褐色至黑色的小蜜丸或大蜜丸;气微腥,味苦。

【功能主治】活血散瘀,消肿止痛。用于跌打损伤,筋断骨折,瘀血肿痛,闪腰岔气。

【临床应用】用于治疗由外伤而致气血凝滞不通,症见受损局部肿胀,疼痛,青紫斑块,舌红或暗,脉弦或弦数。

现代医学可治疗肋软骨炎、落枕、急性腰扭伤、足跟痛、腰椎骨质增生、肌注部位硬结等。

【用法与用量】口服。小蜜丸 1 次 3g,大蜜丸 1 次 1 丸,水蜜丸 1 次 3g;1 日 2 次。

【规格】小蜜丸每 10 丸重 2g,大蜜丸每丸重 3g,水蜜丸每 100 粒重 10g。

【其他剂型】片剂。

【使用注意】孕妇及肝、肾功能异常者禁用,过敏体质者、儿童慎用。

【药理作用】本品有抗炎、镇痛、促进骨折愈合的作用。

痛 舒 片

【组成】七叶莲、灯盏细辛、玉葡萄根、三七、珠子参、栀子、重楼、甘草。

【药品标准】国家食品药品监督管理局标准 YBZ07382009

【性状】本品为薄膜衣片,除去包衣显黄褐色;气微、味苦。

【功能主治】活血化瘀,舒筋活络,化痞散结,消肿止痛。用于跌打损伤,风湿性关节痛,肩周炎,痛风性关节痛,乳腺小叶增生。

【临床应用】本药为彝族经验方,临床上多用于软组织损伤初期、急性痛风性关节炎、类风湿关节炎、腰椎间盘突出、腰肌劳损、肩周炎、乳腺小叶增生等疾病。

【用法与用量】口服。1次3~4片,1日3次。

【规格】薄膜衣片每片重0.31g或0.4g

【其他剂型】胶囊剂。

【使用注意】孕妇忌用。

消 痛 贴 膏

【组成】本品系藏族验方,由独一味、姜黄等药味加工而成。

【药品标准】《中国药典》2015年版一部

【性状】本品为附在胶布上的药芯袋,内容物为黄色至黄褐色的粉末;具特殊香气。润湿剂为微黄色至橙黄色的液体;气芳香。

【功能主治】活血化瘀,消肿止痛。用于急慢性扭挫伤、跌打瘀痛、骨质增生、风湿及类风湿疼痛、落枕、肩周炎、腰肌劳损和陈旧性伤痛。

【临床应用】用于跌打损伤、瘀血阻滞所致软组织损伤,风湿瘀阻经络所致关节疼痛等。

【用法与用量】外用。将小袋内润湿剂均匀涂于药芯袋表面,润湿后直接敷于患处或穴位。每贴敷24小时。

【规格】药芯袋每贴装1.2g或1g,润湿剂每袋装2.5ml或2.0ml。

【使用注意】孕妇慎用,开放性创伤忌用。皮肤敏感的患者如出现轻度刺激反应,可缩短贴敷时间至8小时;如出现明显水肿、水疱等重度皮肤刺激反应或过敏反应,应立即停药。

【不良反应】过敏体质患者可能有胶布反应或药物接触性反应,如瘙痒、红肿、水疱、色素沉着等。

骨伤科中成药用药鉴别

常用中成药	组方特点	主要功能	临证主治
七厘散	通气化瘀,消肿止痛	活血化瘀,消肿止痛	跌打损伤、闪腰岔气首选,亦可用于外伤止血
接骨七厘片	活血化瘀,接骨成骨	活血化瘀,接骨止痛	骨折中期,症见瘀肿渐消而未尽,疼痛减轻,骨尚未连接
金天格胶囊	人工虎骨粉	有健骨作用	骨质疏松症,骨质疏松性骨折,骨性关节炎,慢性腰腿痛,软组织损伤,骨折后的康复

案例分析

一般情况:焦某,女,73 岁,退休。

主诉:腰背疼痛伴活动受限 6 天。

病史:患者 6 天前在家弯腰时,无明显诱因出现腰背部疼痛,活动受限,休息后无明显缓解,来院就诊。胸椎 DR 显示:胸 11、腰 2 椎体压缩性骨折术后改变,胸椎退行性改变。

患者有高血压、冠心病病史 5 年,否认肝炎、肺结核等传染病病史,否认糖尿病病史。否认有外伤史、输血史。有磺胺类药物过敏史,否认食物、花粉等过敏史。

考虑因素:①患者病史;②已服用的中西药;③患者体质。

辨证:骨折病(气滞血瘀证)。

治疗用药:金天格胶囊,1 次 3 粒,1 日 3 次;配合千山活血膏贴敷治疗。另降压治疗。

(许保海)

扫一扫
测一测

 复习思考题

1. 试述七厘散的处方组成及功效、主治。

2. 试述骨伤科常用中成药分类和代表药物。

附录　中药剂量古今换算表

历代医家认为中药方剂的量是中医不传之秘,中药方剂的剂量直接关系其有效性和安全性。然而我国历史悠久,朝代变更频繁,度量衡也屡经变易,差异极大。因此古今方剂中药剂量换算是一个相当复杂的问题,许多学者在这方面做了大量考证工作,取得了一定成就,但因研究方法不同等原因,至今尚未有统一的结论。

根据中华人民共和国国务院的指示,从1979年1月1日起,全国中医处方用药的计量单位一律采用以"g"为单位的国家标准。兹附十六进制与中国标准计量单位换算率如下:

1斤(16两)=0.5kg=500g

1市两 =31.25g

1市钱 =3.125g

1市分 =0.312 5g

1市厘 =0.031 25g

(注:换算尾数可以舍去)

方剂中药物用量一般应以现行版《中国药典》为指导,根据药物性质、剂型、配伍关系,患者的年龄、体质、病情,以及季节变化而酌定。

当前在经典名方研究与开发中,有专家提出经典名方古今中药剂量折算要考虑到经典名方中单味中药配伍比例的一致性,并遵循几条原则:①以现行版《中国药典》中规定的中药推荐使用剂量为指导,方剂中单味中药的使用量原则上不应超出现行版《中国药典》规定的单味中药最大使用量;②以现代医家临床应用为基础,结合历代医家临床实践,相互参照,互相印证;③结合已有国家标准的经典名方中成药处方用量;④参考国内外学者研究成果等。附表是目前《方剂学》教材及《伤寒论讲义》总结的重量单位折算,仅供参考。

附表　重量单位折算

朝代	代表著作	原书记载剂量	折合米制克剂量
东汉	《伤寒论》	1两	3g
	《金匮要略》	1升	18~30g
唐	《备急千金要方》	1两	3g
宋	《太平惠民和剂局方》	1两	30g
		1钱	3g
明	《景岳全书》	1两	30g
	《证治准绳·类方》	1钱	3g
		1分	0.3g

续表

朝代	代表著作	原书记载剂量	折合米制克剂量
清	《温病条辨》	1两	30g
		1钱	3g

（桂双英）

临床常用中成药索引

主要参考书目

［1］国家药典委员会.中华人民共和国药典:2015年版一部［M］.北京:中国医药科技出版社,2015.

［2］国家药典委员会.中华人民共和国药典临床用药须知:中药成方制剂卷［M］.北京:中国医药科技出版社,2017.

［3］王绵之.方剂学［M］.贵阳:贵州科技出版社,1991.

［4］颜正华.中药学［M］.2版.北京:人民卫生出版社,2006.

［5］李培生.伤寒论讲义［M］.上海:上海科学技术出版社,1985.

［6］金世元.中成药的合理使用［M］.北京:人民卫生出版社,1984.

［7］杜守颖,崔瑛.中成药学［M］.2版.北京:人民卫生出版社,2016.

［8］丹波元坚.聿修堂医书选［M］.北京:人民卫生出版社,1983.

［9］汪昂.医方集解［M］.上海:上海科学技术出版社,1991.

［10］罗美.古今名医方论［M］.南京:江苏科学技术出版社,1983.

［11］翟华强,王燕平,翟胜利,等.国医大师金世元中成药学讲稿［M］.北京:人民卫生出版社,2018.

［12］仝小林,吴义春,姬航宇,等.迷失的经方剂量［J］.上海中医药杂志,2009,43(12):4-6.

［13］翟华强,刘芳,刘梅.2019版国家执业药师资格考试辅导讲义:中药学专业知识(二)［M］.北京:人民卫生出版社,2019.

复习思考题答案要点与模拟试卷

复习思考题答案
要点与模拟试卷